沉香鉴藏全书

陈乃明　编著

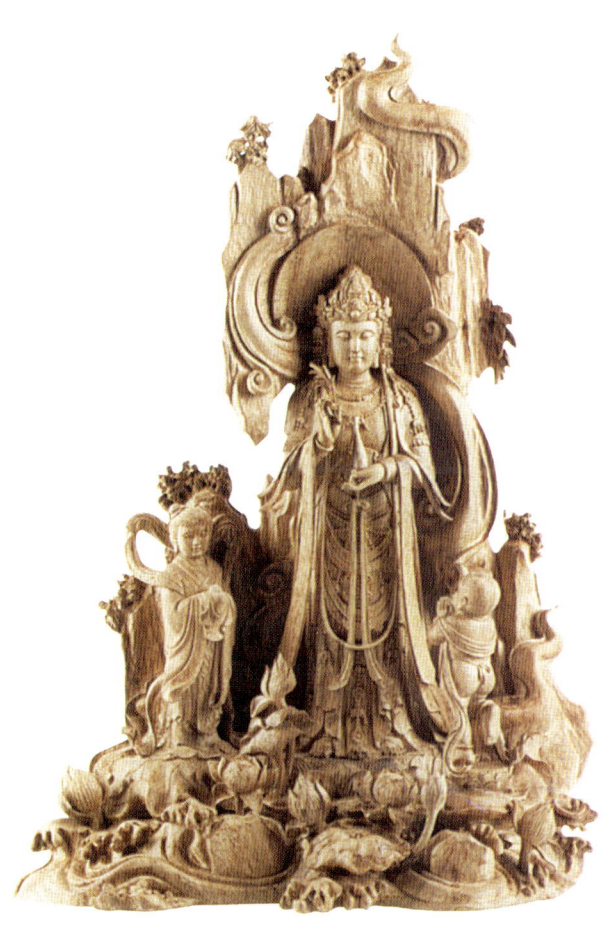

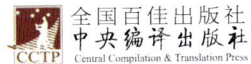
全国百佳出版社
中央编译出版社
Central Compilation & Translation Press

图书在版编目(CIP)数据

沉香鉴藏全书 / 陈乃明编著. —北京：中央编译
出版社，2017.2
（古玩鉴藏全书）
ISBN 978-7-5117-3123-4

I. ①沉… II. ①陈… III. ①沉香－鉴赏－中国②沉
香－收藏－中国 IV. ①R282.710.3②G262.5

中国版本图书馆 CIP 数据核字 (2016) 第 235970 号

沉香鉴藏全书

出 版 人：葛海彦
出版统筹：贾宇琰
责任编辑：邓永标 舒 心
责任印制：尹 珺
出版发行：中央编译出版社
地 址：北京西城区车公庄大街乙 5 号鸿儒大厦 B 座 (100044)
电 话：(010) 52612345 (总编室)　　(010) 52612371 (编辑室)
　　　　(010) 52612316 (发行部)　　(010) 52612317 (网络销售)
　　　　(010) 52612346 (馆配部)　　(010) 55626985 (读者服务部)
传 真：(010) 66515838
经 销：全国新华书店
印 刷：北京鑫海金澳胶印有限公司
开 本：710 毫米 × 1000 毫米　1/16
字 数：350 千字
印 张：14
版 次：2017 年 2 月第 1 版第 1 次印刷
定 价：79.00 元

网 址：www.cctphome.com　　邮 箱：cctp@cctphome.com
新浪微博：@中央编译出版社　　微 信：中央编译出版社 (ID：cctphome)
淘宝店铺：中央编译出版社直销店 (http://shop108367160.taobao.com) (010) 52612349

前言

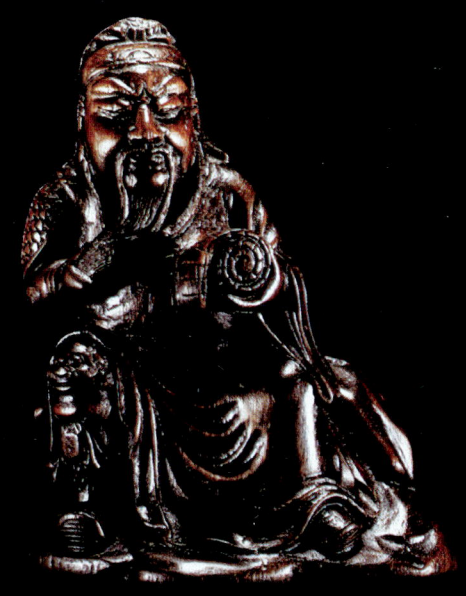

　　中国是世界上文明发源最早的国家之一，也是世界文明发展进程中唯一没有出现过中断的国家，在人类发展漫长的历史长河中，创造了光辉灿烂的文化。尽管这些文化遗产经历了难以计数的天灾和人祸，历尽了人世间的沧海桑田，但仍旧遗留下来无数的古玩珍品。这些珍品都是我国古代先民们勤劳智慧的结晶，是中华民族的无价之宝，是中华民族高度文明的历史见证，更是中华民族五千年文明的承载。

　　中国历代的古玩，是世界文化的精髓，是人类历史的宝贵的物质资料，反映了中华民族的光辉传统、精湛工艺和发达的科学技术，对后人有极大的感召力，并能够使我们从中受到鼓舞，得到启迪，从而更加热爱我们伟大的祖国。

　　俗话说："乱世多饥民，盛世多收藏。"改革开放给中国人民的物质生活带来了全面振兴，更使中国古玩收藏投资市场日见红火，且急遽升温，如今可以说火爆异常！

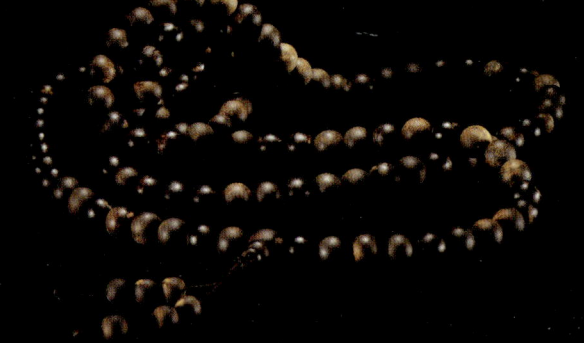

　　古玩收藏投资确实存在着巨大的利润空间，这个空间让所有人闻之而心动不已。于是乎，许多有投资远见的实体与个体（无论财富多寡）纷纷加盟古玩收藏投资市场，成为古玩收藏的强劲之旅，古玩投资市场也因此而充满了勃勃生机。

　　艺术有价，且利润空间巨大，古玩确实值得投资。然而，造假最凶的、伪品泛滥最严重的领域也当属古玩投资市场。可以这样说，古玩收藏投资的首要问题不是古玩目前的价格与未来利益问题，而应该说是它们的真伪问题，或者更确切地说，是如何识别真伪的问题！如果真伪问题确定不了，古玩的价值与价格便无从谈起。

　　为了更好地解决这一问题，更为了在古玩收藏投资领域仍然孜孜以求、乐此不疲的广大投资者的实际收藏投资需要，我们特邀国内既研究古玩投资市场，又在古玩本身研究上颇有见地的专家编写了这本《沉香鉴藏全书》，以介绍沉香专题的形式图文并茂，详细阐述了沉香的起源和发展历程、沉香的分类和特征、收藏技巧、鉴别要点、保养技巧等。希望钟情于沉香收藏的广大收藏爱好者能够多一点理性思维，把握沙里淘金的技巧，进而缩短购买真品的过程，减少购买假货的数量，降低损失。

　　本书在总结和吸收目前同类图书优点的基础上进行撰稿，内容丰富，分类科学，装帧精美，价格合理，具有较强的科学性、可读性和实用性。

　　本书适用于广大沉香收藏爱好者、国内外各类型拍卖公司的从业人员，可供广大中学、大学历史教师和学生学习参考，也是各级各类图书馆和拍卖公司以及相关院校的图书馆装备首选。

编者

2016年11月于北京·阅园

目录

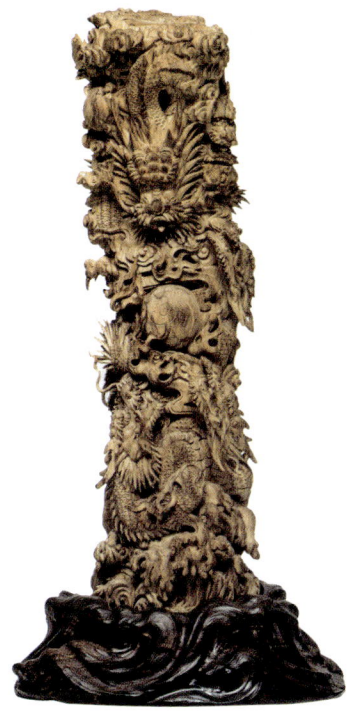

第二章

沉香的种类

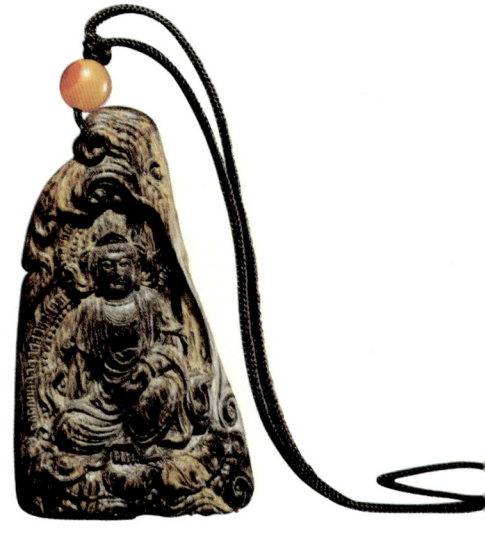

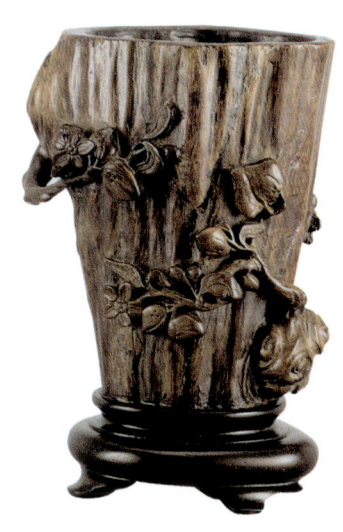

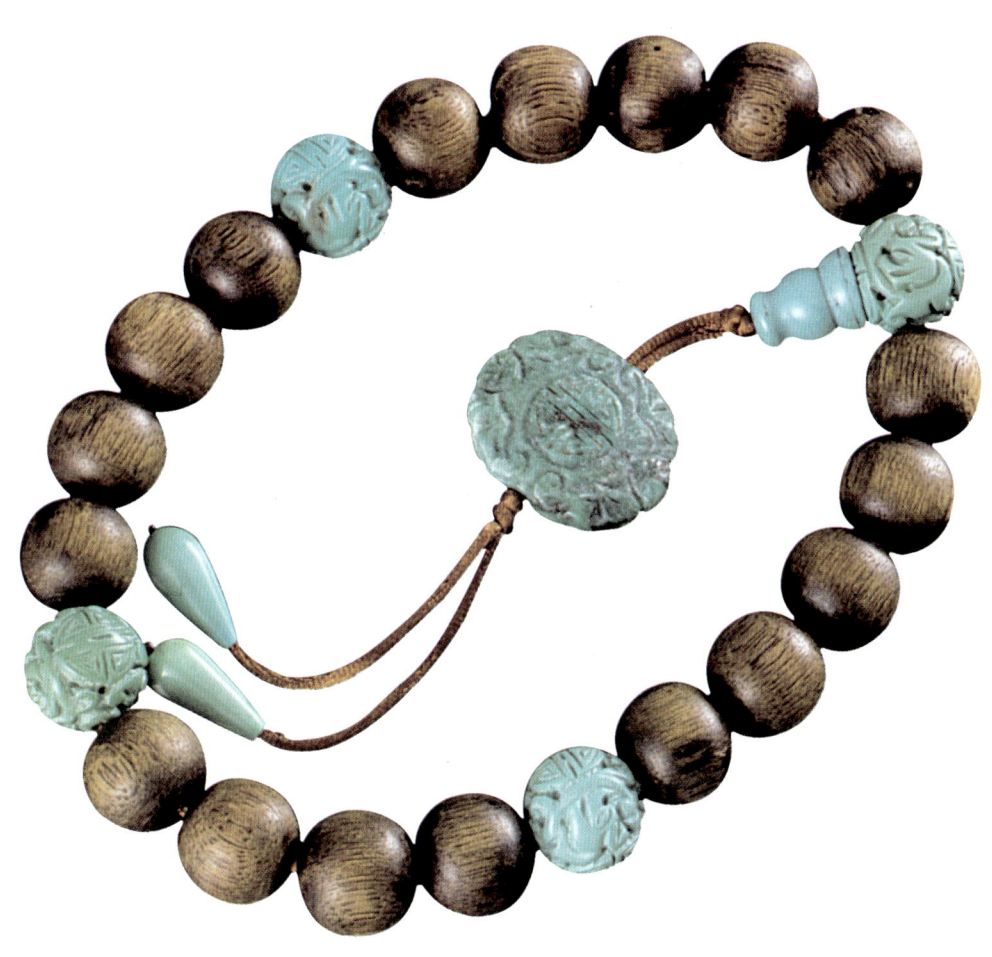

第五章

沉香的收藏与投资

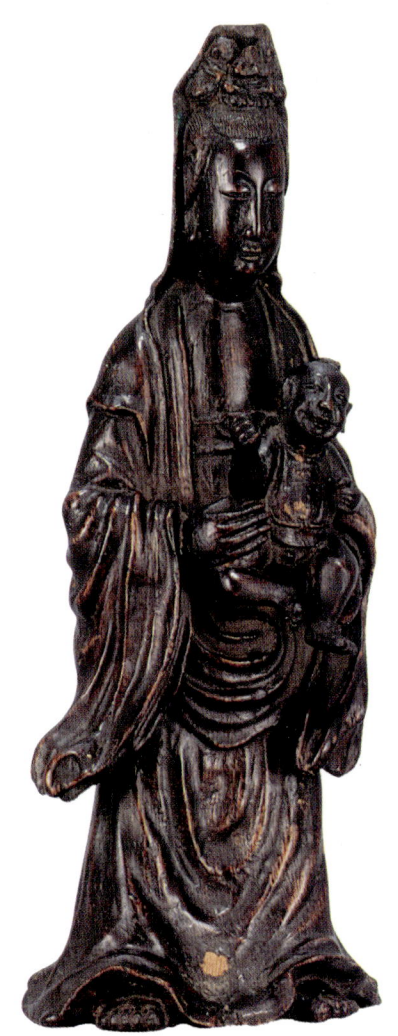

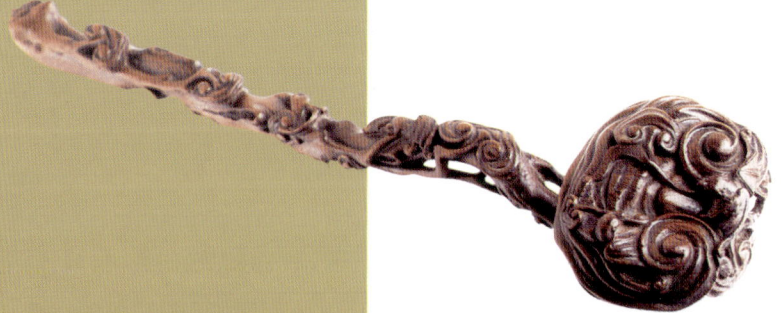

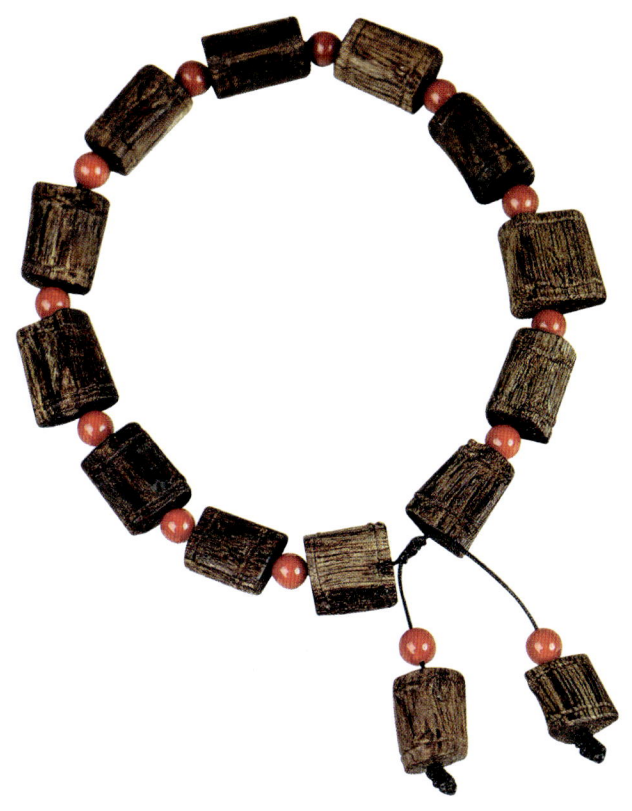

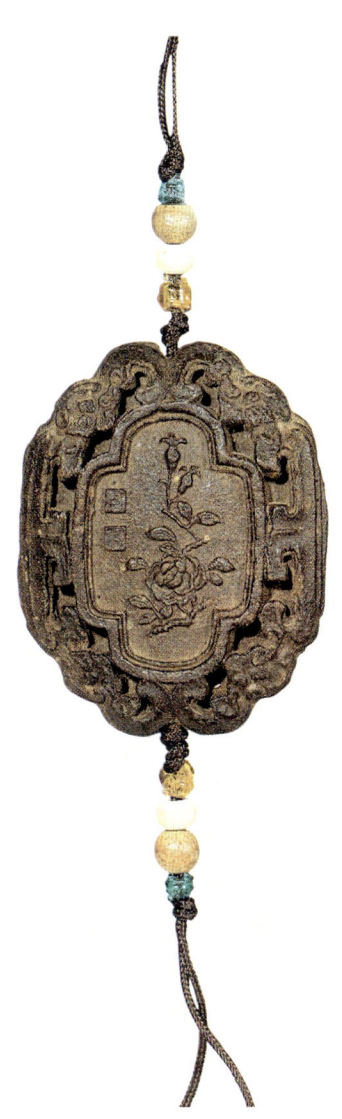

第六章

沉香的保养

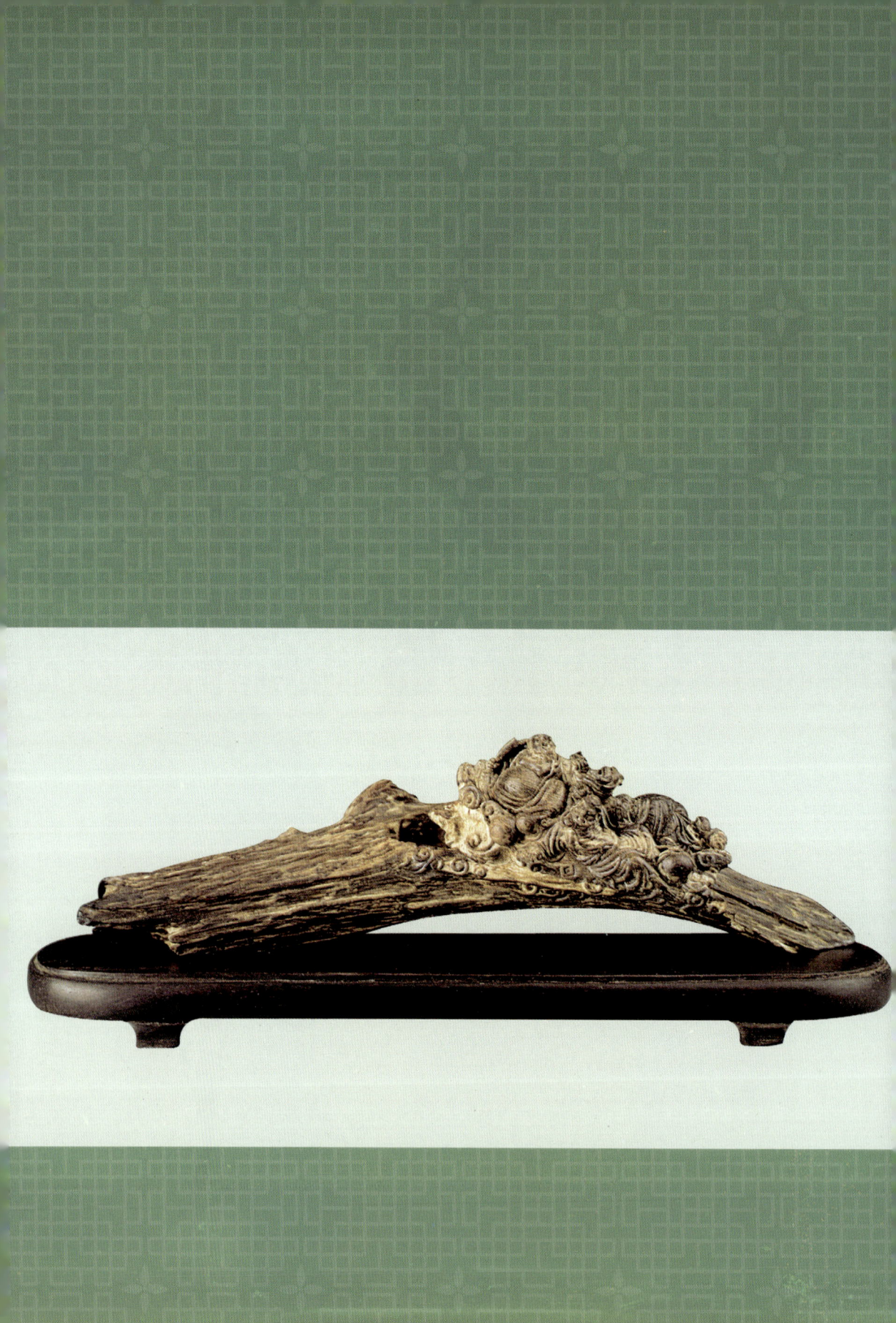

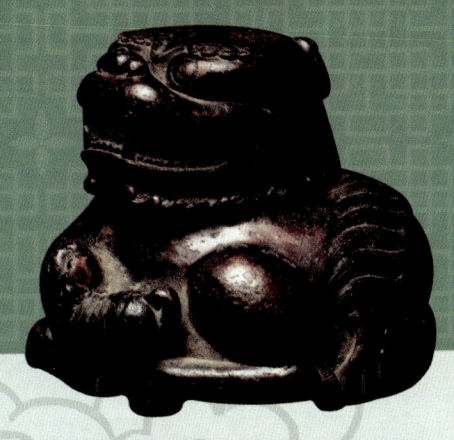

走近沉香

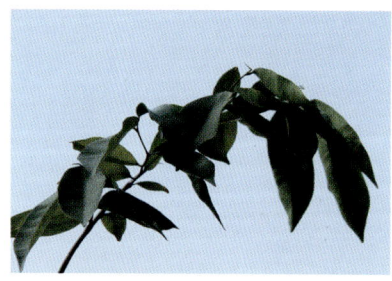

△ 沉香树的枝叶

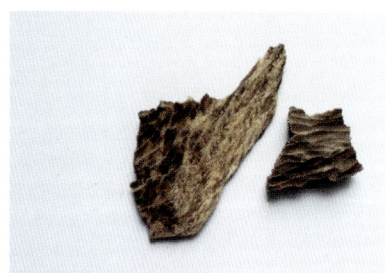

△ 沉香原料

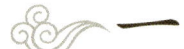

一
什么是沉香

　　沉香被誉为"树木中的钻石"，有与生俱来的淡雅宜人的香气。古语说的"沉檀龙麝"的"沉"，指的就是沉香。沉香香品高雅，十分难得，历来被列为众香之首。沉香树又名牙香树、白木香，是原产于中国南部的常绿乔木，有平滑及浅灰色的树干、卵形且叶脉幼细的叶片和黄绿色的小花。沉香的用途广泛，它的树脂可以制成香料，供药用或雕刻成各种艺术品。

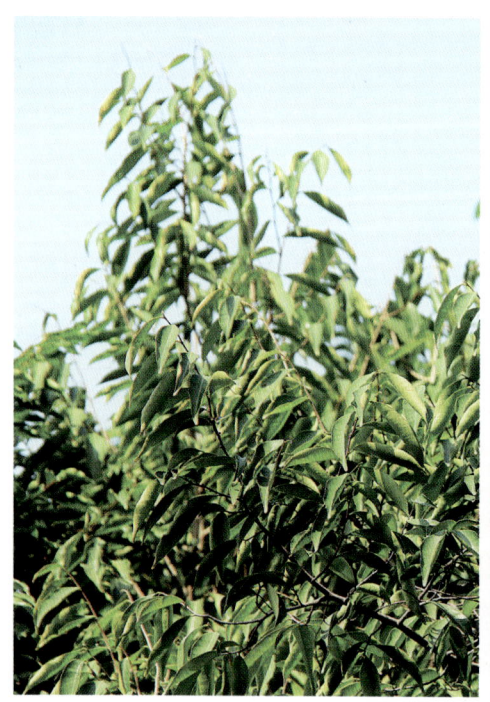

△ 沉香树局部

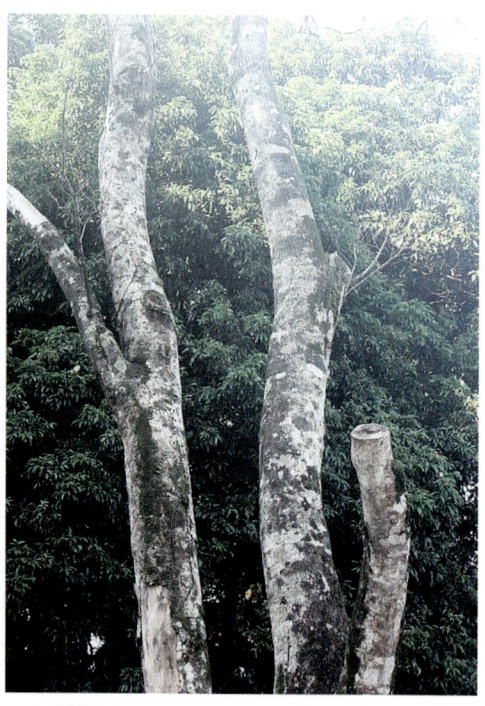

△ 沉香树树干

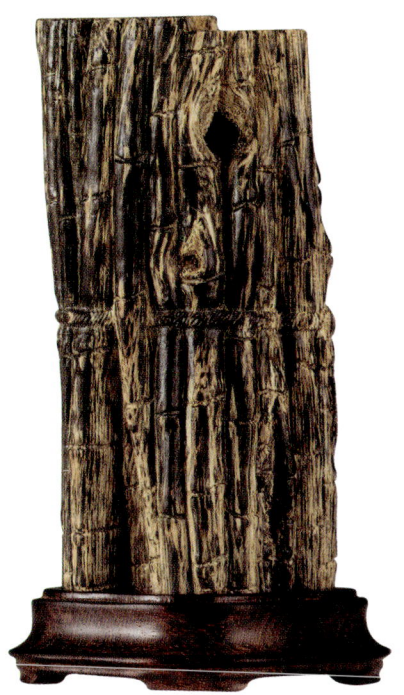

△ 沉香东竹笔筒
　　产地为加里曼丹　沉水
长4厘米，宽3.5厘米，高9厘米，重约62克

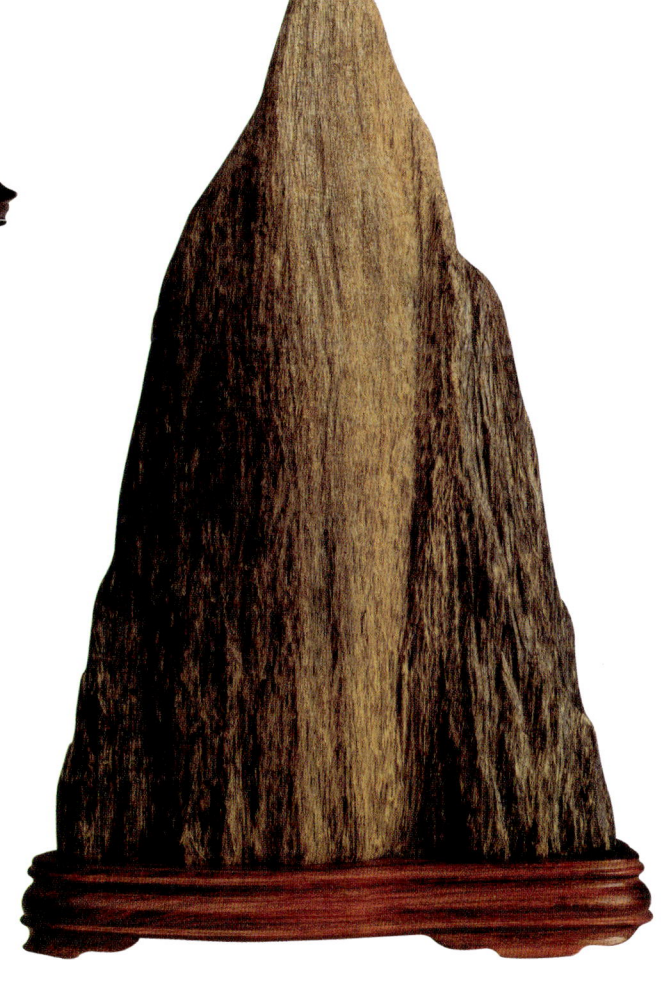

▷ 沉香山子
　　产地为加里曼丹
长15厘米，宽10厘米，高22厘米，
　　重约327.6克

1 │ 什么是沉香醇

沉香到底是什么？它被众多收藏爱好者传颂的珍贵之处又在哪里呢？

在了解沉香之前，有必要先认识一种独特的树种——沉香树，也就是人们常说的白木沉香。收藏爱好者所认知的沉香，就是这种沉香树在十分特殊的条件下经过长期的自然演变形成的。它的实质是一种混合物，含有一种被称为"沉香醇"的油脂成分和沉香树的木质成分。由于世人最初所得到的沉香就是开采自这种沉香树，所以中国古代把沉香归为"木类"，有"蜜木""香木"等叫法。但如果因此而把沉香当作一种木头，那就大错特错了。虽然沉香中含有大量的木质成分，但是沉香真正的核心并不在于它作为珍贵树种的身份，而是它所含的那种有着特殊香气的油脂——"沉香醇"。

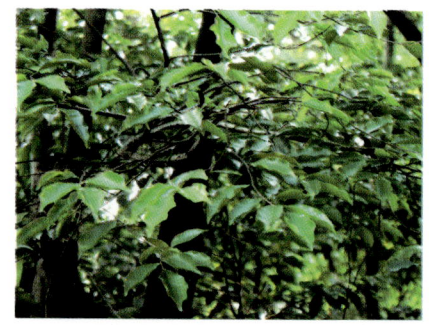

△ 沉香树的生存环境

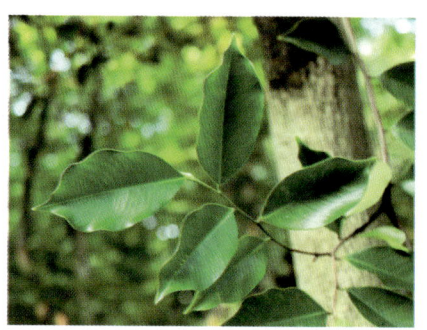

△ 沉香树局部

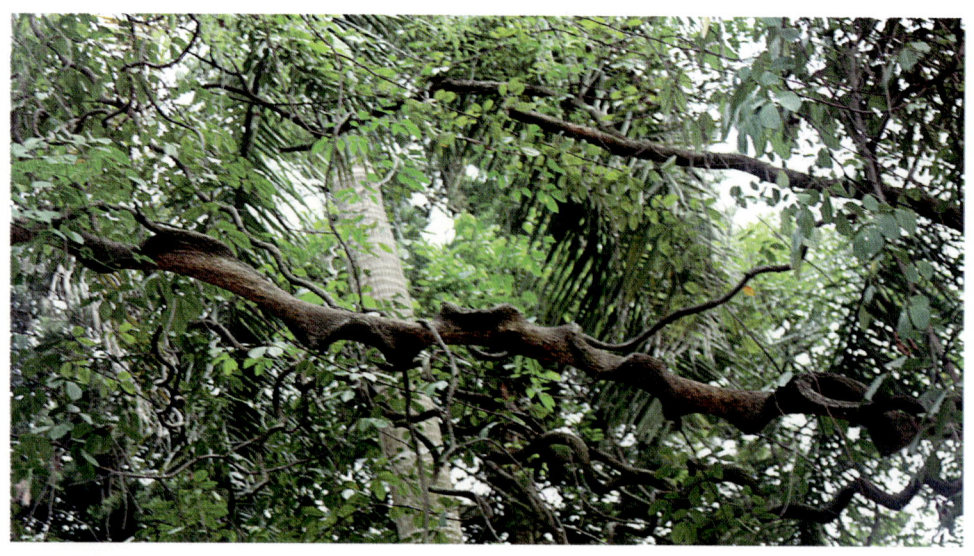

△ 沉香树局部

2 | 中国的白木沉香

　　白木沉香也称白木香、土沉香，属瑞香科沉香属植物，是一种热带及亚热带常绿乔木，为我国特有的珍贵药用植物。树高5米～15米，树皮呈浅灰色，较平滑，纤维坚韧。小枝圆柱形，具皱纹，幼时被疏柔毛，后逐渐脱落，无毛或近乎无毛。叶革质，圆形、椭圆形至长圆形，有时近倒卵形，长5厘米～9厘米，宽2.8厘米～6厘米，先端锐尖或急尖并具短尖头，基部宽楔形，叶片上面为暗绿色或紫绿色，光亮，下面为淡绿色，两面均无毛；叶柄长0.5厘米～0.7厘米。花芳香，黄绿色，多朵，组成伞形花序；花梗长0.5厘米～0.6厘米，密被黄灰色短柔毛；萼筒浅钟状，长0.5厘米～0.6厘米，两面均密被短柔毛，裂片卵形，长0.4厘米～0.5厘米，先端圆钝或急尖，两面被短柔毛；花瓣鳞片状，着生于花萼筒喉部，密被毛；雄蕊10枚，排成一轮，花丝长约0.1厘米，花药长圆形，长约4毫米；子房卵形，密被灰白色毛，2室，每室一胚珠，花柱极短或无，柱头头状。蒴果果梗短，卵球形，幼时绿色，长2厘米～3厘米，直径约2厘米，顶端具短尖头，基部渐狭，密被黄色短柔毛，2瓣裂，2室，每室具有一种子，种子褐色，卵球形，长约1厘米，宽约5.5毫米，疏被柔毛，基部具有附属体，附属体长约1.5厘米，上端宽扁，宽约0.4厘米，

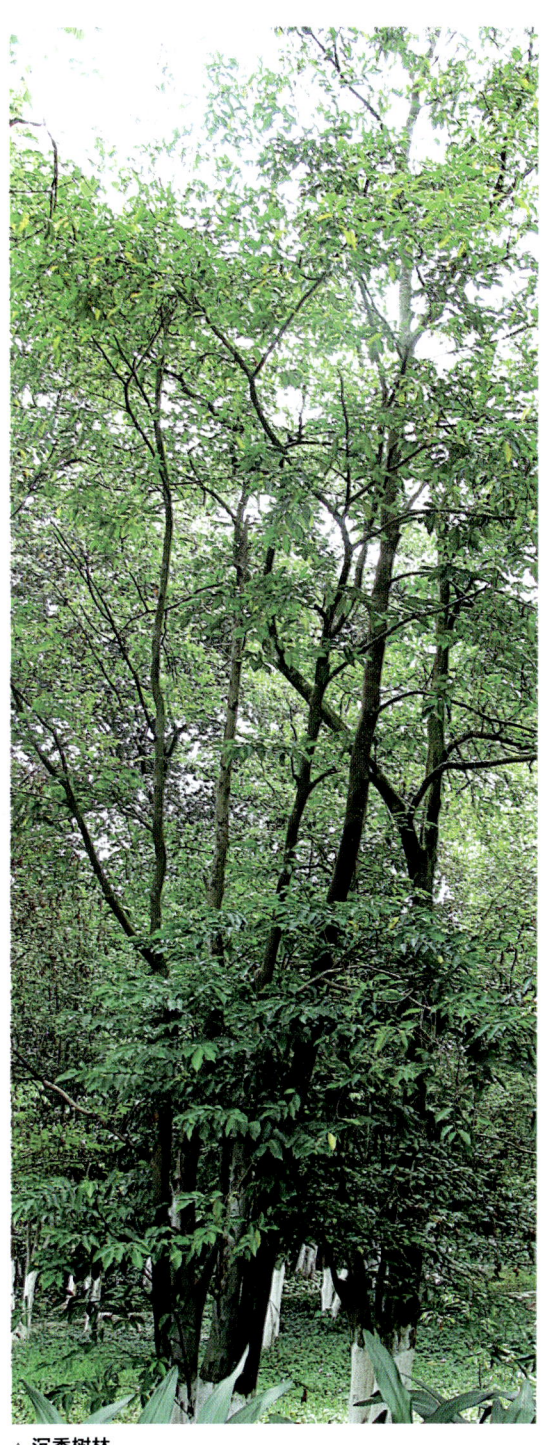

△ 沉香树林

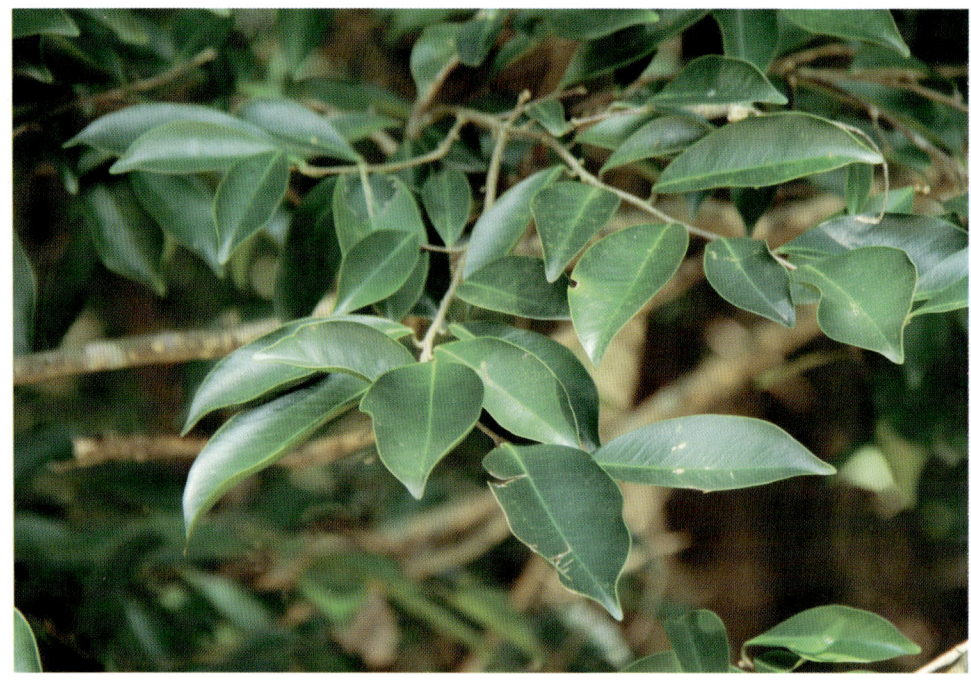

△ 白木沉香树局部

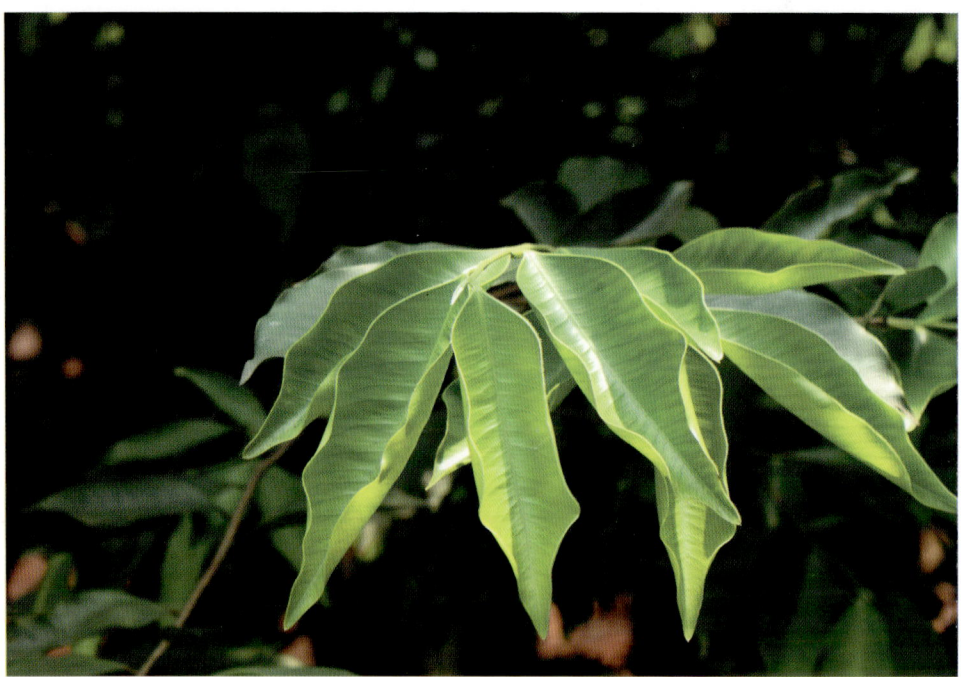

△ 白木沉香树叶片形态

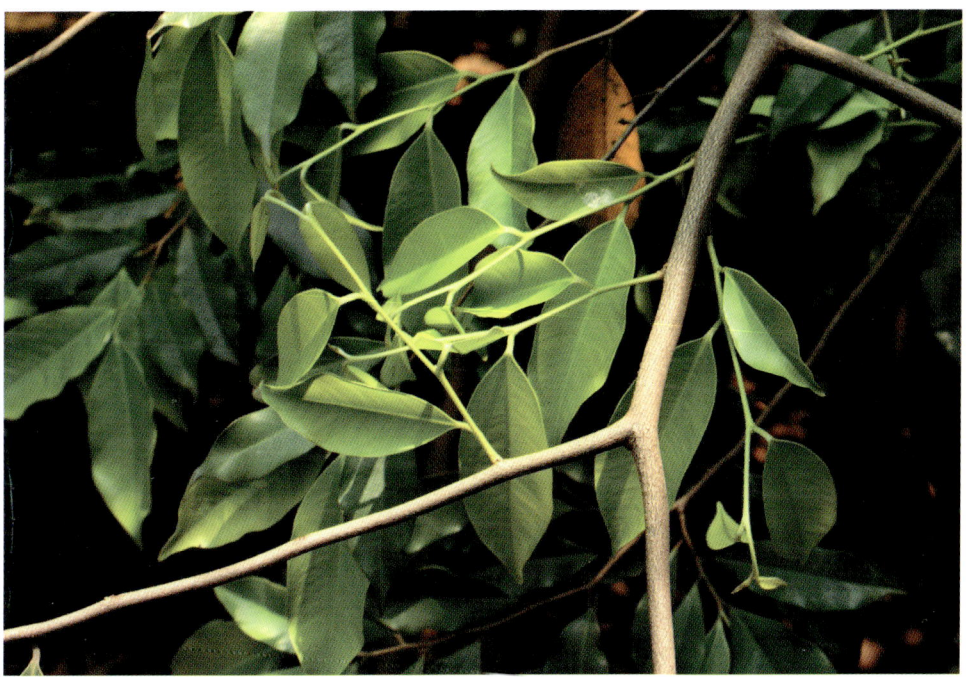

△ 白木沉香树枝形态

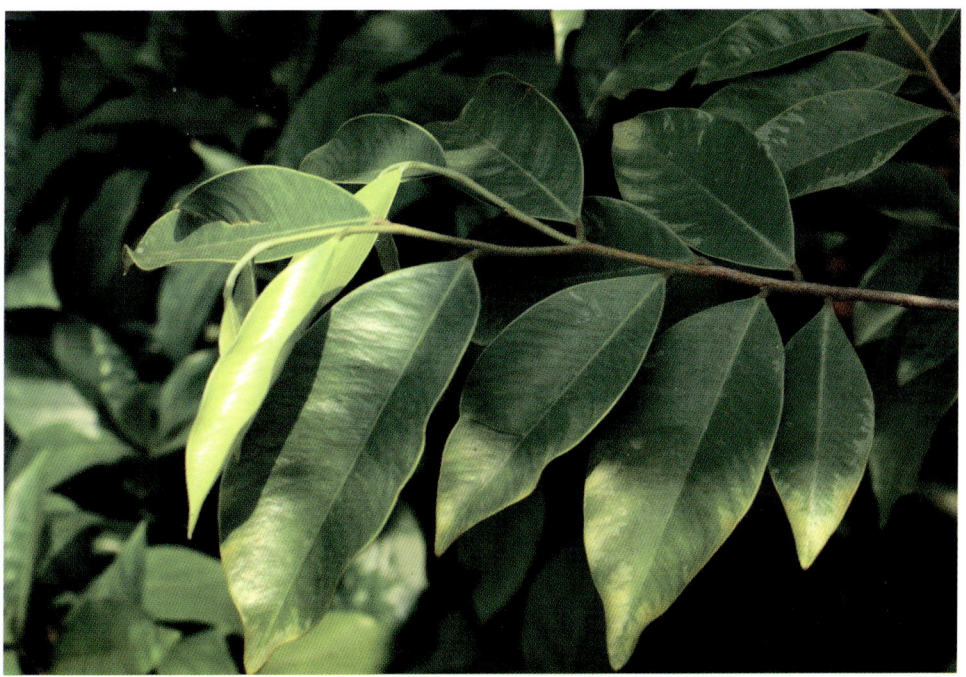

△ 白木沉香局部

下端成柄状。花期春夏，果期夏秋。

白木香的药材名为沉香，以其含树脂的木材入药，属国产中药沉香的正品来源，也是我国生产正品中药沉香的唯一植物资源。沉香是中国、日本、印度以及东南亚国家的传统名贵药材和珍贵的天然香料。

我国历史上的白木香资源曾经非常丰富，国产中药沉香品质优良，拥有"冠绝天下"的美称。然而近年来，由于白木香的自然繁殖率低、生存环境不断被破坏，加上虫害及人为掠夺式的砍伐等因素，造成白木香资源遭到严重破坏，现仅有零星散生的残存植株。1987年白木香被列为国家三级珍稀濒危保护植物，1999年又被国务院批准为国家二级重点保护野生植物。

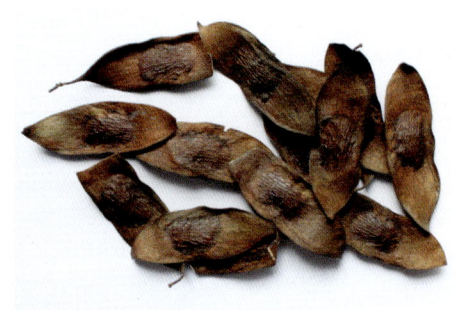

△ 白木香果实

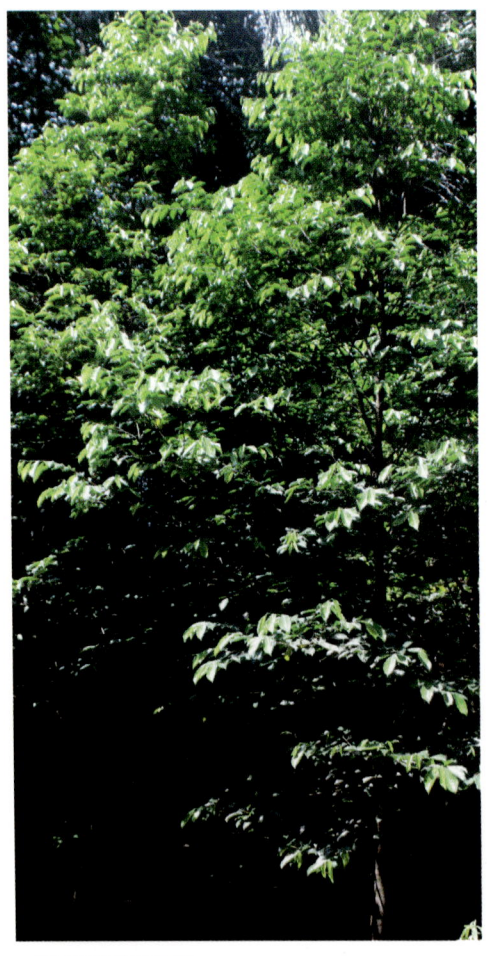

△ 沉香树的生存环境

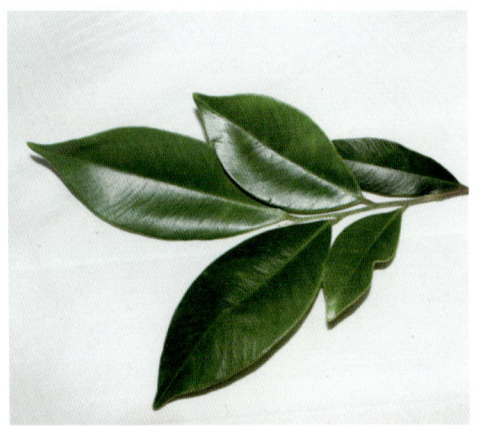

△ 沉香树树叶形态

3 | 莞香

莞香历来是广东东莞的特产，大岭山、寮步等镇是主要产地，特别是大岭山镇自明代以前已广泛种植沉香树，以鸡翅岭、龙岗，马蹄岗、金桔、大沙、梅林和百花洞一带较为知名。大沙、大朗、寮步、茶山等圩市为主要集散地，以寮步的香市最为著名。莞香是中国树木中唯一以东莞地名命名的树木，历史十分悠久。莞香也称女儿香、牙香树、白木香、土沉香，属瑞香科沉香属乔木，为国家二级保护植物。近年来东莞市十分重视发掘地方特产，将莞香作为标志性植物大量繁育、推广种植，久违的莞香重新迸发出勃勃生机。

莞香树高8米～15米，直径20厘米，高3.5米左右，需要7～8年的生长周期。第一次凿采沉香，称"开香门"。每年农历十二月是凿采沉香的季节。采凿的沉香依质地分为"白木香""镰头香""沉香"和"牙香"（又名女儿香）。凡初开香门的为"白木香"，是香品中最低等的。由旧香口凿出来的香块叫"镰头香"，用途较广，但木质花纹较少、没有油脂，价格比白木香稍高些。"沉香"来源于一些老香树的树头，有十分丰富的油脂，采取时把它大块大块地凿下来，精心地把没有油质的部分铲去，留下的油脂部分便是"沉香"了。沉香有镇定安神、止痛的功效。"牙香"凿自多年开采的老香树，富含油脂，香农精心地将其凿成一条条的马牙形，如手指大小，其价格比"镰头香"要高出好几倍，是莞香中的精品。已经凿取木香的莞香树仍然会继续生长，一般情况下几年凿取一次。

莞香在古代就已价格不菲，据《广东新语·香说》中载：当莞香盛时，岁售逾数万金。即使在今天，中等的"白木香"、常见的"镰头香"每千克也需数百元；"沉香"和"牙香"（女儿香）则价格更高了。莞香燃烧时没有烟雾，气味较清香，用于供人欣赏，受到社会大众的喜爱，历几百年而不衰。

莞香是生产香料的主要原料，后因无节制的乱砍滥伐，曾经满山绵延不绝、作为一方特产的莞香树所剩无几，濒于绝迹。1980年后，东莞市药材公司为了培植药用"沉香"，发动群众在鸡翅岭、龙岗等村重新培植了大量莞香树。东莞市主管部门十分重视保护莞香这种稀有的地方特产植物，鼓励群众种植莞香树，2003年还将莞香列为东莞市第一批古树名木予以保护，并将50株位于大岭山公园内的莞香树作为种群之一，供南来北往的游客观赏。

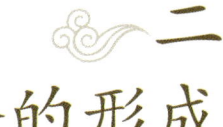

二
沉香的形成

　　每块沉香的形成都需要非常苛刻的自然条件，也包含着数不胜数的机缘巧合。总的来说，沉香的形成应具备以下几个条件。

1 | 沉香结香的前提——生长良好的沉香树

　　樟树科、橄榄科、瑞香科和大戟科这四大类树种中都有能够结出沉香的沉香树，然而要数瑞香科沉香树所结沉香的品质最佳，目前在市面上见得最多的就是这种沉香。这种沉香树的结香过程十分缓慢，再加上它对结香条件的要求特别苛刻，所以瑞香科沉香树能够结香的比例并不高。

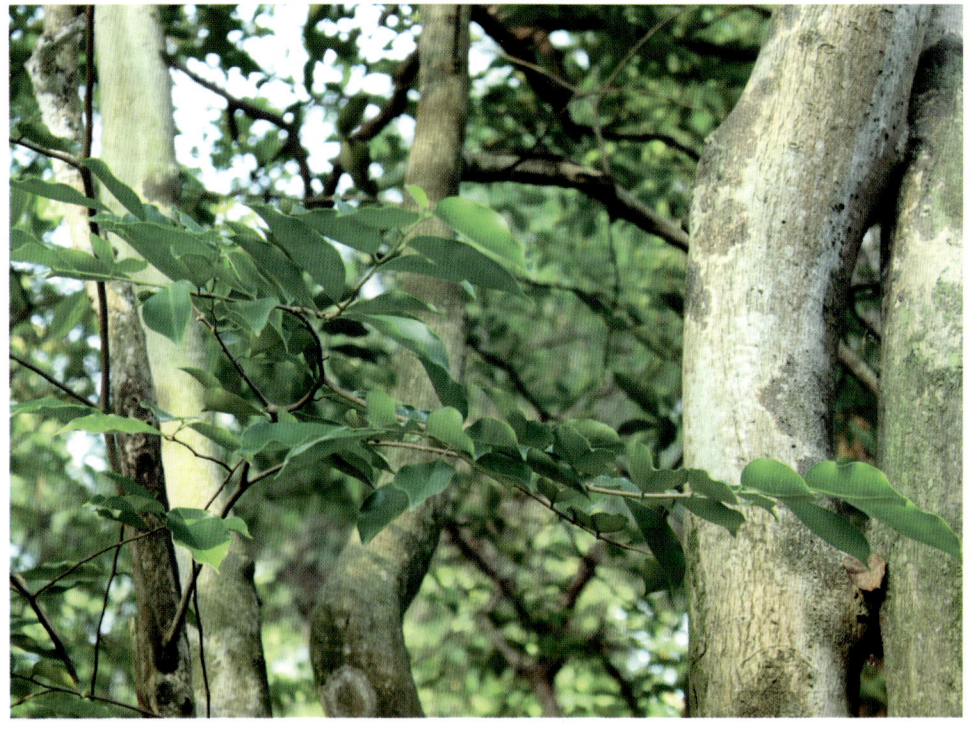

△ 沉香树树干局部

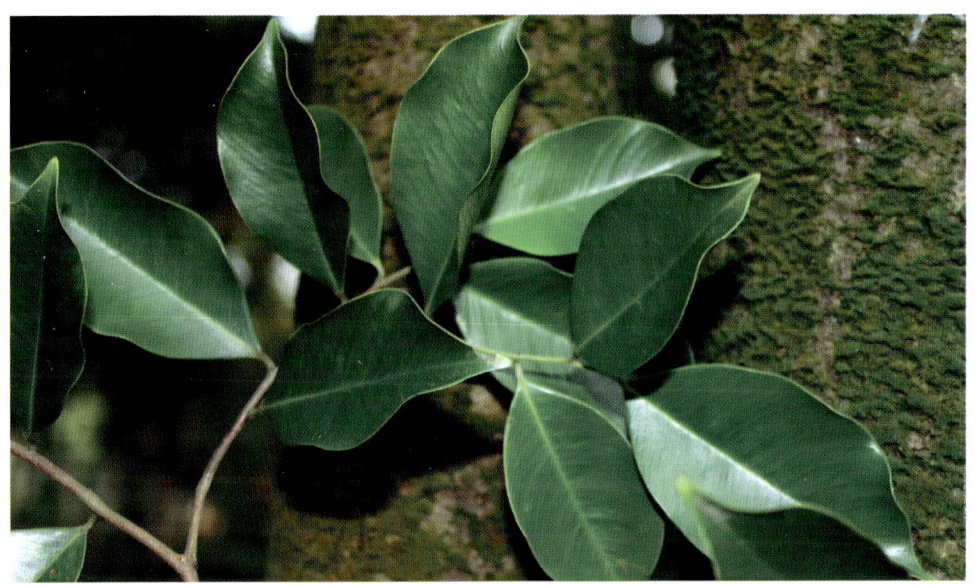

△ 沉香树的枝叶

瑞香科沉香树只适合生长在温暖、潮湿的地区，而且很难被移植到其他地方栽种，因为它对生长环境的土壤、温度、湿度等要求特别高。这种树的木质十分酥松，很容易折断，受伤后容易死亡，因此在风沙较大的自然环境中也很难生存。一旦这种沉香树所处的自然环境的气温低于－2℃，也难以生存。要想使这种沉香树结出品质较高的沉香，除了必须具备适宜的生存环境外，还必须具备成熟且发育良好的树脂线，通常树龄数十年的香木才能具有。野生沉香树一般只有一两百年的寿命。

2 │ 可遇而不可求的结香条件

形成沉香的前提条件是沉香树首先要具备良好的结香条件，然后还必须要等待神奇的大自然的各种因缘际会给它提供结香的条件。

沉香树在生长过程中会受到来自大自然的各种侵蚀，包括自然的和人为的因素，如风沙侵伤、虫蚁噬咬、雷击、刀斧或动物的伤害等。沉香树在受到这些伤害后会形成伤口，然而并不是每一个伤口都能结香。

如果一个结香口在短时间内没有完全愈合，会导致伤口周围的细胞组织受到细菌的感染而发生病变，此时，沉香树中的树体免疫系统——树汁就会发挥作用，形成一种膏状的油脂块，以达到阻止沉香树木质组织病变而形成的树体溃烂继续发生的目的。当这种油脂块在以木质为载体的情况下沿着沉香树的木质导管不断向周围扩散，并在长时间的醇化反应后形成一种油脂和木质的混合物时，这个过程便是沉香树生成沉香的结香过程。

3 ｜ 沉香香体的变化

沉香中的沉香醇具有活性，这种特性会随着时间和所处自然环境的变化而不断发生变化。沉香树的伤口在成功结香的过程中，往往会发生各种各样的变化。一般会产生以下几种变化。

第一种，由于沉香油脂生存于沉香木内，它的结香过程主要依赖沉香树持续提供的沉香香体不断生长、扩散的各种营养及载体等。在这一过程中，寄存在沉香木体内的沉香油脂会因吸收营养等因素不断扩张，不断提高自身的油脂质量。

第二种，当香体达到一定程度后，会从沉香木中自行脱落，掉入土质或泥水环境中。这时，香体因为缺少沉香树活体所提供的营养，就会停止扩散，还会根据外界环境的变化而发生变化（如外形和颜色等）。时间一久，大多数香体会因此而发生变质或风化，直至最后消失。当然也有特殊情况，如果脱落的香体本身含油达到了一定的级别，有时候外表的风化现象反而能起到保护内部油脂的作用，内部油脂在这样的保护下就能得以存留。

第三种，如果香体所依附的沉香树死亡并腐朽，在这种情况下，残留在沉香树体内的香体会依据沉香木腐朽的不同程度而继续生长或停止生长。但是，香体内部的活性油脂依然会得以保存一段时间，部分油脂含量较高的香体还会随着时间和自然环境的变化而不断改变其外形及形态，并形成各种不同的香味。

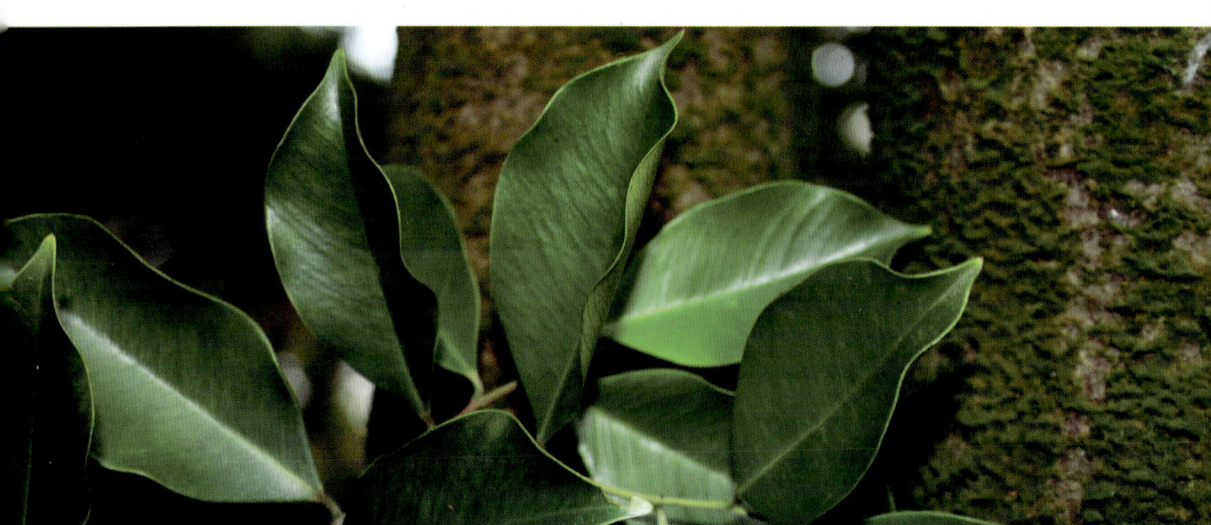

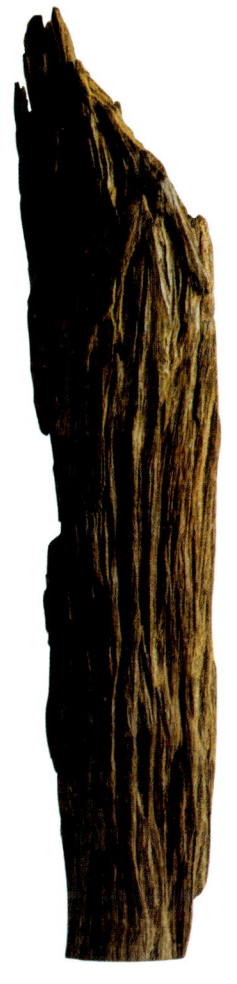

△ **越南惠安沉香原料**
高60厘米，重约990克

三
沉香的产地

1 | 惠安沉香

惠安沉香是在越南惠安沉香市场上销售的各地沉香的统称，包含泰国、缅甸、老挝、柬埔寨及中国早期生产后出口的沉香。我国的惠安沉香主产于香港、海南、广东（海陆丰、茂名、电白、东莞）。古时候，这些地方所产的沉香品质极高，尤其是海南所产的高品级的紫棋、绿棋、白棋、黑棋、黄熟香以及莞香中的女儿香，都是极其难得的国宝级香品。我国的广西和云南所产的沉香品种也不少，以绿奇楠和奇楠皮最为著名。我国台湾有一种叫作土沉香的沉香树，也能产出沉香。

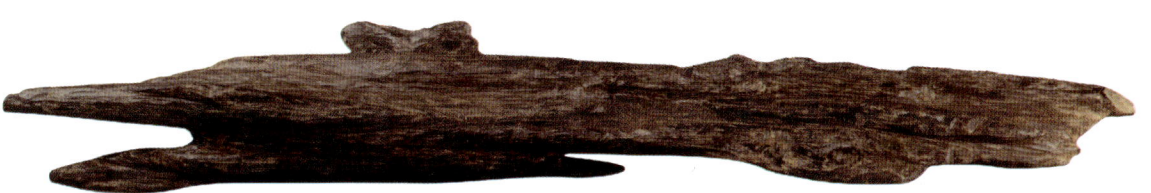

△ **惠安沉香原料**

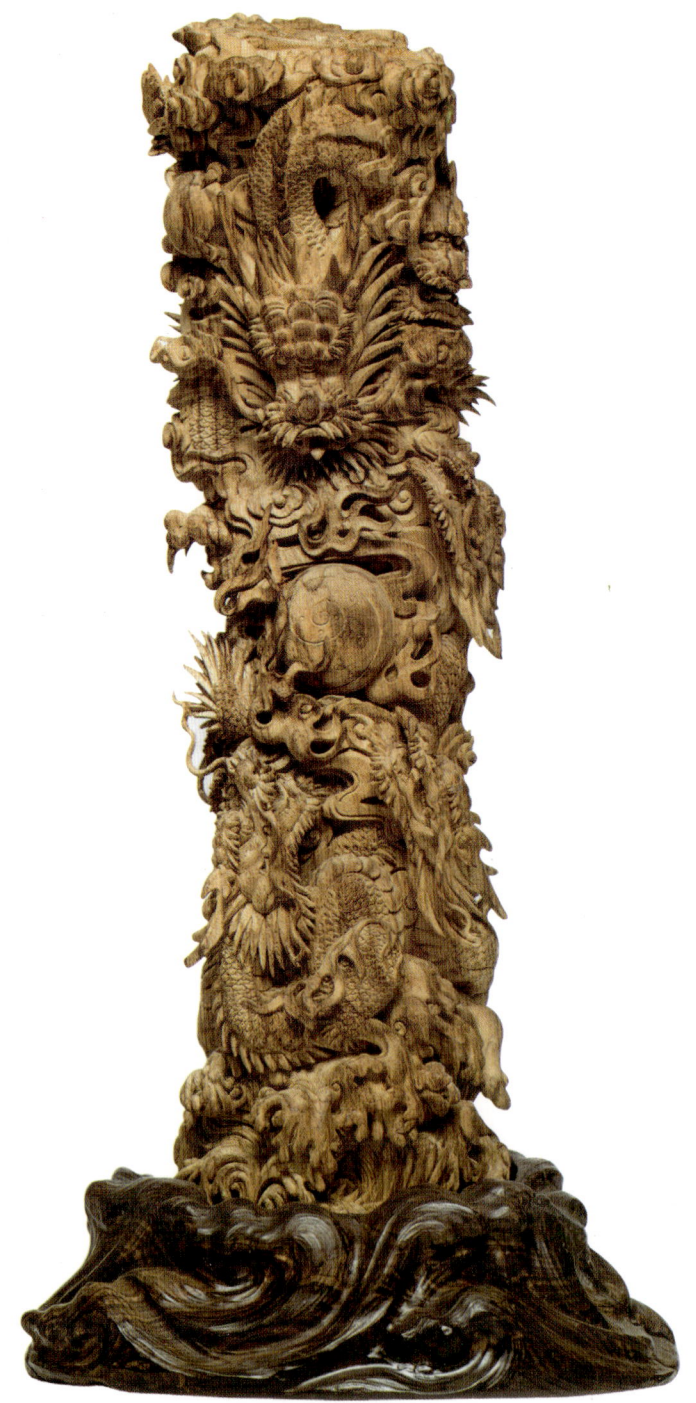

△ 越南惠安沉香九州华夏

长13厘米，宽12厘米，高47厘米，重约1168克

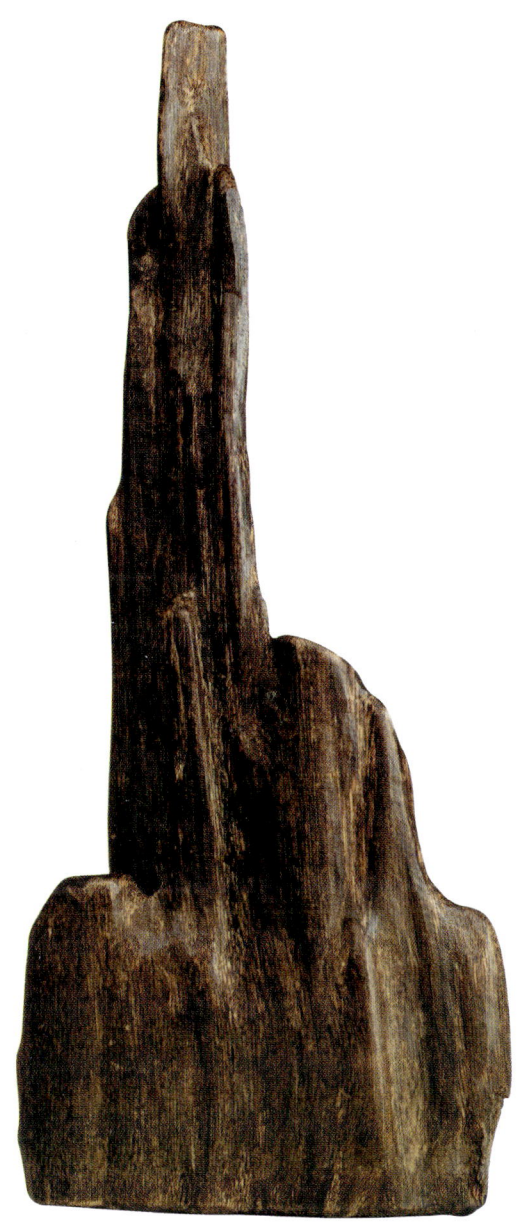

△ **越南惠安沉香山子**
长11厘米，宽6厘米，高26厘米，重约301克

　　与中国相邻的越南也出产沉香，以芽庄所产的沉香和奇楠最为著名。泰国、缅甸、老挝、柬埔寨因受地理位置、经纬度和土质的影响，所产的沉香要少一些，但也有少部分品质较高的沉香产出。

2 | 星洲沉香

　　星洲沉香是近年来在香市上常见的产于印度尼西亚和马来西亚的沉香。主要出产地区有苏门答腊、爪哇、加里曼丹、苏拉维西。由于这些岛屿人烟稀少，所以能保留下来一部分沉香资源。据市场反馈的信息，这些地区也常有高品质的沉香出产。

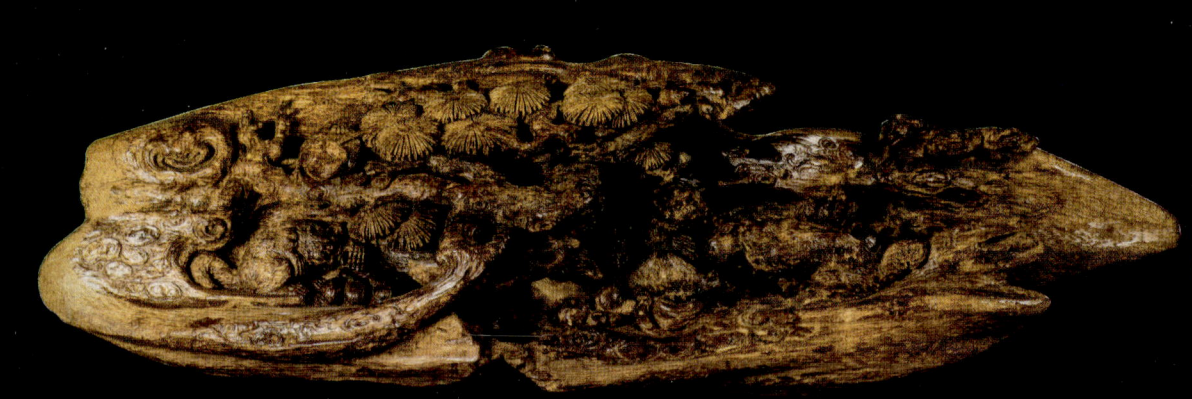

△　"洪门多福寿"摆件

印度尼西亚土沉香

长33毫米，宽8毫米，高9毫米，重约436.4克

四
沉香的名称

长期以来，沉香在交易中因地区和文化的差异，产生了各种不同的名称。现将主要名称及种类介绍如下。

1 | 进口沉香

进口沉香又称密香、全沉香、蓬莱香、沉水香、芝兰香、燕口香、青桂香、盔沉香等，为植物沉香的含有黑色树脂的木材。进口沉香多呈圆柱形或不规则棒状，表面呈黄棕色或灰黑色；质坚硬而重，能沉于水或半沉于水；气味较浓，燃烧时会产生浓烟，香气强烈。这种沉香主产于印度尼西亚、马来西亚、柬埔寨、新加坡、伊朗、越南和泰国等地。

◁ 印度尼西亚沉香蜜蜡108粒佛珠

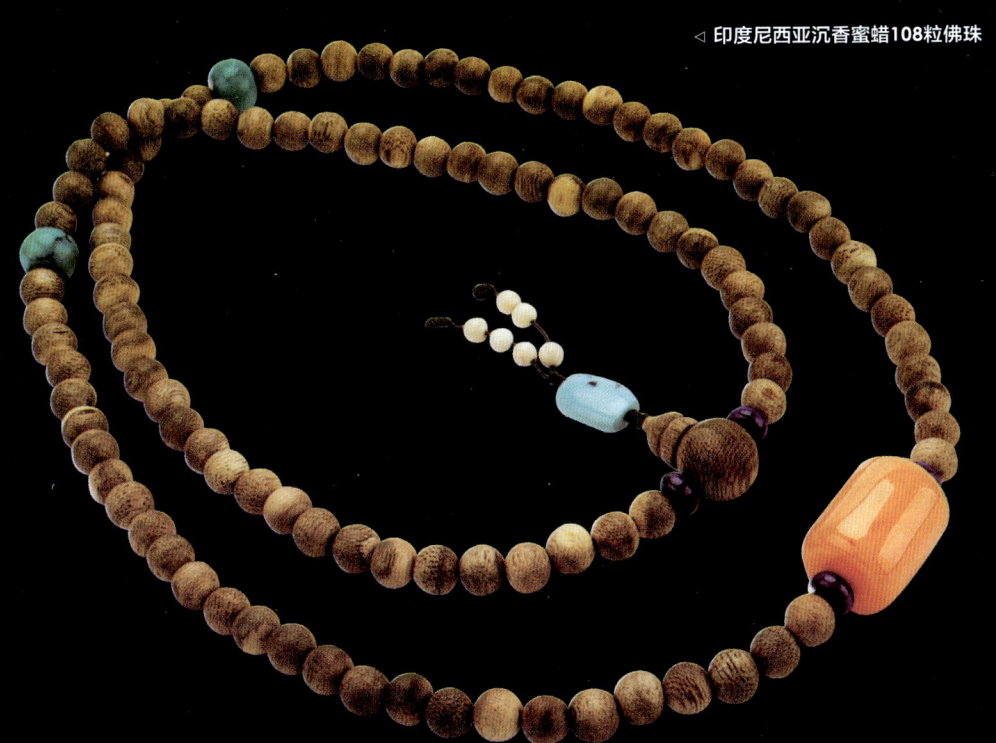

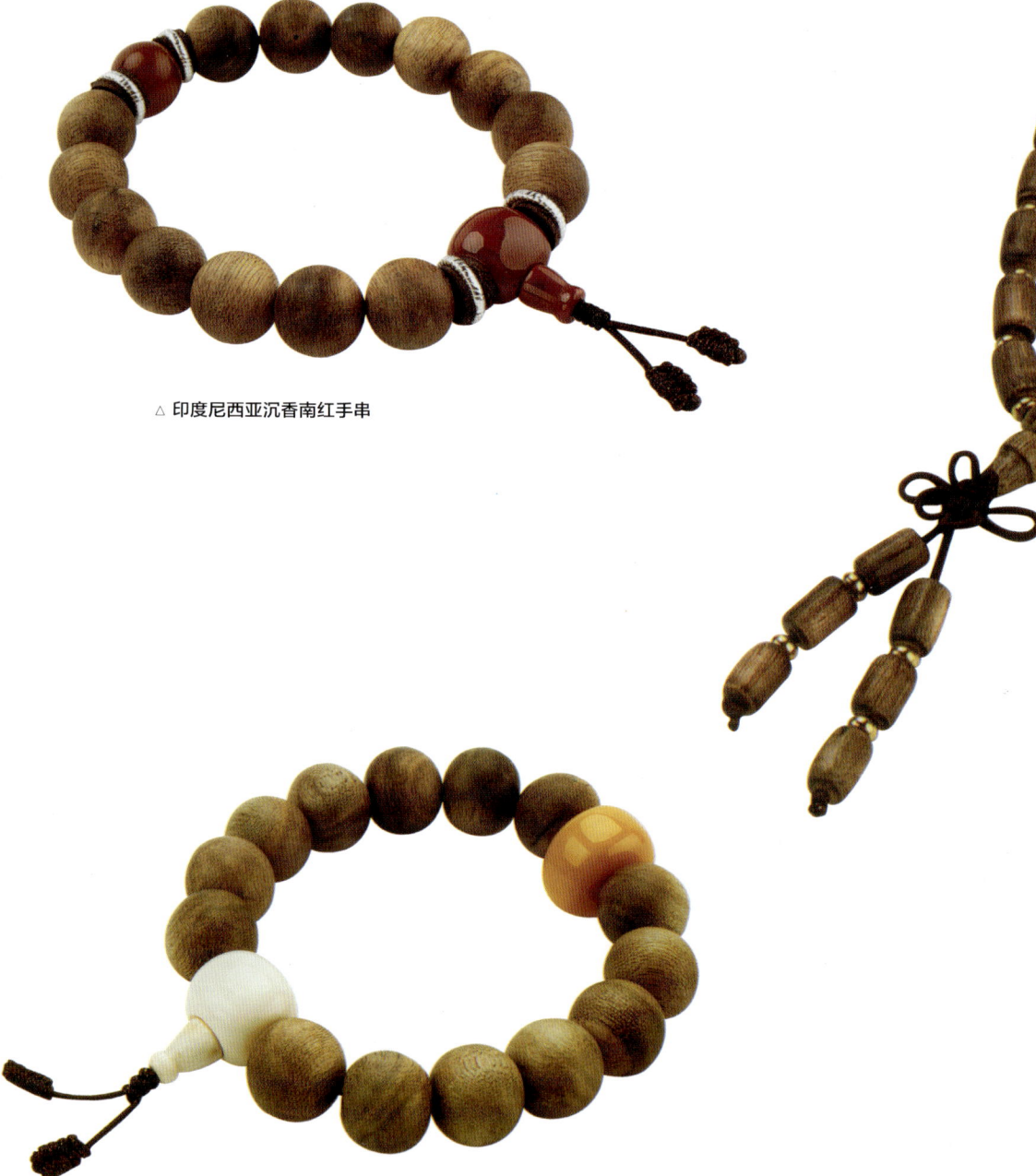

△ 印度尼西亚沉香南红手串

△ 越南沉香蜜蜡手串

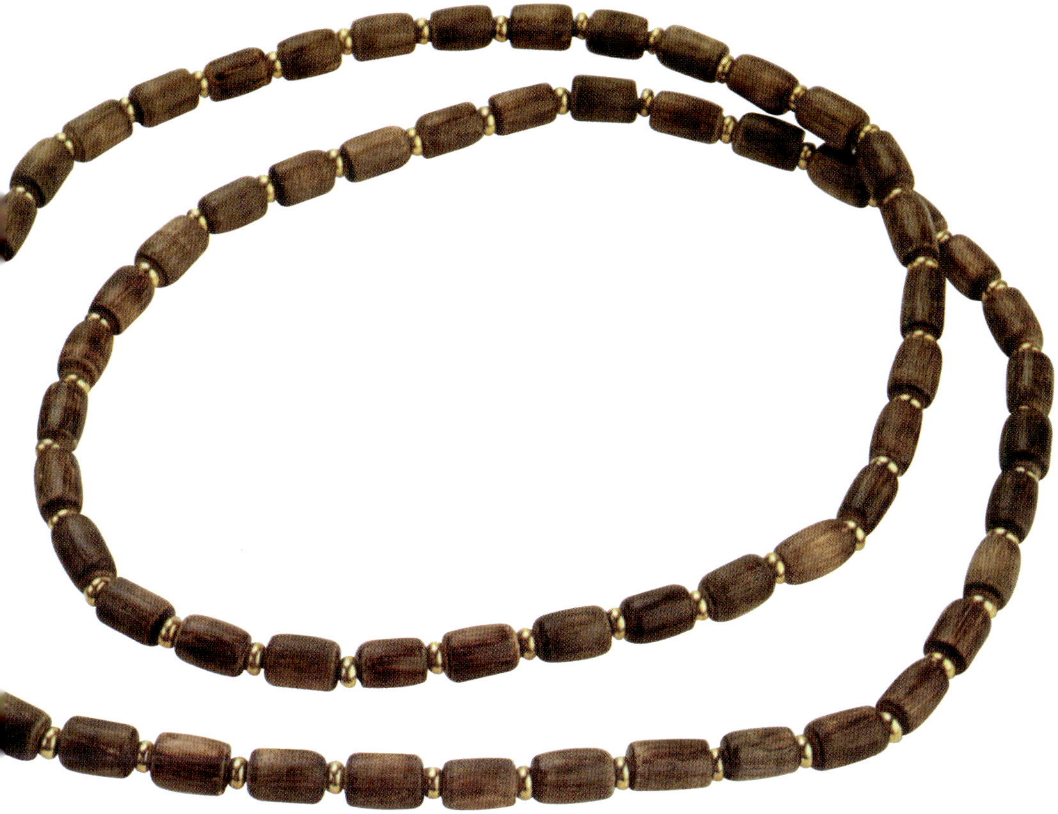

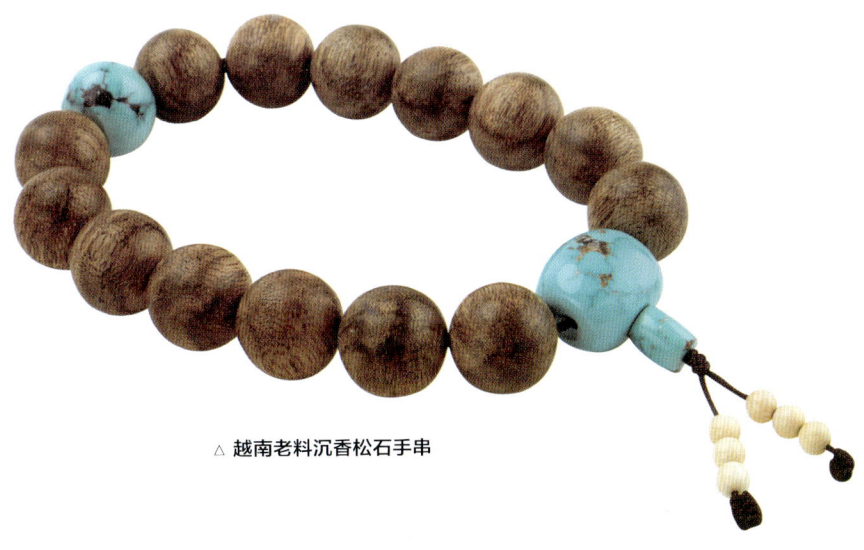

△ 印度尼西亚沉香桶珠108粒佛珠

△ 越南老料沉香松石手串

2 | 国产沉香

　　国产沉香又称莞香、海南沉香、女儿香、白木香、土沉香等，为植物白木香的含有黑色树脂的木材。主产于我国的广东和海南。

3 | 伽南香

　　伽南香也称奇楠、琪南、奇南香、伽南沉，为植物白木香或沉香近根部的含树脂量较多的木材。

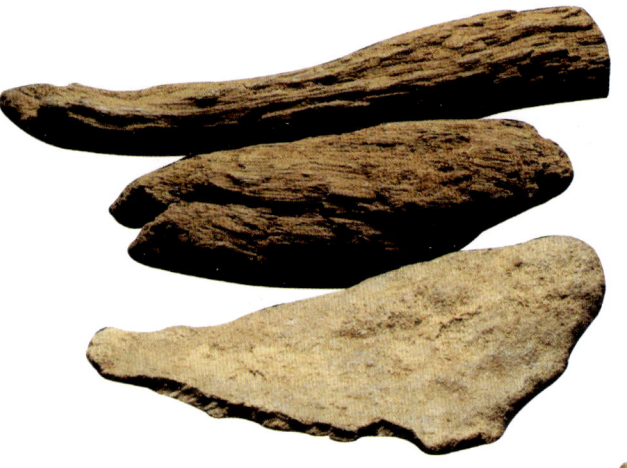

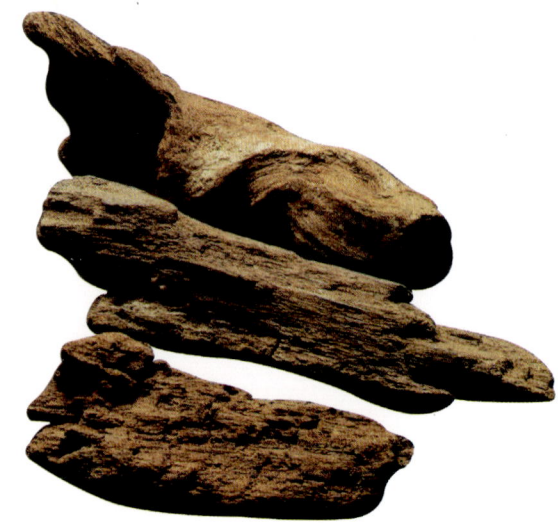

△ **越南奇楠水沉**
6件一组，共计42克

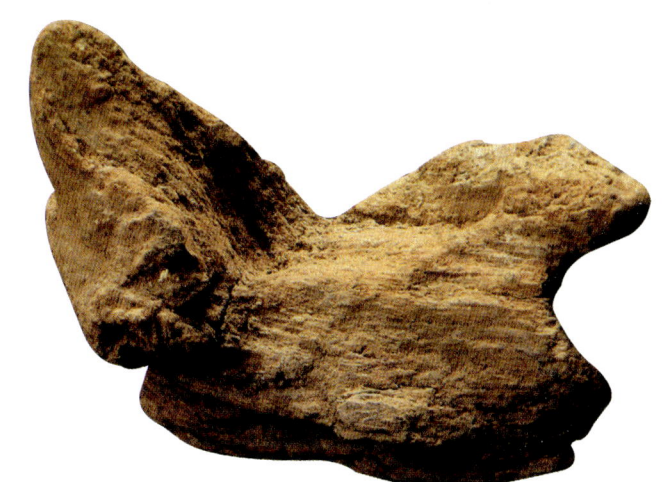

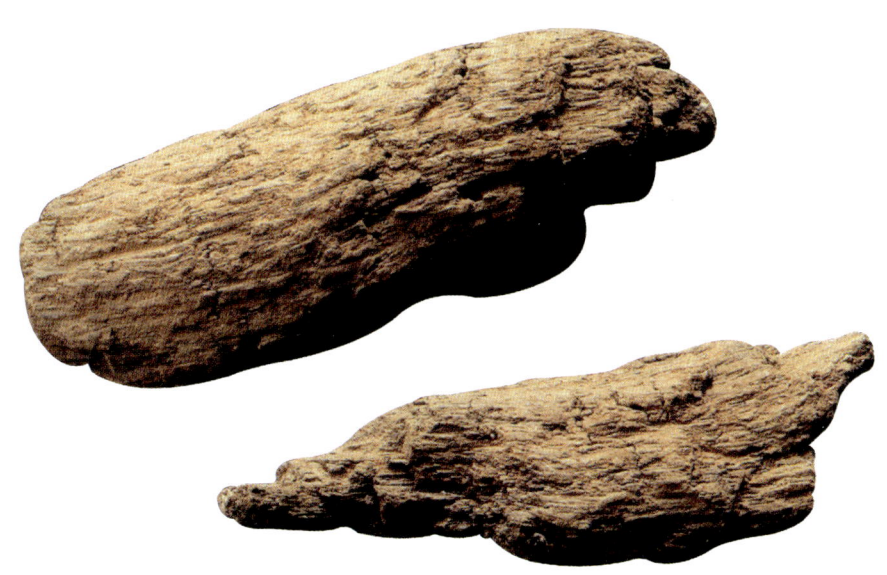

△ **越南奇楠水沉**

3件一组，共计50克

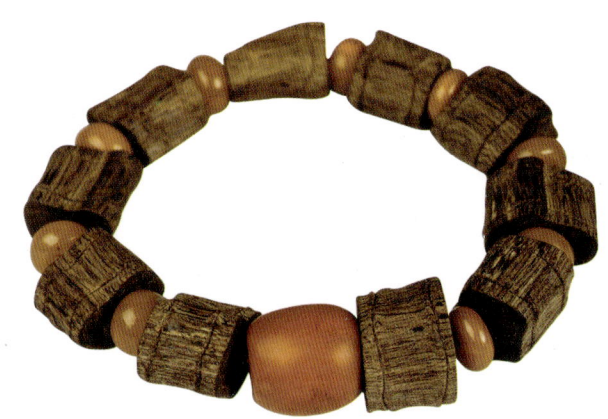

△ **奇楠手串**

绿棋 八分沉

每颗长约1.6厘米，重约15克

4 | 绿油伽南香

收藏爱好者习惯上把外表呈绿褐色的伽南香称为"绿油伽南香"。

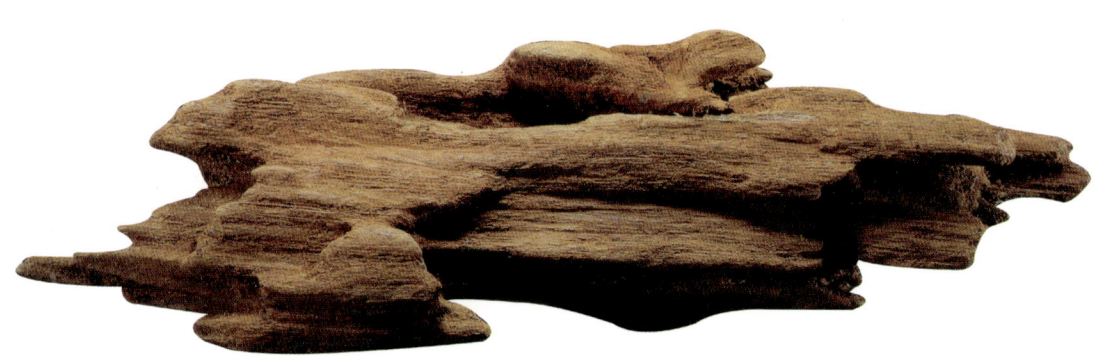

△ **越南绿奇楠原料**

高17厘米，重约79.5克

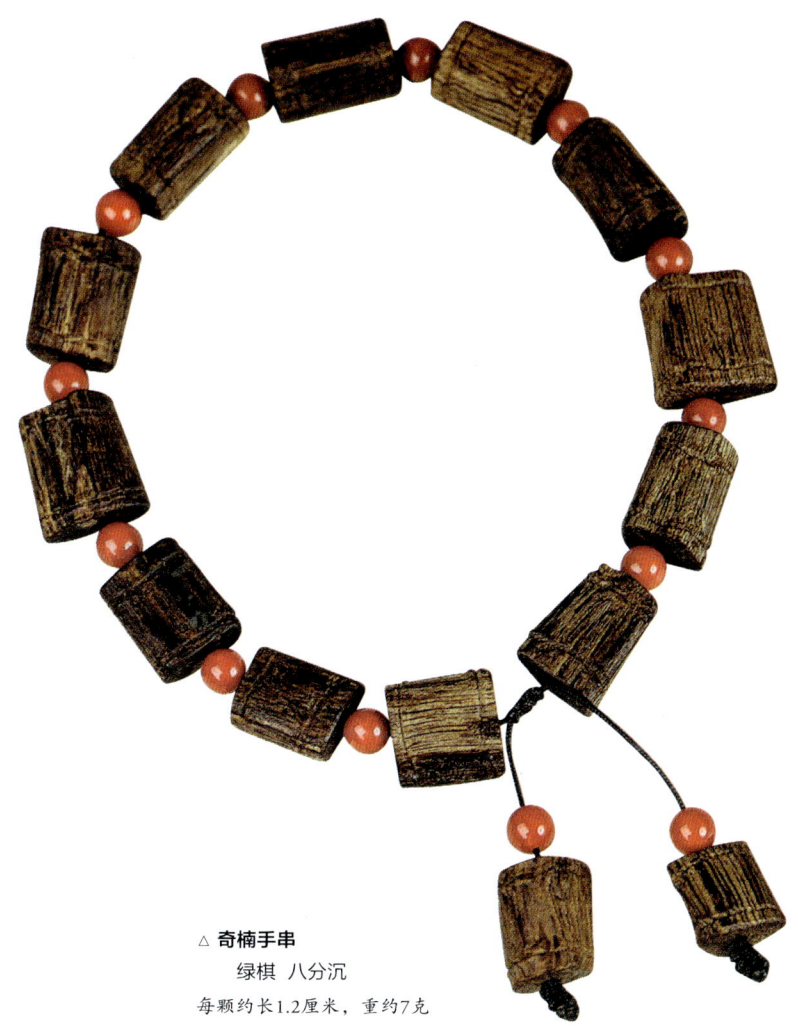

△ **奇楠手串**
绿棋 八分沉
每颗约长1.2厘米，重约7克

5 | 紫油伽南香

收藏爱好者习惯上把外表呈紫褐色的伽南香称为"紫油伽南香"。

以上5类商品的品质评定标准是：以质坚体重、含树脂多、香气浓者为佳。

五 沉香的分级

1 | 依产地的分级

　　一般情况下，同一种沉香树因为生长在不同的地方，所结沉香的香气往往会有很大的差异。收藏爱好者将沉香的这种差异分为几种情况：产自中国海南、印度、越南、泰国、柬埔寨等国家和地区的沉香品级较高；产自马来西亚的沉香属中等品；产自印度尼西亚、巴布亚新几内亚等地的沉香属于较低的品级。

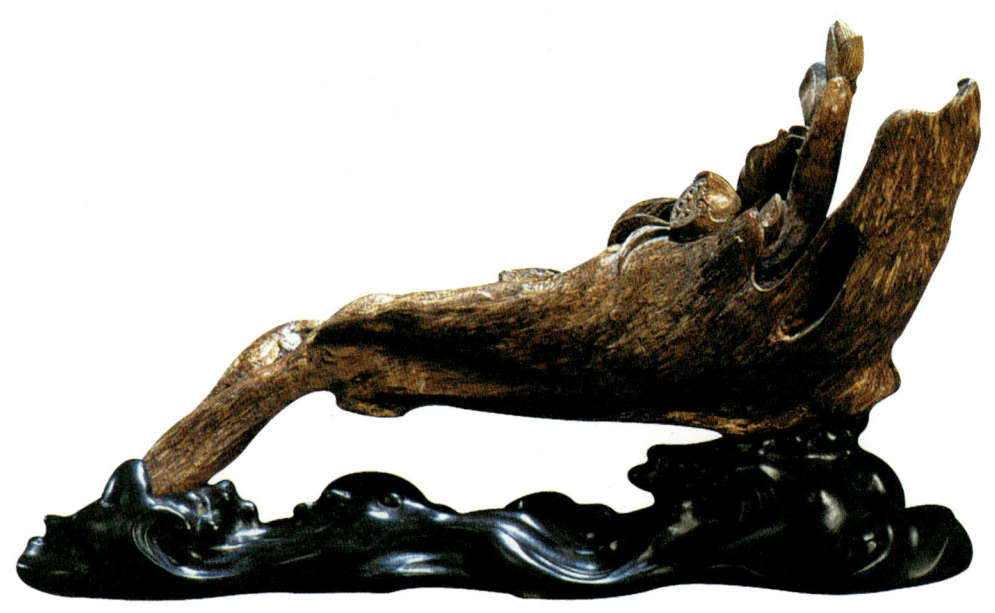

△ **荷塘清趣摆件**
　　产地为加里曼丹

长21厘米，宽4.8厘米，高10.5厘米，重112克

　　这件作品直接取自原料的自然形态，略加雕琢，将原本不规则的形态刻画成一幅令人产生无限遐想的荷塘清趣图。通过对荷花细致入微的刻画，将池塘的蓬勃生机烘托出来，连鸟儿都想稍作停留，享受这一刻的宁静。作品体现了作者回归自然、隐逸田园的美好愿望。

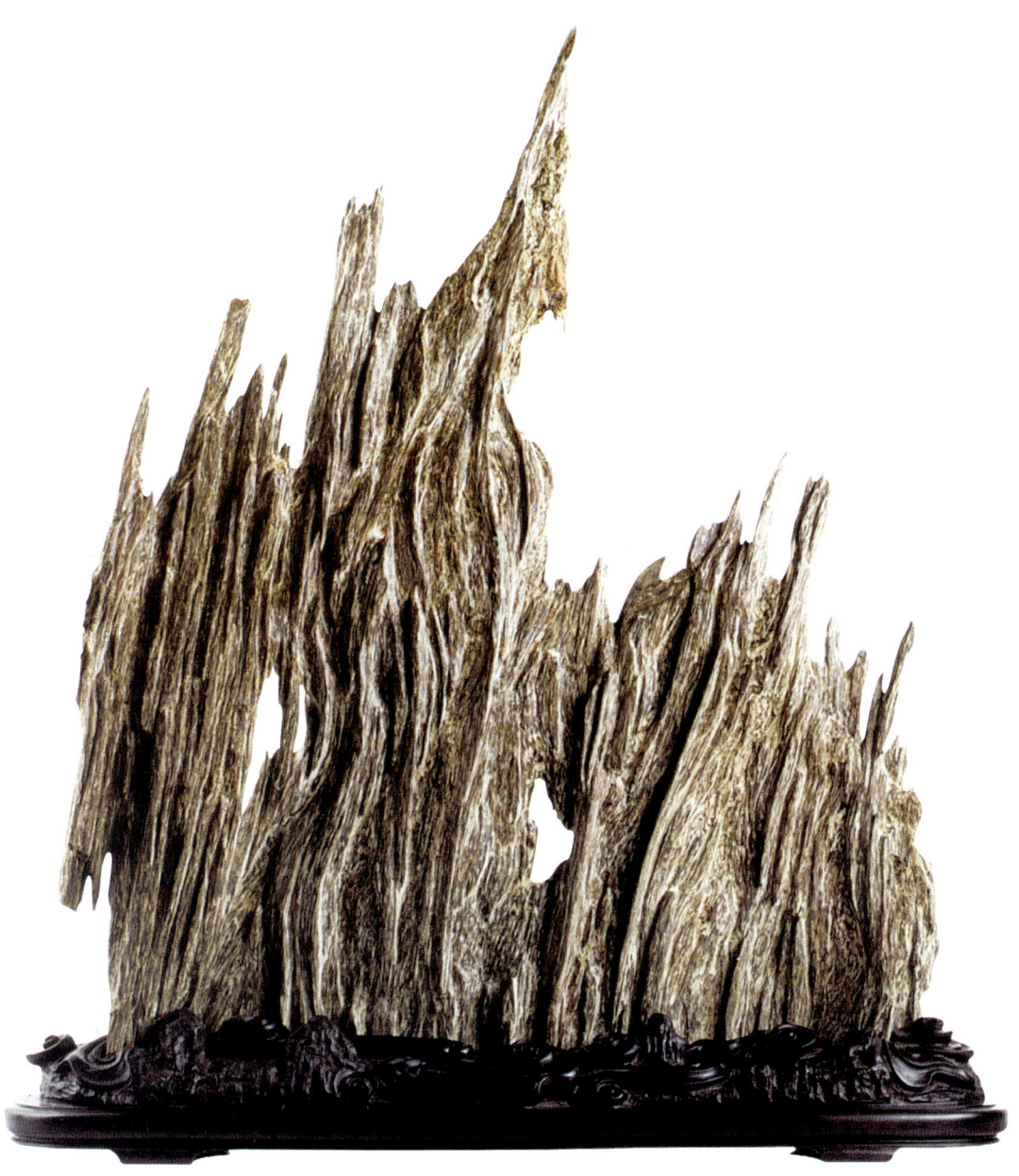

△ **江山如此多娇**

产地为越南

高63厘米

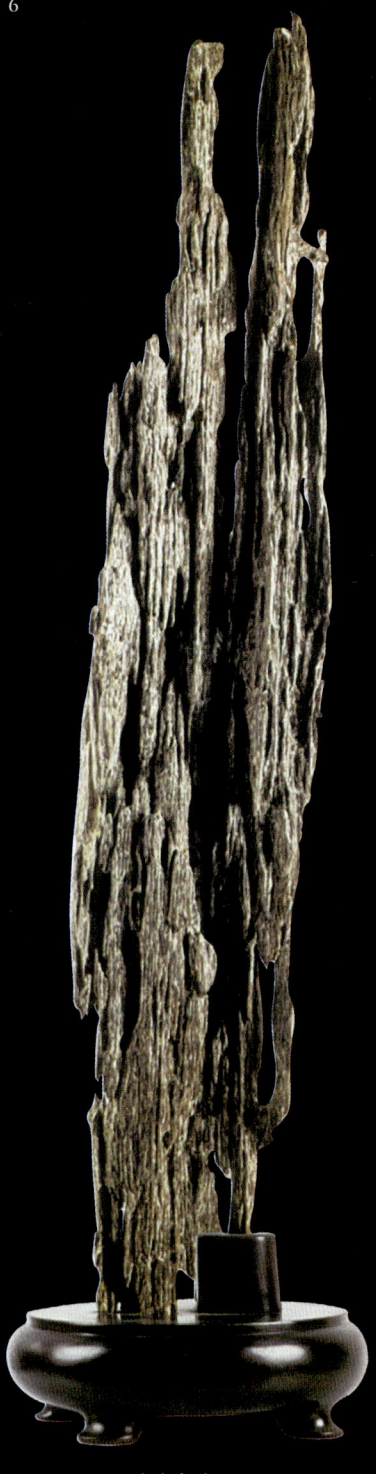

△ **步步高升**

产地为马来西亚

高120厘米

2 | 依比重的分级

　　沉香的传统分级方法通常是以同一产地的产品与水的比重来确定。沉入水中的称作"沉香"，半沉半浮的称作"栈香"，浮在水上的称作"黄熟香"。沉香的树脂含量应超过25%；随着含脂量的逐渐减少，名称也变为"栈香"和"黄熟香"。沉香原木的比重约为0.4。在韩国及日本，树脂含量超过25%的沉香才能入药；在中国则定为树脂含量超过15%以上的即可入药。

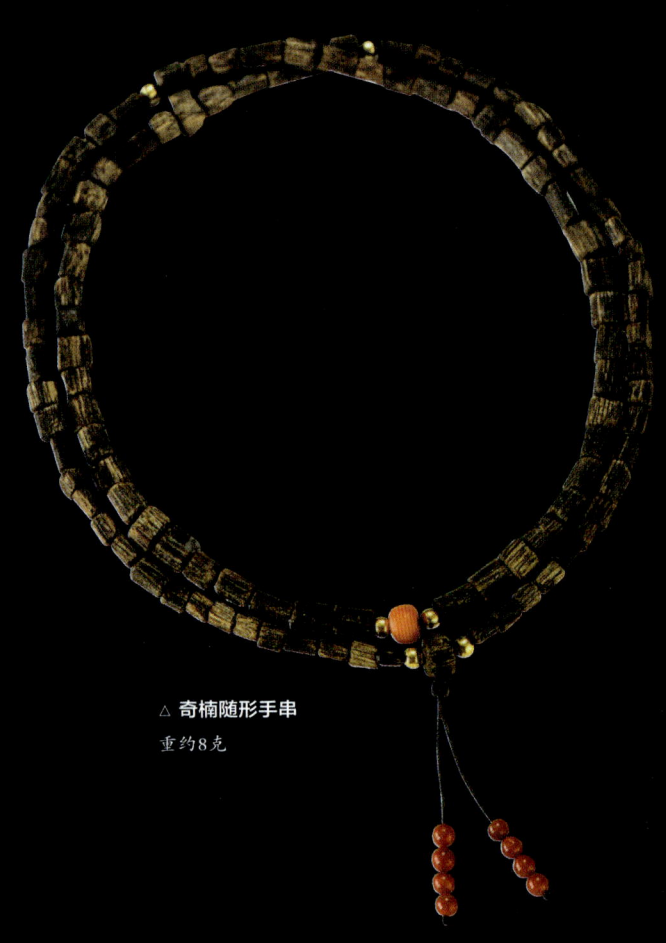

△ 奇楠随形手串

重约8克

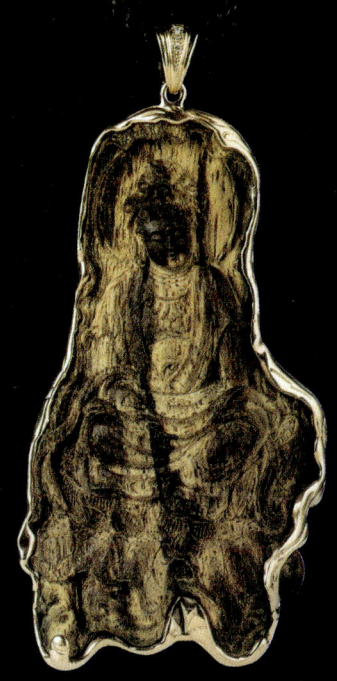

△ **奇楠自在观音挂件**

重约8克

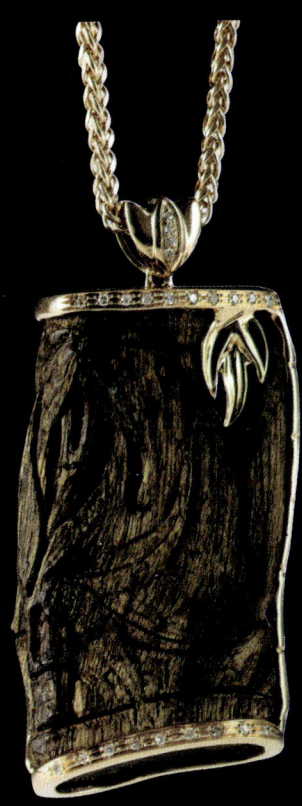

△ **奇楠节节高升挂坠**

重约17克

▽ **三仙醉酒**

产地为印度尼西亚的达拉干

长27厘米，重65.8克

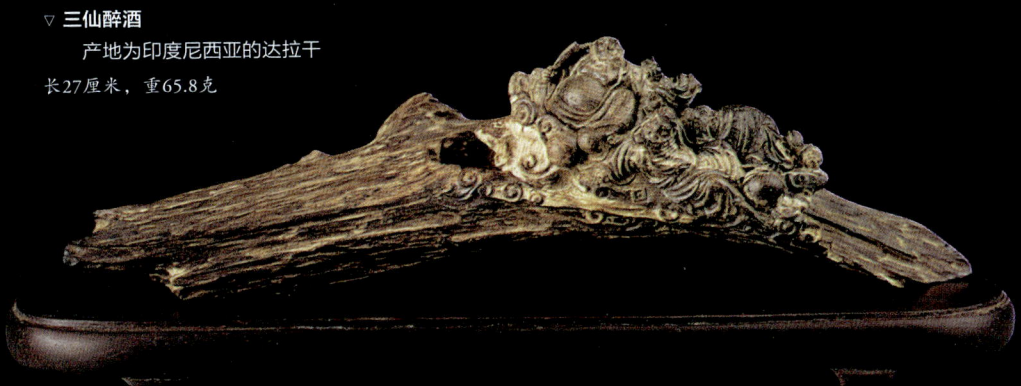

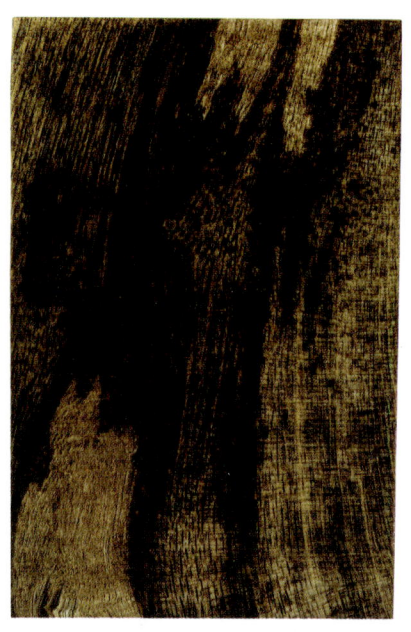

△ **奇楠平安无事挂牌**
越南芽庄白棋

重约29克

3 | 依色泽的分级

　　一直以来，关于沉香的色泽分级都是众说纷纭，一般都认为沉香色黑并有光泽的为上品。陈让的《海外逸说》记载，沉香的颜色分级有五种情况：第一级为绿色，第二级为深绿色，第三级为金黄色，第四级为黄色，第五级为黑色。级别越高，品级越高。

　　在普遍的认知中，都以为沉香树脂的颜色是黑色的。实际上，在树脂含量较高的沉香中，黑色反而比较少见。沉香在燃烧前基本上没有什么香味，树脂含量越高的，燃烧时的香味越是醇而温和，且不具辛和苦的味道。

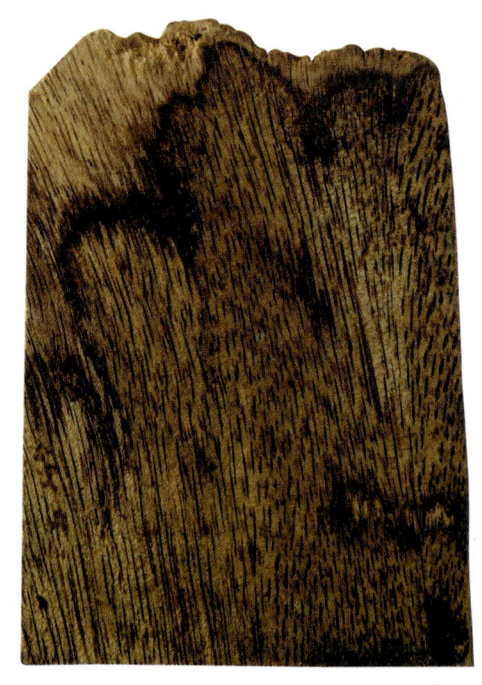

▷ **白棋山子沉水挂牌**
奇楠

重约18克

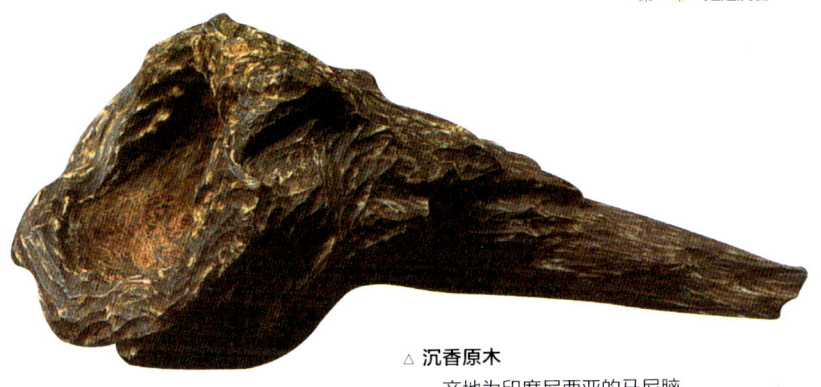

△ 沉香原木
　　产地为印度尼西亚的马尼脑
重约31克

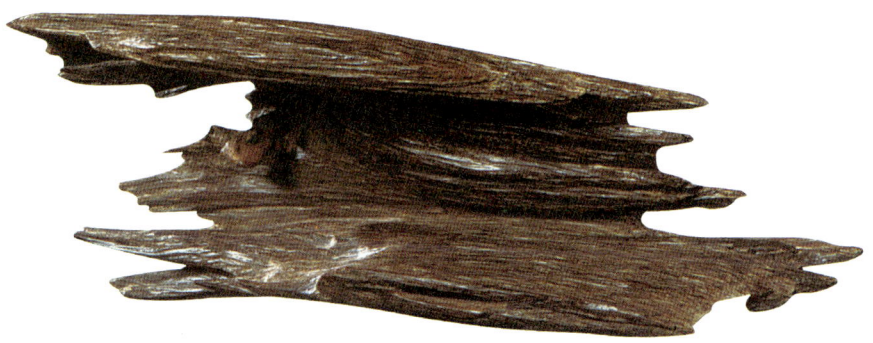

△ 沉香原木
　　产地为印度尼西亚的马尼脑
重约92克

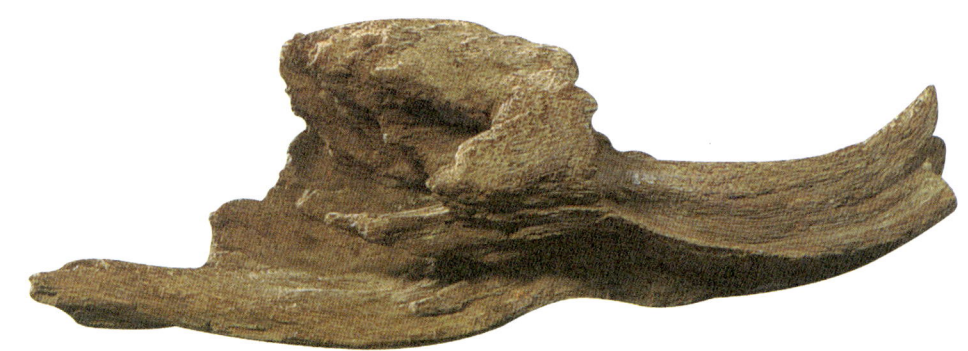

△ 沉香原木
　　越南富森红土水沉
长5.7厘米，宽19厘米，高5.5厘米，重约96克

4 | 依特殊品质的分级

　　沉香收藏界依据特殊品质分级的情况
是：一般的沉香质地坚硬，而另有一种质
量较高的却质软而性糯，用刀刮后碎屑能
捻捏成丸，嚼之则会黏牙；其树脂含量较
沉香高，量少而质优；世人常认为伽楠、
奇楠或琪南香的品质高；伽楠香燃烧时的
香味比一般的沉香要好很多，加上其稀少
珍贵，在分级时通常自成一格。

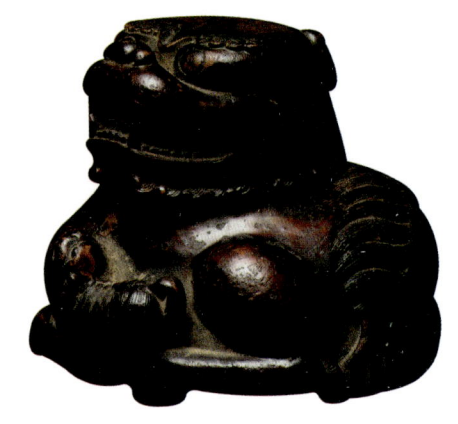

△ **沉香雕太狮少狮　清早期**
高9.5厘米，重约149克

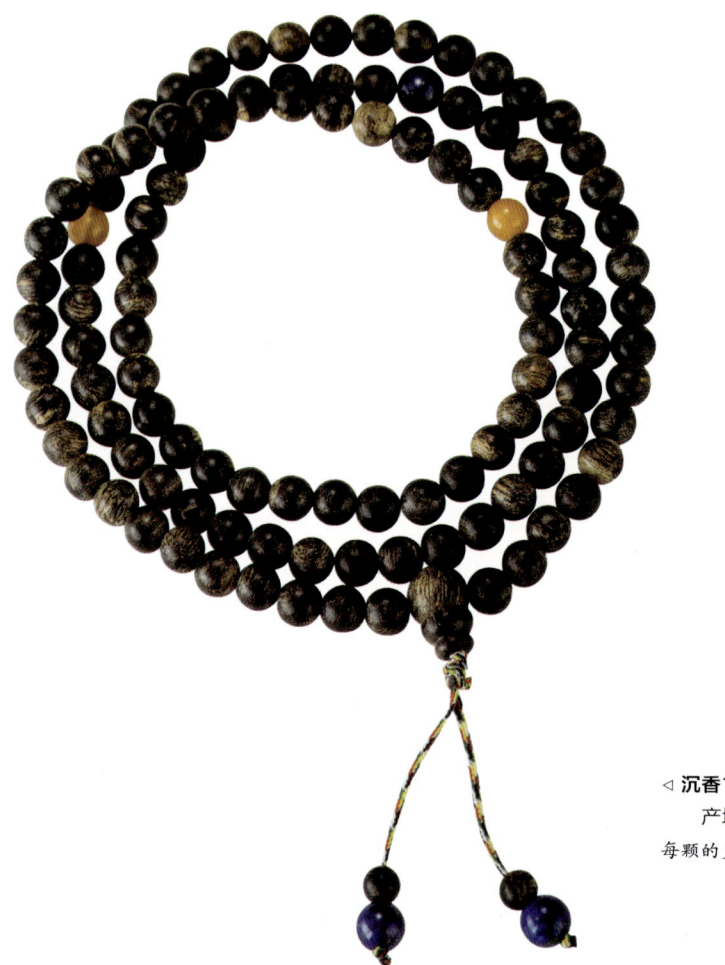

◁ **沉香108颗佛珠**
　产地为加里曼丹
每颗的直径约为0.6厘米

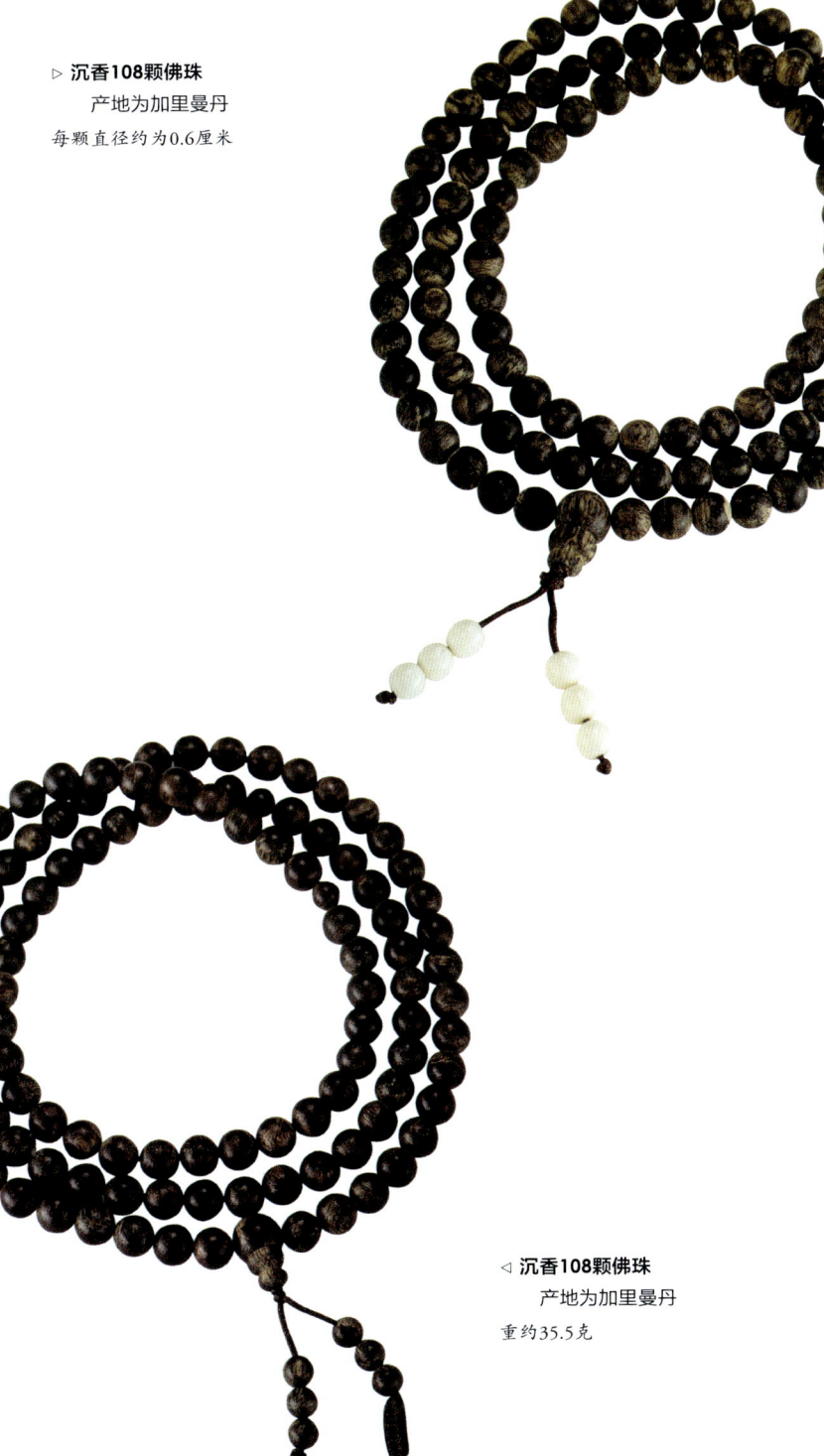

▷ **沉香108颗佛珠**
　　产地为加里曼丹

每颗直径约为0.6厘米

◁ **沉香108颗佛珠**
　　产地为加里曼丹

重约35.5克

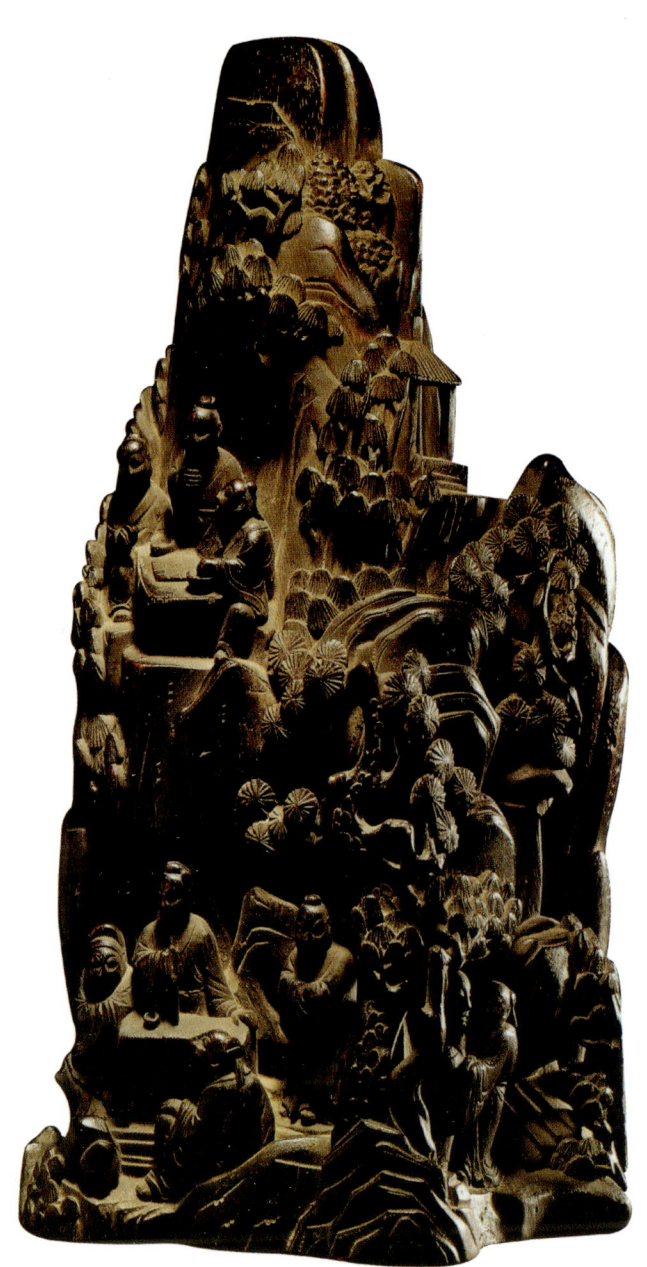

△ 沉香香山九老山子

高31厘米，重约914.4克

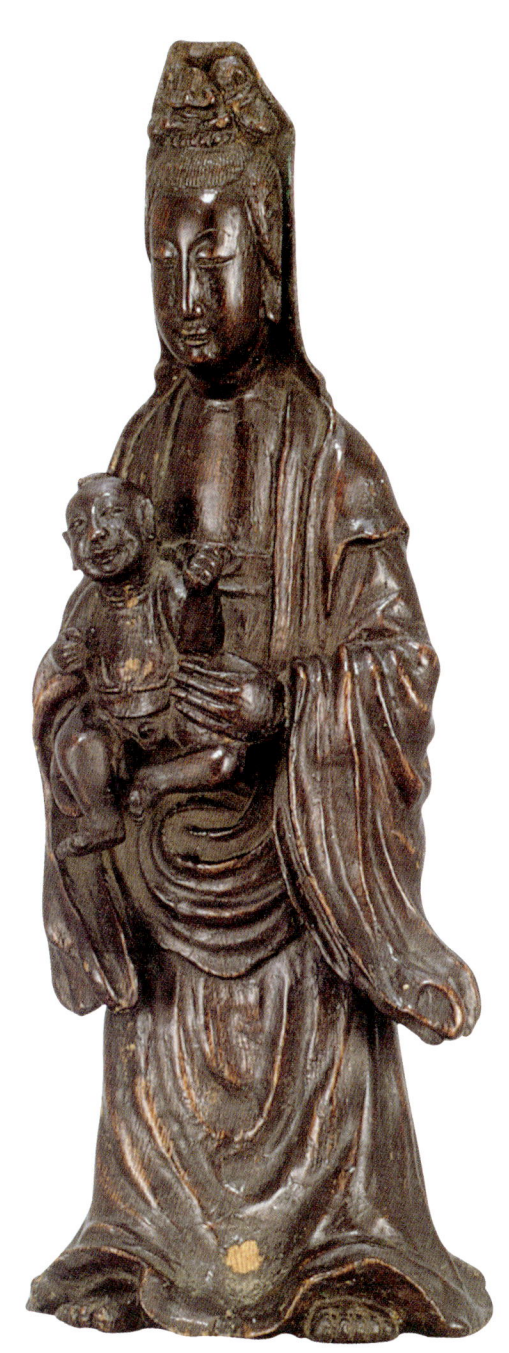

△ 沉香雕送子观音像　明代

高22.4厘米，重223克

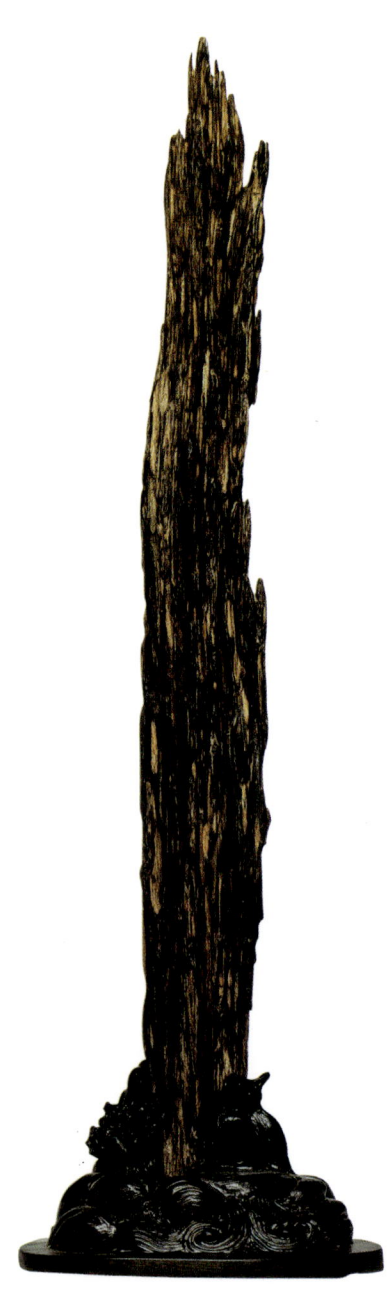

△ 沉香山子
产地为加里曼丹

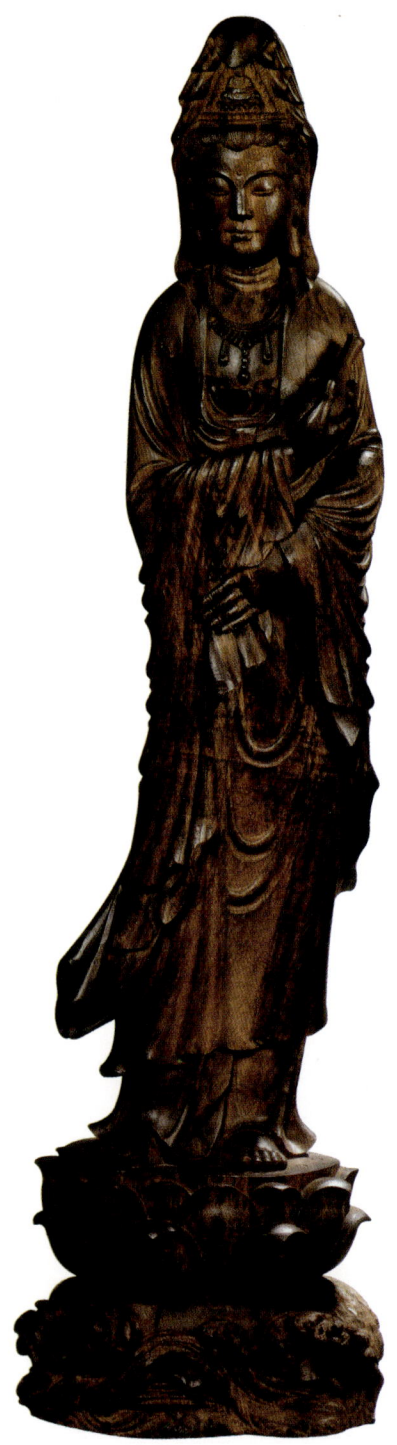

△ 加里曼丹沉香木雕观音立像
高73厘米，重4600克

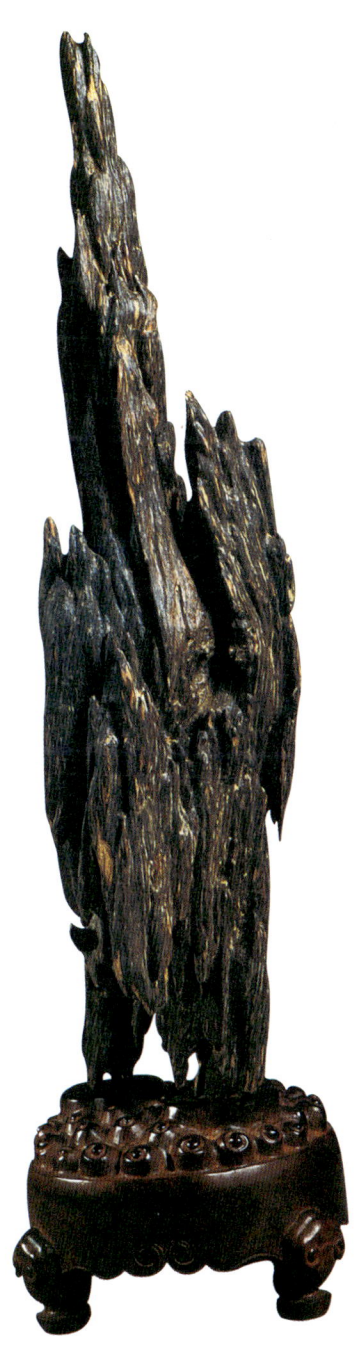

△ **莲手如意手把件**

　　产地为加里曼丹

高11厘米，重24.8克

△ **山子摆件**

　　产地为印度尼西亚的达拉干

长13厘米，宽11厘米，高52厘米，重988克

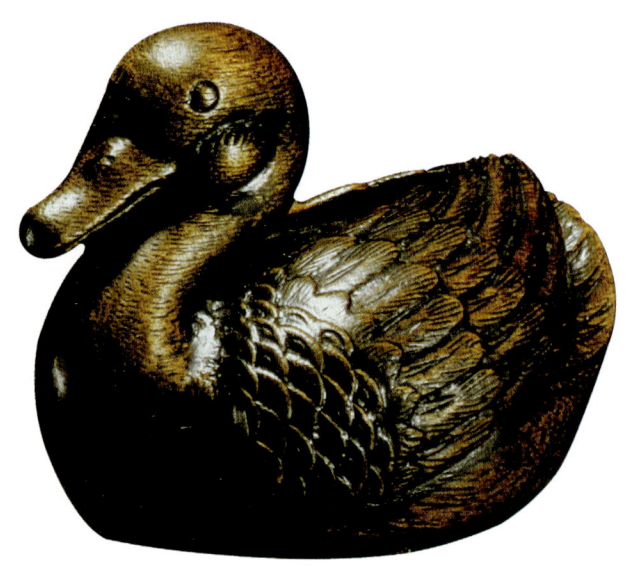

△ **沉香木雕鸭形摆件　清代**
长8厘米

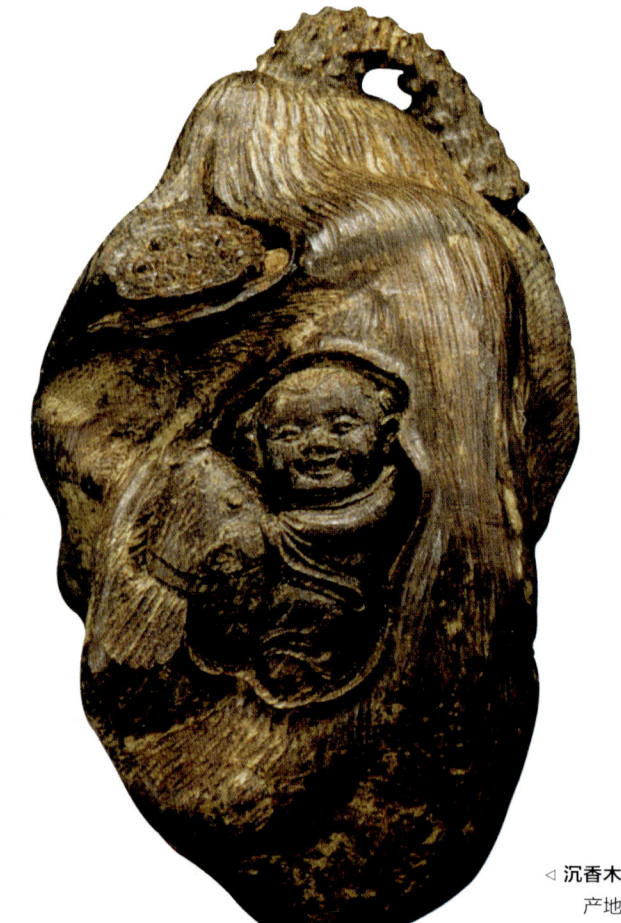

◁ **沉香木雕如意孩童手把件**
　　产地为印度尼西亚的马尼脑
高7厘米，重27.2克

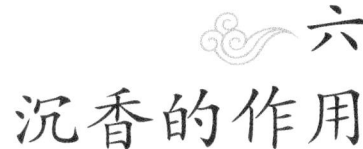

六 沉香的作用

1 | 制成香品

　　沉香是熏焚香的上等用香，非普通香可比。沉香燃烧时散发出的香味高雅、沉静、清甜，沁人心脾，能使人心平气和，进入安详平静的状态，起到调节人体气血运行、疏通人体气机的作用，是治疗与预防疾病的天然佳品。因此，沉香在古代也受到文人墨客和贵族阶层的喜爱。在当代人的生活当中，也经常用沉香来娱乐休闲、净化空气、调养身心。无论是在家里、办公室、会客厅，还是展厅……只要点上一盘云起香堂的沉香香品，一定会带给人一种优雅的享受。

　　熏香适合以下几种场合：

　　居家用香可以有效地改善居家环境，让房间里的每一个角落都充满芳香的气息。在这样的环境里生活，极有利于身体的健康，也有助于烘托家庭的温馨与和谐。

　　办公室用香可以提神醒脑，消除内心的紧张和烦躁，让你能以更饱满的精神投入到工作当中。另外，熏香有助于激发人的灵感，使你的工作效率得以提高，轻轻松松过好每一天。当然，如果能把这种香气与同事们一起分享，那种和乐融融的工作气氛则是再好不过的了。

　　"香道"与"茶道"就像是一对孪生兄弟，都是一种深具文化意味的活动。古代文人把斗香、品茶等结合在一起，创造了一种丰富多彩的艺术活动。香道有助于打造优雅的环境，增添艺术气息，让人在一呼一吸之间得到心灵的净化和情感的升华。所以在茶楼里用香，会给人带来更加富有文化意味的情感体验。

　　在会所，这样的场合里熏香，会给人带来一种优雅和有档次的感觉。在氤氲芳香的气息里，人的内在的种种美好感情都会被激发出来，心情变得宁静，思想得到升华。

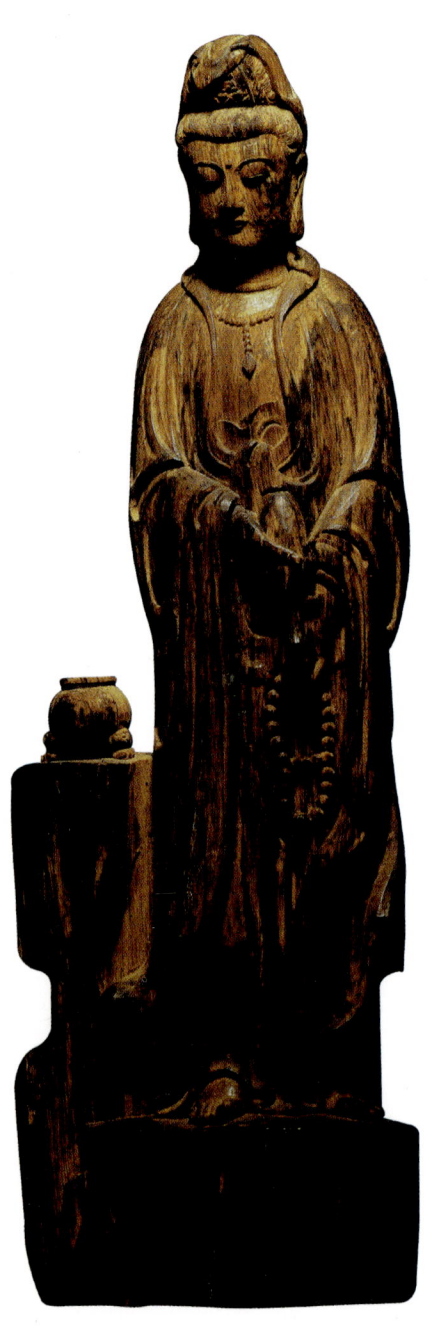

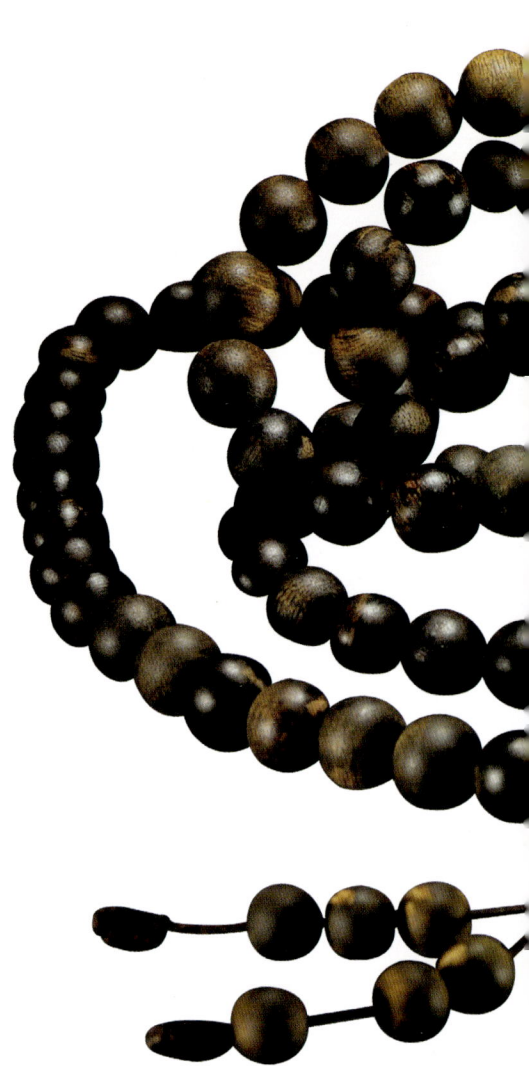

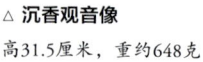

△ **沉香观音像**

高31.5厘米，重约648克

▽ 奇楠珠串（108粒）

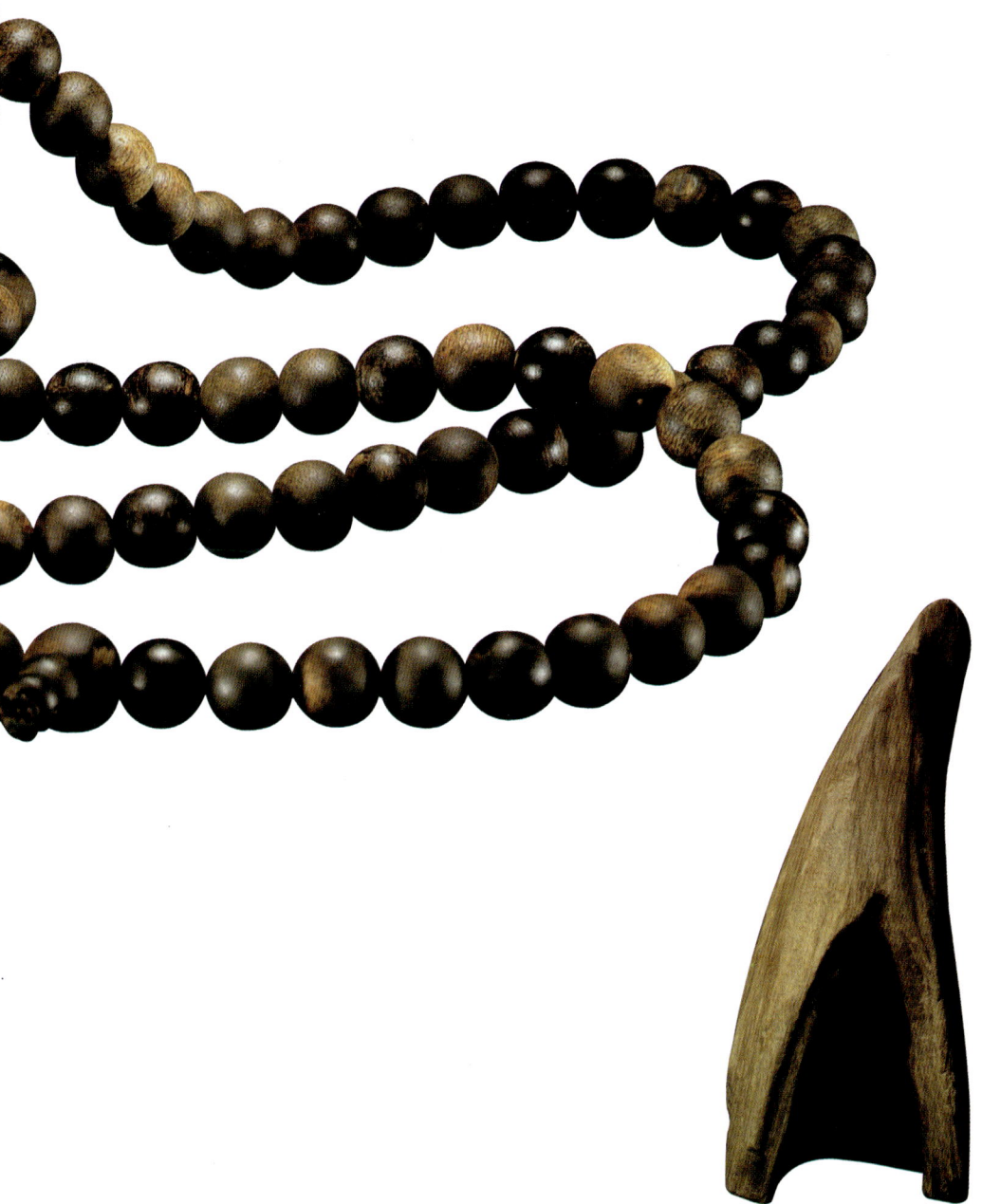

△ 沉香随形佛龛

2 ｜ 入药

沉香的神秘不仅来自它的神奇香味，还因它是珍贵的药材。

其最重要的功效是可以平衡中枢神经，稳定情绪，理诸气，帮助行气入定，是中药材中的极品。

3 ｜ 泡茶

近年来，沉香茶在各地悄然兴起。为了寻觅沉香茶的源头，有爱好者查阅了大量茶书，但除了零星的"香汤"记载以外，关于沉香茶的记载没有找到。

沏沉香茶时，茶室内也会焚烧沉香，香烟袅袅，飘逸醉人。沏茶时，将一小片上等的水沉放入水中煮沸，沉香在沸水中上下翻滚，水汽从壶中蒸发，很快与茶室内缭绕的沉香烟雾交汇在一起，香味越来越透，舒心怡情。每人沏上一杯沉香茶，可先端起小杯闻一闻，奇特的香气扑鼻而来，接着再啜上一口，味淡、微甜，沁人心脾。这是因为沉香中的香气释放出来，溶解于水中，所以

▽ 沉香原料
重约80克

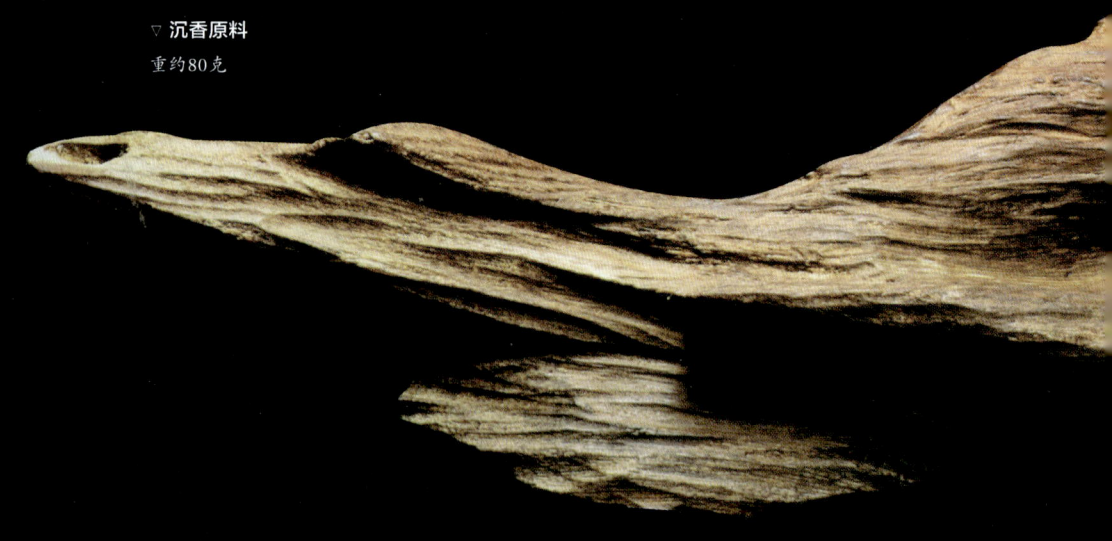

沉香茶才有这样的味感。更为奇特的是，那一块小小的沉香片，可在壶中煮上近百次，香味依然不减，口味也不会改变。煮上百次以后，可将沉香拿出来晾干，数月以后，它仍然能滋生出许多香脂；如果再次放入壶中煮沸，香气依然如故。

4 ｜ 提炼精油

沉香木中的精华可以蒸馏萃取后提炼成"沉香精油"，是沉香的精华所在。

5 ｜ 制成手串或雕塑

用沉香作为原料制作的手串已被越来越多的收藏爱好者购买和收藏。用沉香制成的雕塑作品包含多种题材（如观音、佛等），且均为大型作品，收藏者大多经济实力较强。

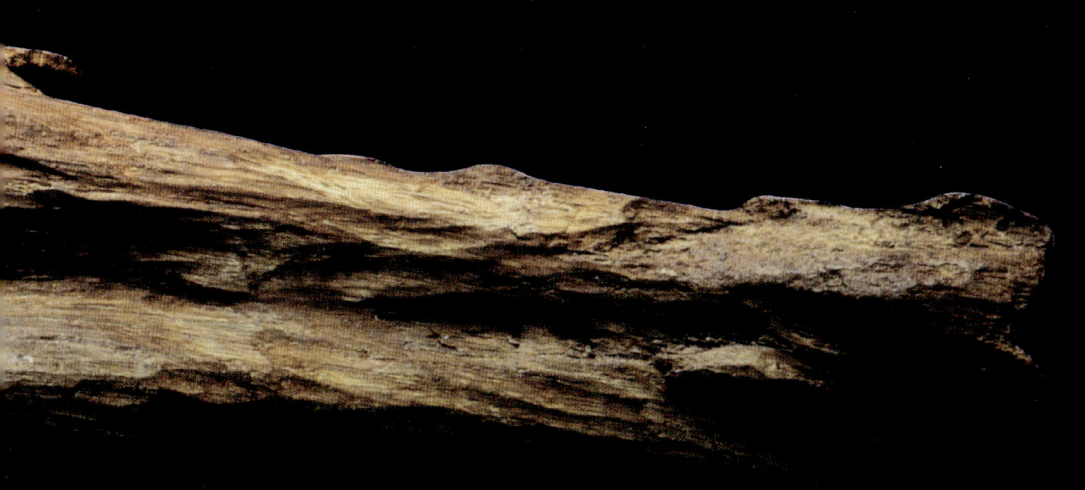

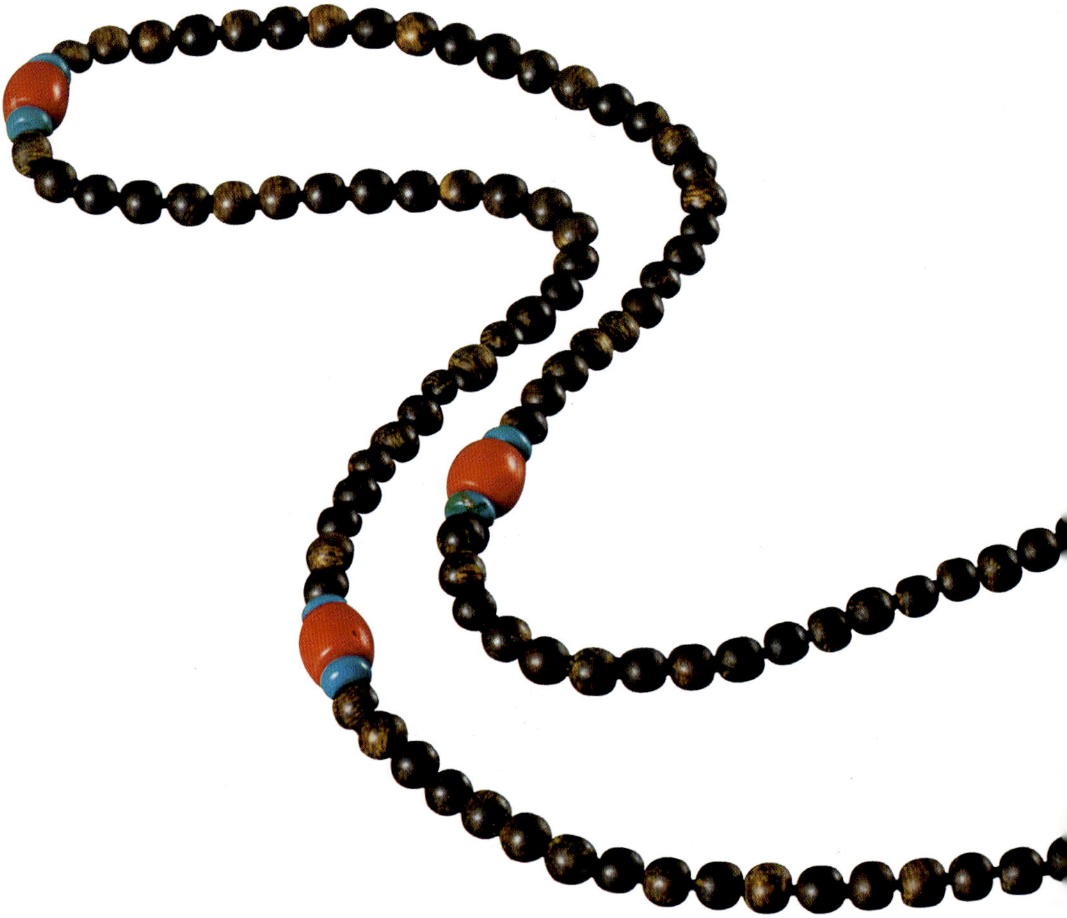

△ **佛珠精品（108粒）**
产地为印度尼西亚的达拉干

直径8毫米

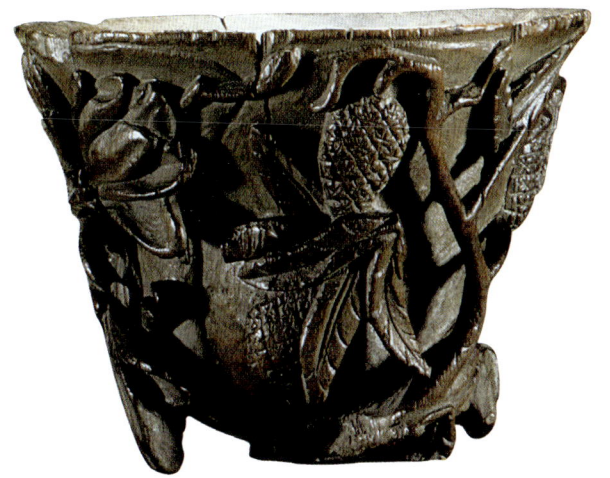

◁ **沉香木雕花卉纹杯 【明代】**

高10厘米

　　此杯以沉香木雕琢而成，黑褐色，包浆厚重。外壁以缠枝花卉纹为主题纹饰，枝叶蔓延相连，生机盎然；杯底浮雕自然翻转的枝叶，自下而上铺陈上涌，似将角杯托起，十分巧妙。细观器壁所琢纹饰，筋脉毕现，舒展自然，颇为生动传神。整器造型端庄浑朴，题材内容清新朴素，使人观之韵味无穷。该杯结合了镂刻和浮雕的技法，雕刻精湛娴熟，刀工流利，使人持之爱不释手。

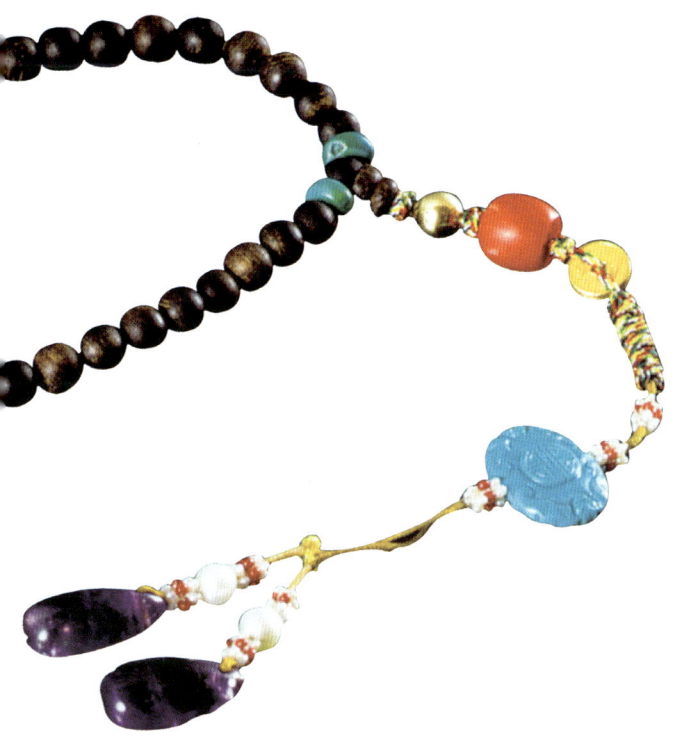

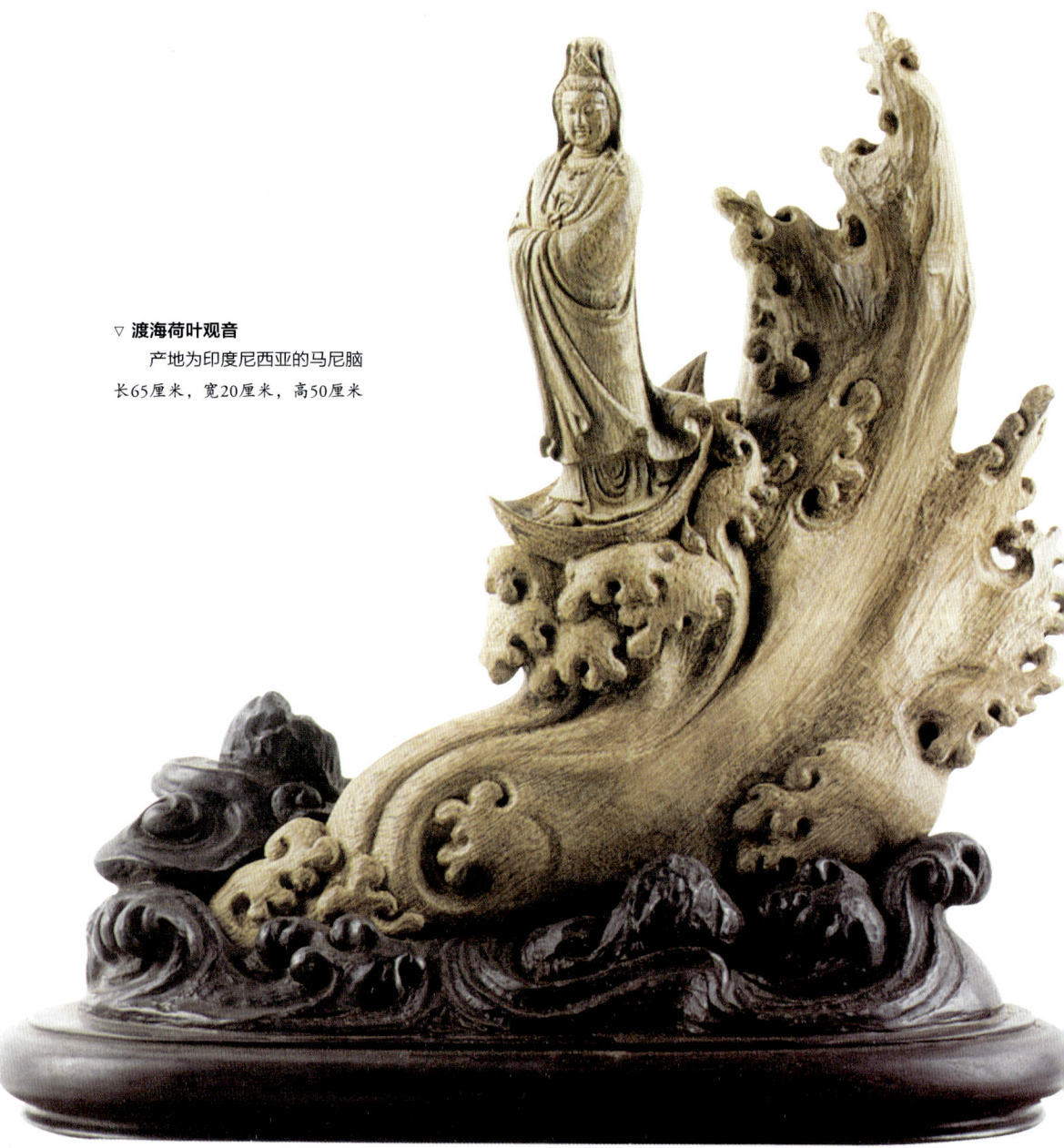

▽ **渡海荷叶观音**
　　产地为印度尼西亚的马尼脑
长65厘米，宽20厘米，高50厘米

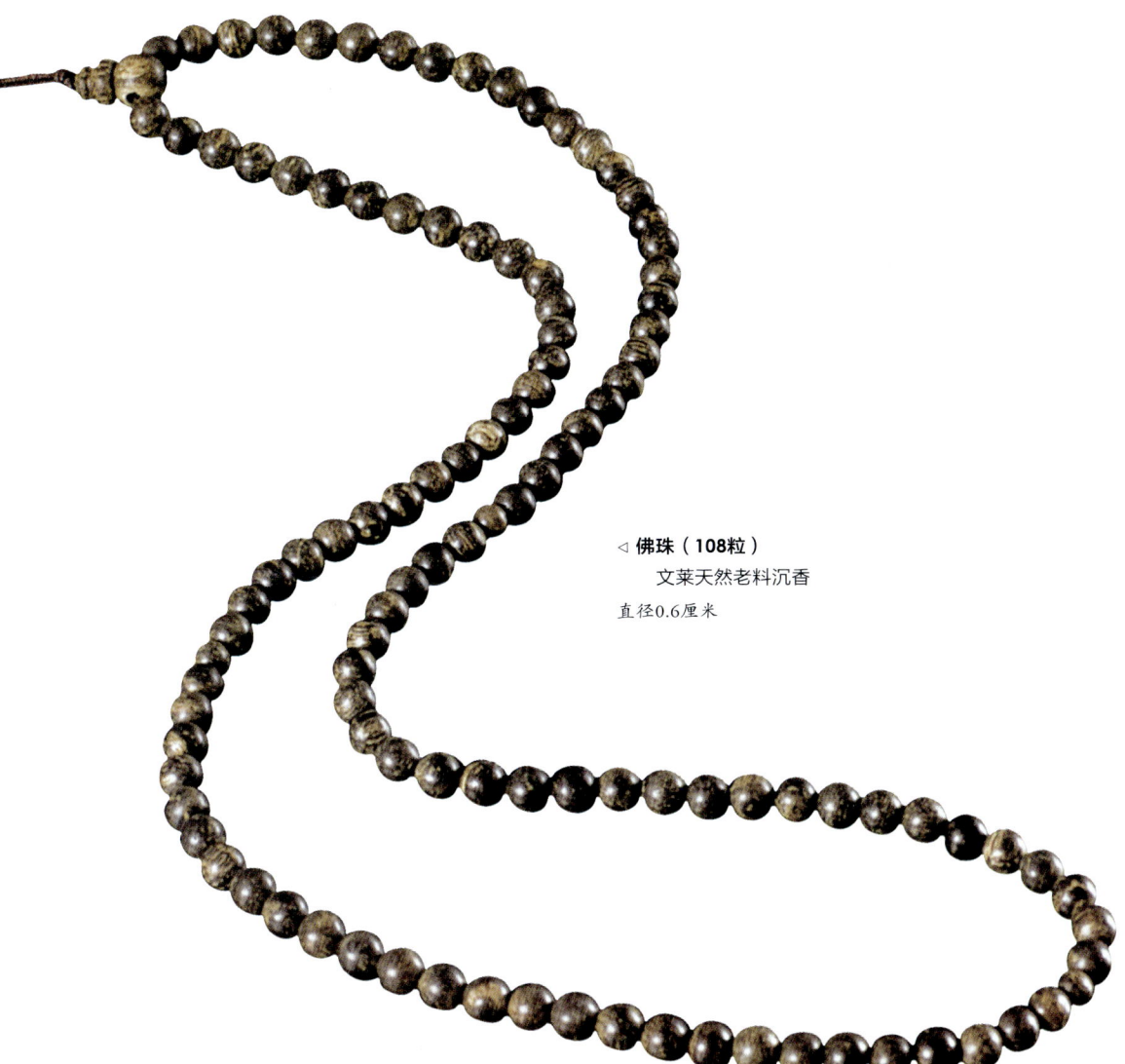

◁ **佛珠（108粒）**
　文莱天然老料沉香
直径0.6厘米

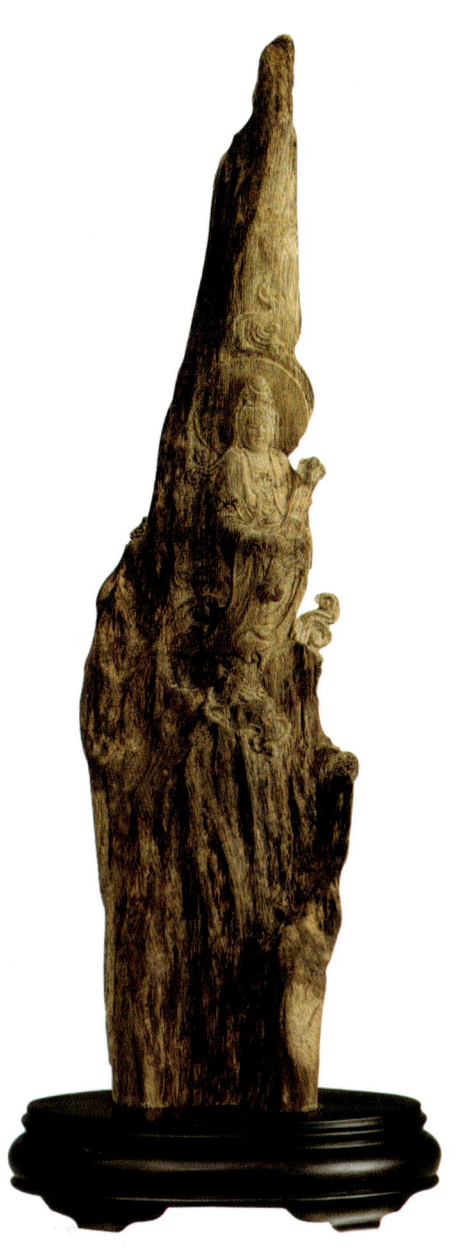

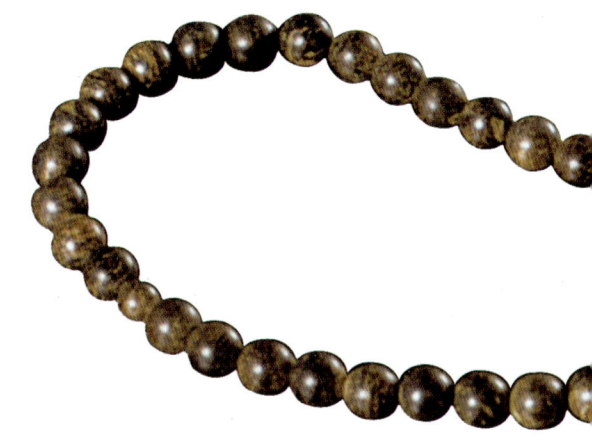

△ **自在观音**

产地为加里曼丹

长10厘米，宽9厘米，高31厘米

6 | 供养与镇宅

　　沉香是如此珍贵难得之宝，又经百年以上的腐蚀，形成其浑然天成的曼妙风姿，奇形异状，风味各具，而且好的沉木已难获得，故为人们所珍藏，观赏，更视为供养、镇宅的宝物。

7 | 收藏

　　沉香树因病变而开始结香后，会经历漫长的生长期，至少需要几年至十几年的时间，但一块优质的沉香的形成则需要数十年甚至上百年。因此，沉香的产量极少，而市场需求却非常大，可见沉香异常珍贵，具有很高的收藏价值。

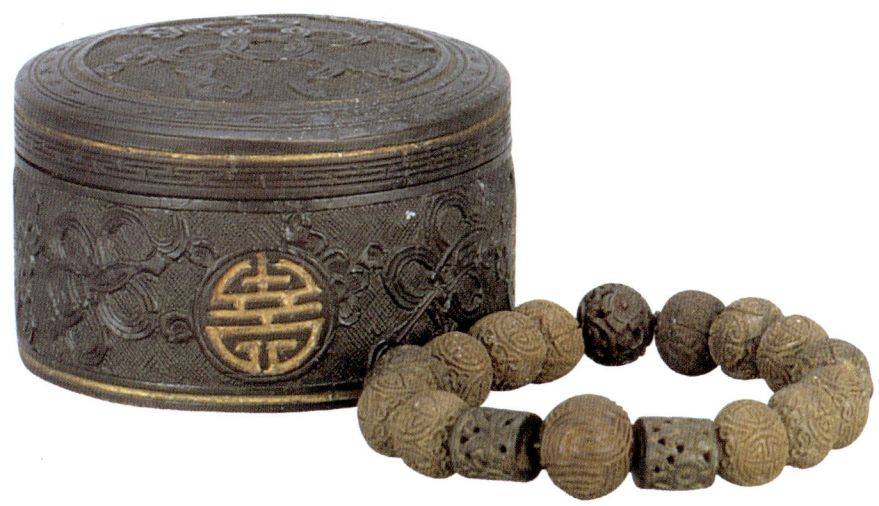

△ **佛珠（108粒）**

　　文莱天然老料沉香

直径0.8厘米

△ **沉香念珠配椰壳寿纹盒　清乾隆**

重12克

　　这件沉香手串造型精巧，形态各异，古朴雅致；配有椰壳寿纹盒，雕刻精美。
二者相得益彰，整器刻工流畅，用料考究。

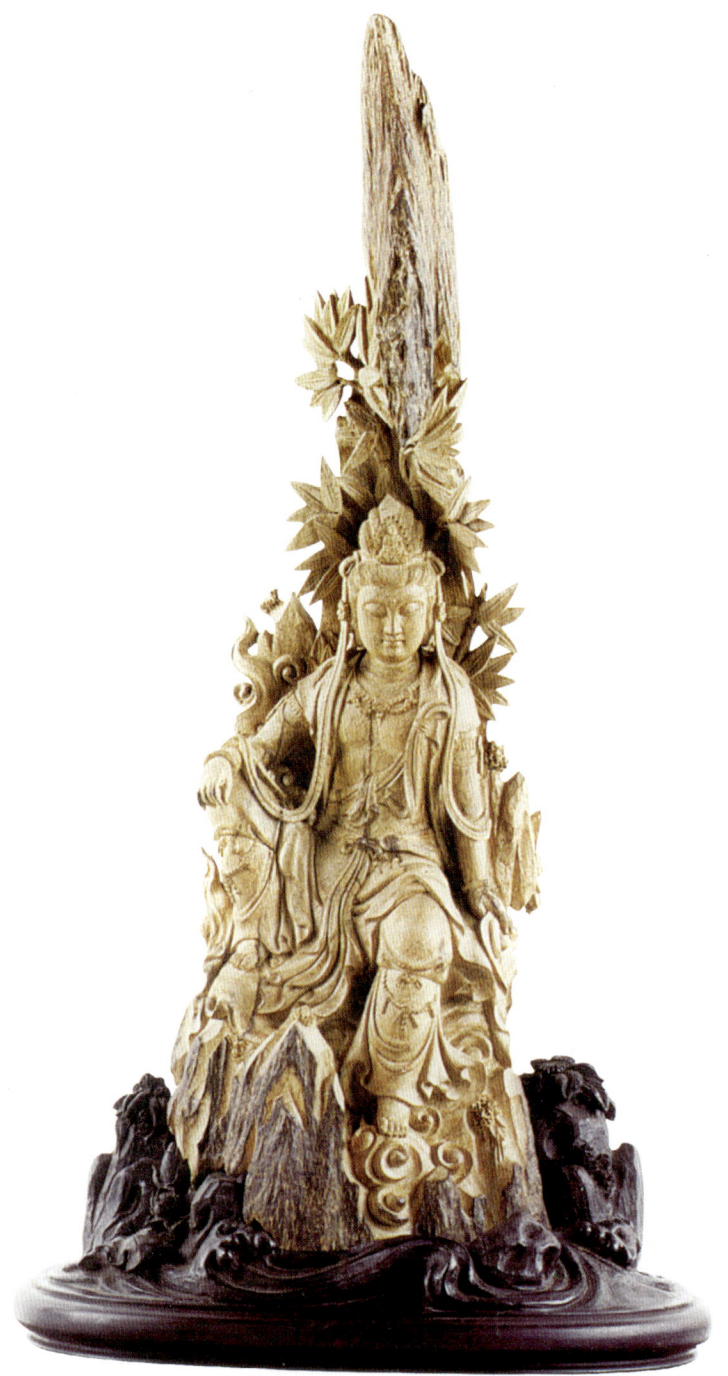

△ **竹林观音**

产地为印度尼西亚的达拉干

长23厘米，宽15厘米，高43厘米

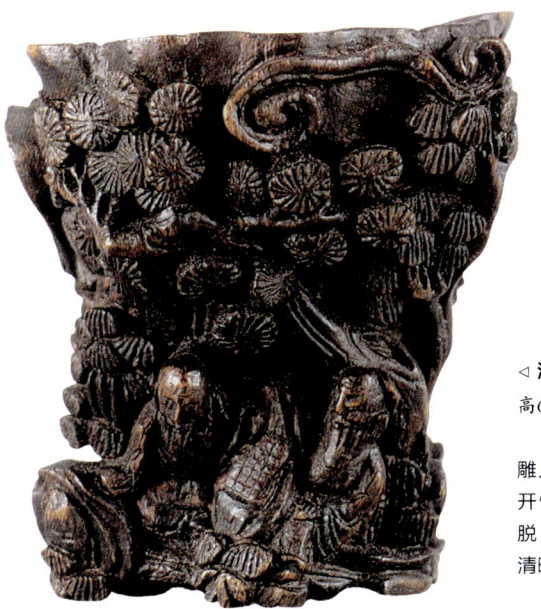

◁ **沉香雕松高士纹杯 清中期**

高6.4厘米，重50克

此杯为敞口，用上等沉香木，依形就势高浮雕人物纹饰。白云浮动，葳蕤的松柏之下，几人开怀畅饮，相谈甚欢，人物表情丰富，动作洒脱，可见雕刻工艺的高超。此杯质地优良，木纹清晰，造型典雅古朴，纹饰精致。

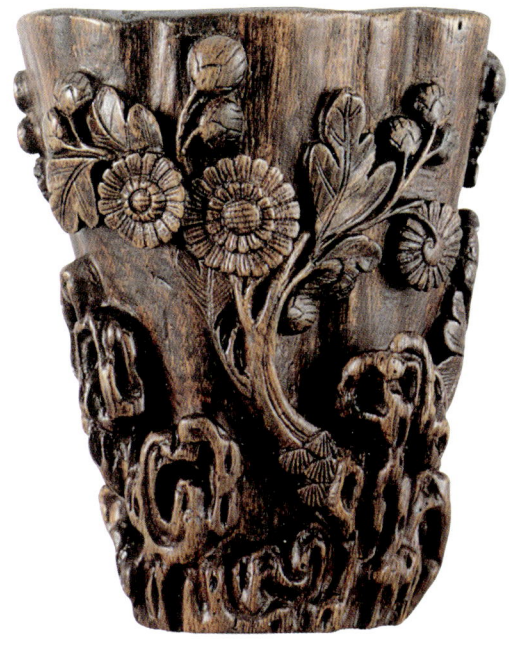

▷ **沉香雕菊石纹杯 清中期**

高8.2厘米，重76克

此件拍品为沉香整木所制。敞口斜腹，因材料贵重，故而整体大部分根据材料凹凸随形而作，以傲霜挺立的菊花为主题。浮雕上菊花相互穿插，争奇斗艳，周围有碧草相衬，瓣蕊幼嫩，显现出一派生机勃勃之景。此器工艺精湛，色调温婉，香气氤氲，包浆亮丽。

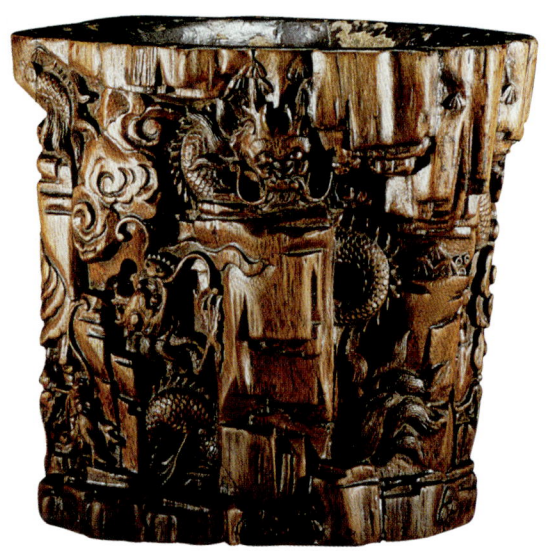

△ 沉香木雕云龙纹笔筒　清代

高18厘米

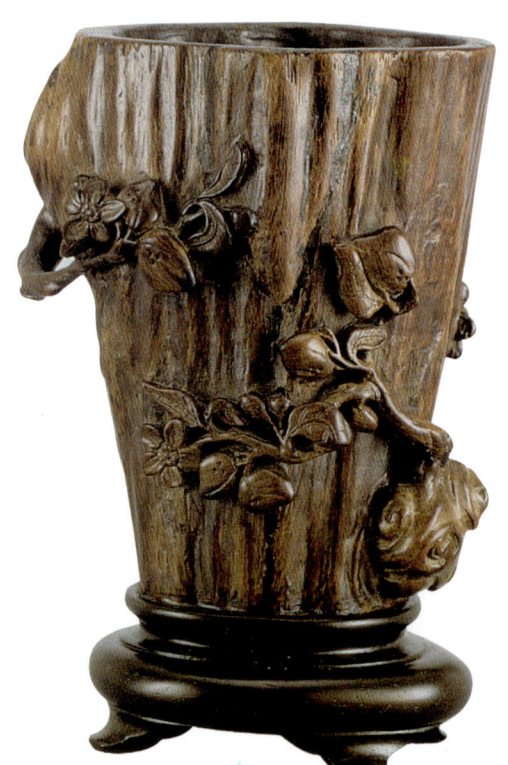

◁ 沉香雕瓜果纹杯　清中期

高10厘米，重185克

　　此杯为敞口，沉香木所制。木质精良，有清晰
的纹理。器身周围浮雕瓜果，果实圆润，枝叶繁
茂。其下还附有木质底座。此件作品，其精湛的雕
工和优良的木质使该器成为文人收藏的精品。

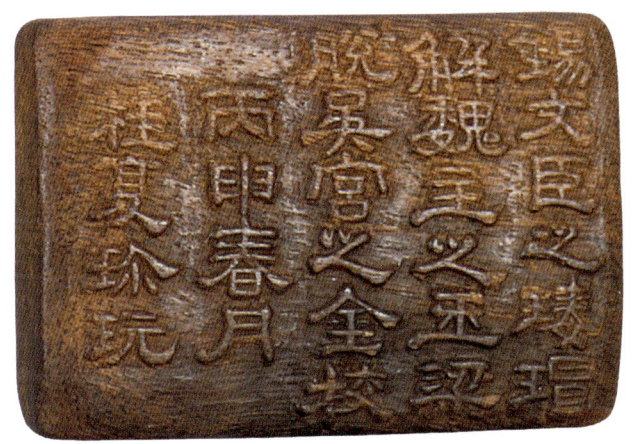

◁ **沉香雕诗文带板　清中期**

长6.5厘米，重28克

此带板取一段沉香木雕成，呈长方形。刻诗文"锡文臣之口瑠，解魏主之玉梁，脱吴宫之金校。丙申春月，桂復珍玩"，字体规整。此器雕刻刀法犀利婉转，流畅有力，风格清新雅致，不愧为一件珍贵罕有的精品。

8 ┃ 美容

在美容品中，沉香占有重要的地位，它是各种高级香料和美容品的香味固定剂。沉香不仅可使皮肤润泽、舒适，还可去掉难以除去的瘢痕，只要极其微量的沉香香精，就可使香水和脂粉的味道保持得更持久。

9 ┃ 环保

沉香树为深根系树种，是最好的水土保护者。同时，沉香树全年常青，会散发出独特优雅的香味，沉香林相当优美、舒畅、香气四溢，适合游憩。沉香树还有一神奇特性是驱虫而不杀虫，不会排斥其他植物物种，可与周边植物共生共荣，从而真正的有益生态维护，净化空气，美化环境。城市街道两旁、办公楼周围、居住小区、庭院绿化，甚至阳台盆栽都可以种植。

10 ┃ 其他用途

除了药用，沉香保健品、日用品的开发也越来越多，如沉香空气清新剂、沉香防晒霜、沉香牙膏、香皂及洗发精等。有时候，更被用来泡酒，以增加酒的香气。另外，沉香的木材和树根都可用来制作高级线香，用于拜祭和熏香。沉香树的树皮色白质细，纤维柔韧，自古以来便是制造高级纸张的原料，用沉香树做原料制成的纸统称蜜香纸、香皮纸。沉香树果实可以供给厂家榨油、提取香精，以制作化妆品或者香油，叶子则可以用来制茶。

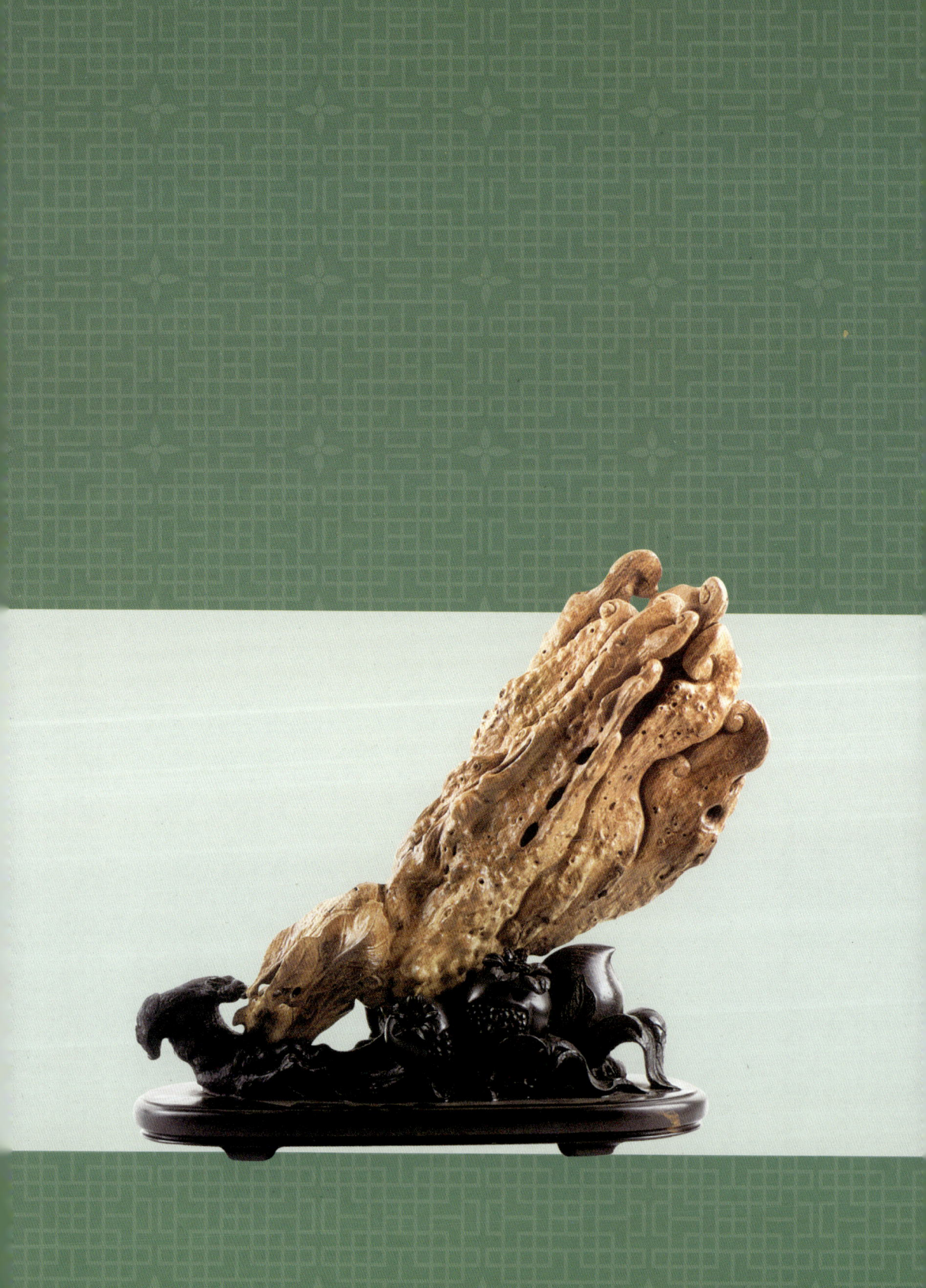

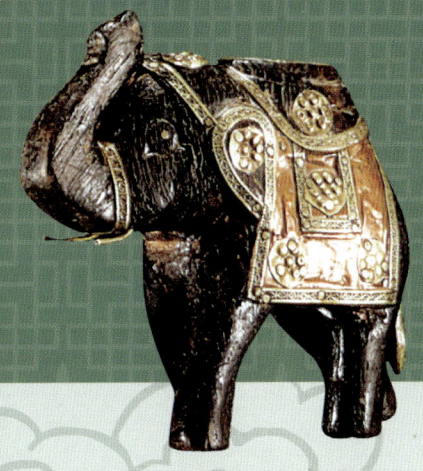

第二章

沉香的种类

　　沉香的分类，有很多不同的方法，依据不同的分类方法和标准，可以将沉香分成很多种类，每个类别都有自己的显著特点，对于各个级别的沉香收藏爱好者来说都适用。下面，着重介绍几种在沉香收藏界比较常见的分类。

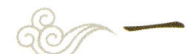

按结香状态分类

1 | 生结沉香

　　从还在生长的沉香树中挖取的沉香叫作"生结沉香"。一般情况下，沉香树在野生状态下生长的速度要比人工种植的慢很多，树龄必须要超过30年才具备产生优质沉香的条件。大多是因外力受伤后（如幼树树枝被风刮断或动物破坏折断），随着树龄的增长，伤口和断面有时会被树皮包裹起来，这时，树脂会逐渐聚集在伤口和断面周围。一些被香农采香后所留下的伤口，树木也会分泌树脂来修复，树脂堆积的越多，形成的年代越久，沉香的品质就越高。树木还在生长当中被取出的香叫作生结。刚从树中取出的活树沉香（生结），味道清凉香甜，很多有花和水果的香味，但水分的含量很大。这就是为什么有的沉香收藏者在产地买的是"落水沉"，存放并干燥一段时间后有很多不是"落水沉"的原因。

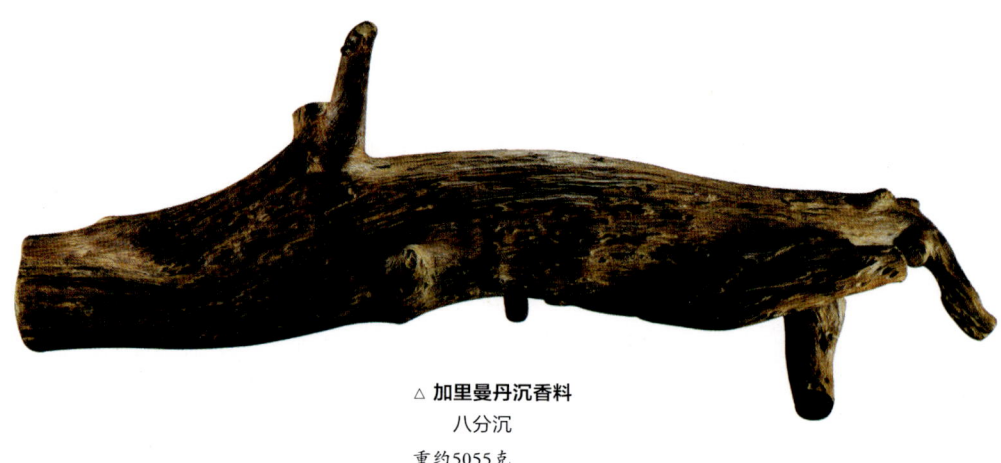

△ 加里曼丹沉香料
八分沉
重约5055克

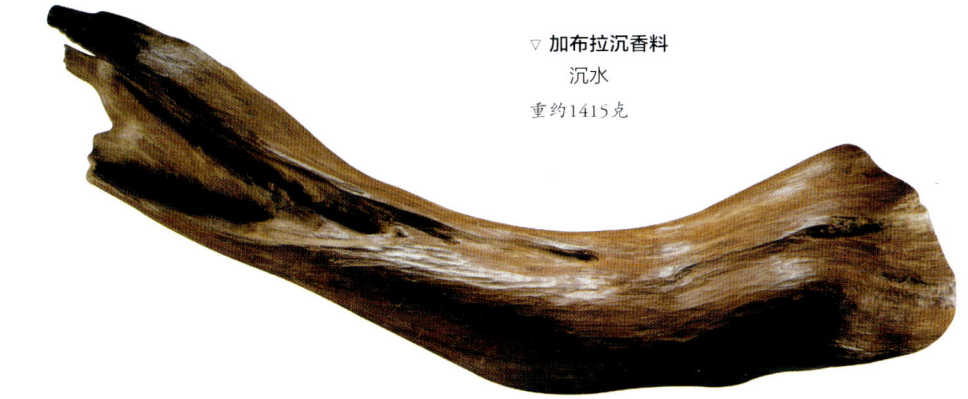

▽ **加布拉沉香料**
沉水

重约1415克

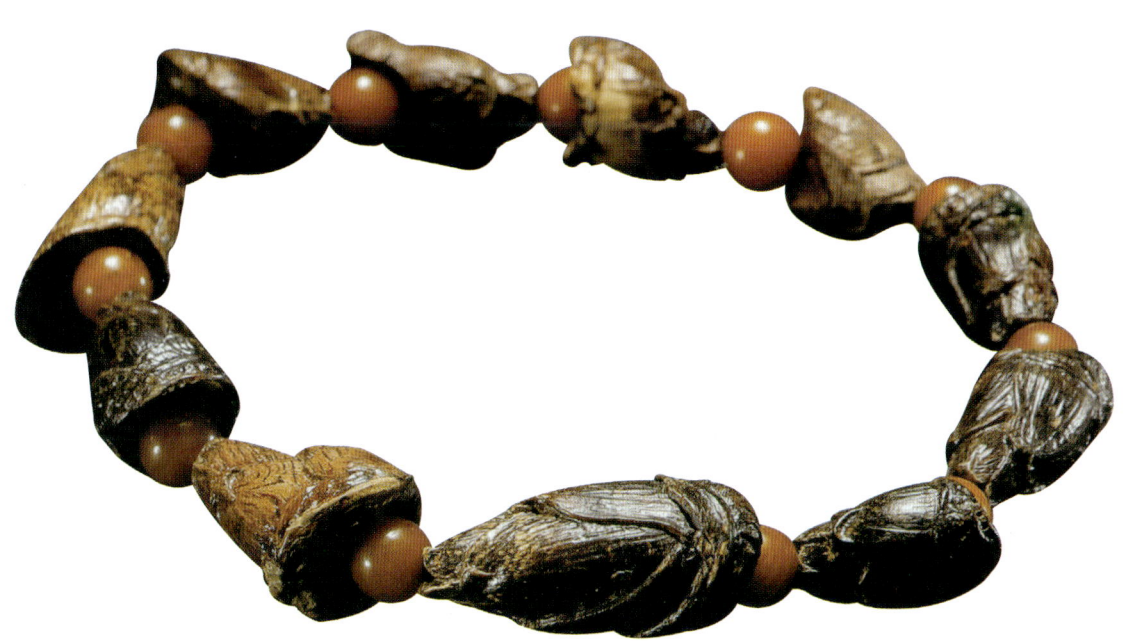

△ **沉香节节高手珠串（11粒）**
产地为加里曼丹 沉水

重约10.4克

2 | 土沉香

土沉香是指所有从土壤里采挖出来的沉香。白木香树因地震、山体滑坡、泥石流等外力原因而被掩埋于地下，历经数百年甚至上千年后被香农采挖出来的沉香，被收藏爱好者称作"土沉"。值得注意的是，沉香收藏爱好者在产地购买土沉时也要注意土沉香的水分含量不应过高，因为这种沉香存放时间久了以后，会因干燥而减轻重量，所以，收藏投资者在购买这类沉香时一定要购买干货。

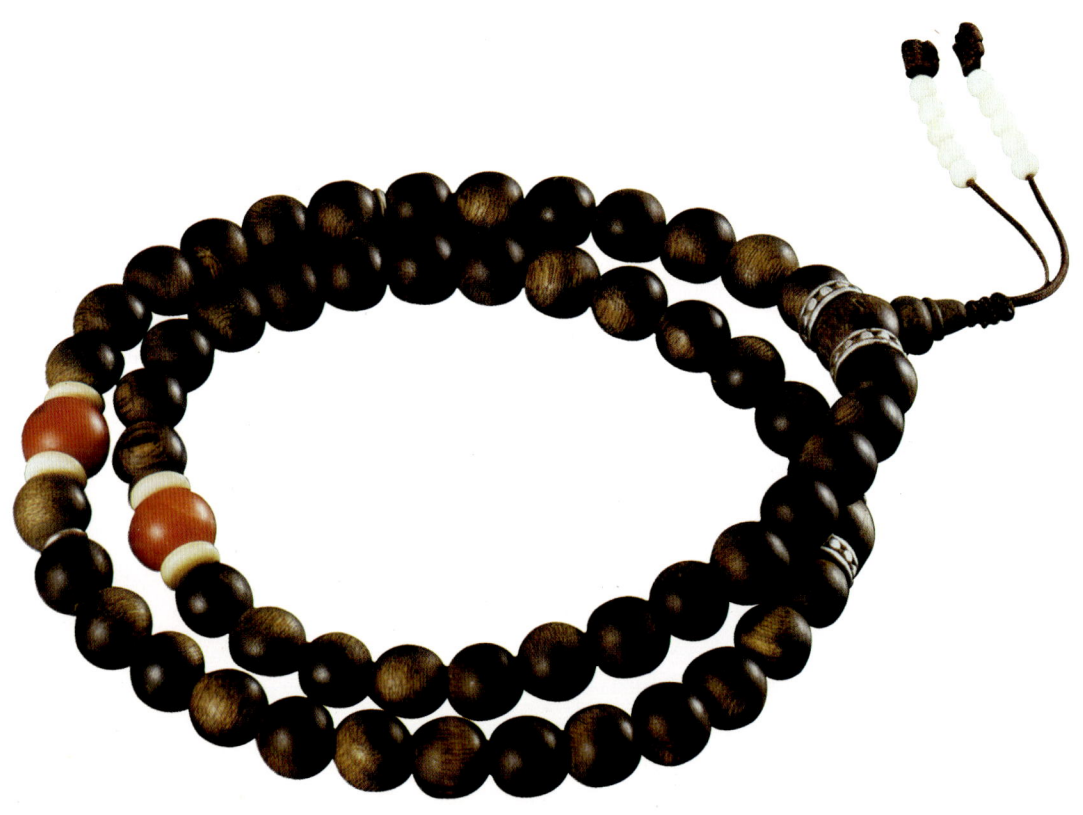

△ **手持珠（54粒）**

产地为越南土沉

直径1.2厘米

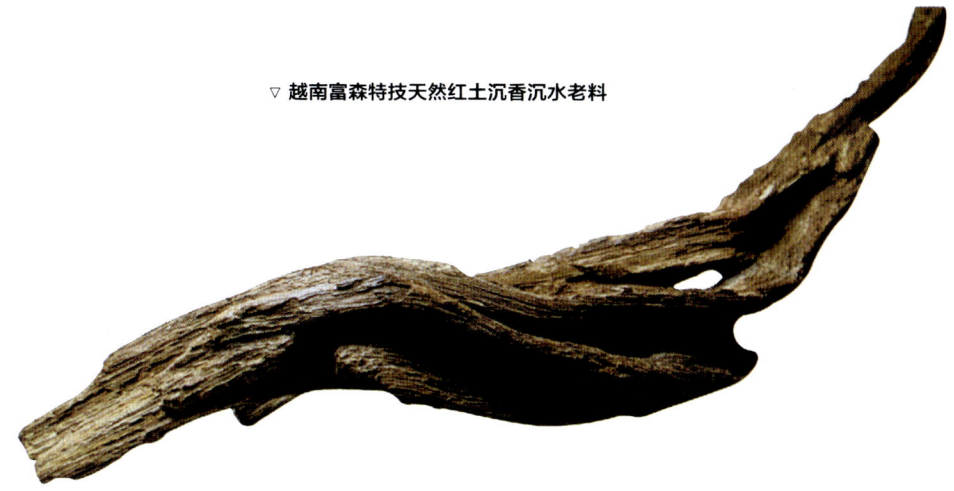

▽ 越南富森特技天然红土沉香沉水老料

3 | 熟结沉香

从已枯萎的沉香树中所采集到的沉香叫作熟结沉香。自然界中，经常会出现这样的情况：已结香的白木香树，由于受自身树龄老化及山洪暴发、山体滑坡、台风、地震、雷电等外力因素而倒伏或半伏于地面，在长时间的风吹、日晒、雨淋、虫蛀等各种自然现象的作用下，白木香树不含树脂的部分会被分解腐烂，而含油脂的部分则得以保存下来。正如李时珍所著《本草纲目》中记载的"其积年老木、长年其外皮俱朽、木心与枝节不坏，坚黑沉水者即沉香也"。

4 | 奇楠香

奇楠香是因为受多种微生物和昆虫的侵蚀后，所产生的沉香有香气的变化而得名。奇楠香是沉香中的一个特殊品种。奇楠香和普通沉香的成因大致一样，但二者的形状特征却有很大差异，因此，习惯上将奇楠香单独列成一类，列为沉香中的上品。

奇楠香与沉香相比，有很多不一样的地方。奇楠香没有沉香的密度大，上等沉香入水则沉，而大量上等奇楠香入水却呈半沉半浮状。奇楠香的质地则较为柔软，并有黏韧性，甚至削下的碎片还能团成香珠，而沉香大多数质地坚硬。在显微镜下观察可发现，奇楠香的油腺十分明显，而沉香中的油脂腺是聚在一起的。奇楠香的香气也更为甘甜、清凉、浓郁。不燃烧时，奇楠香也能散发出清凉、香甜的气味，而多数沉香几乎没有香味；点燃时，奇楠的头香、本香和尾香都会有较为明显的变化，而沉香的香味却很稳定。

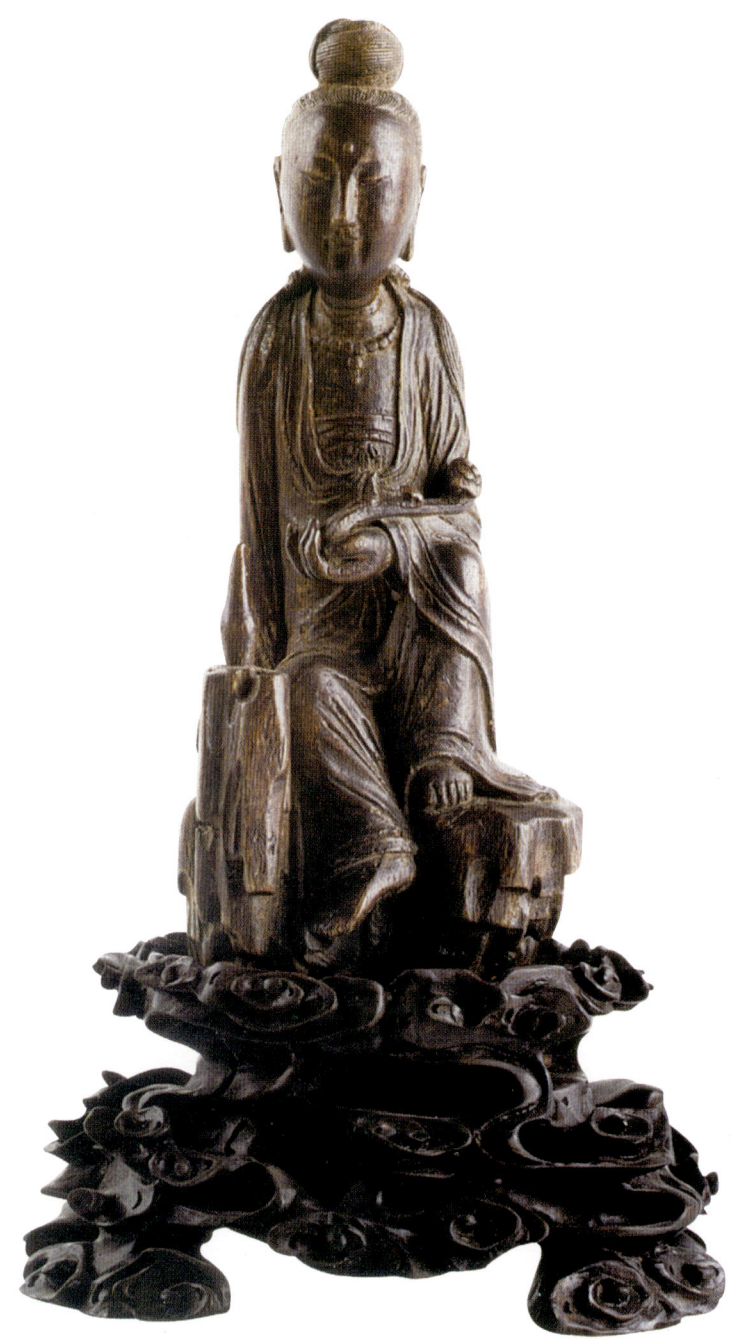

△ **奇楠沉香观音　清代**

　　此观音为国外回流珍品。时期约为清中晚期，由雕刻大师精细手工雕刻而成，线条简约流畅，以古法雕工见长，格调高雅。

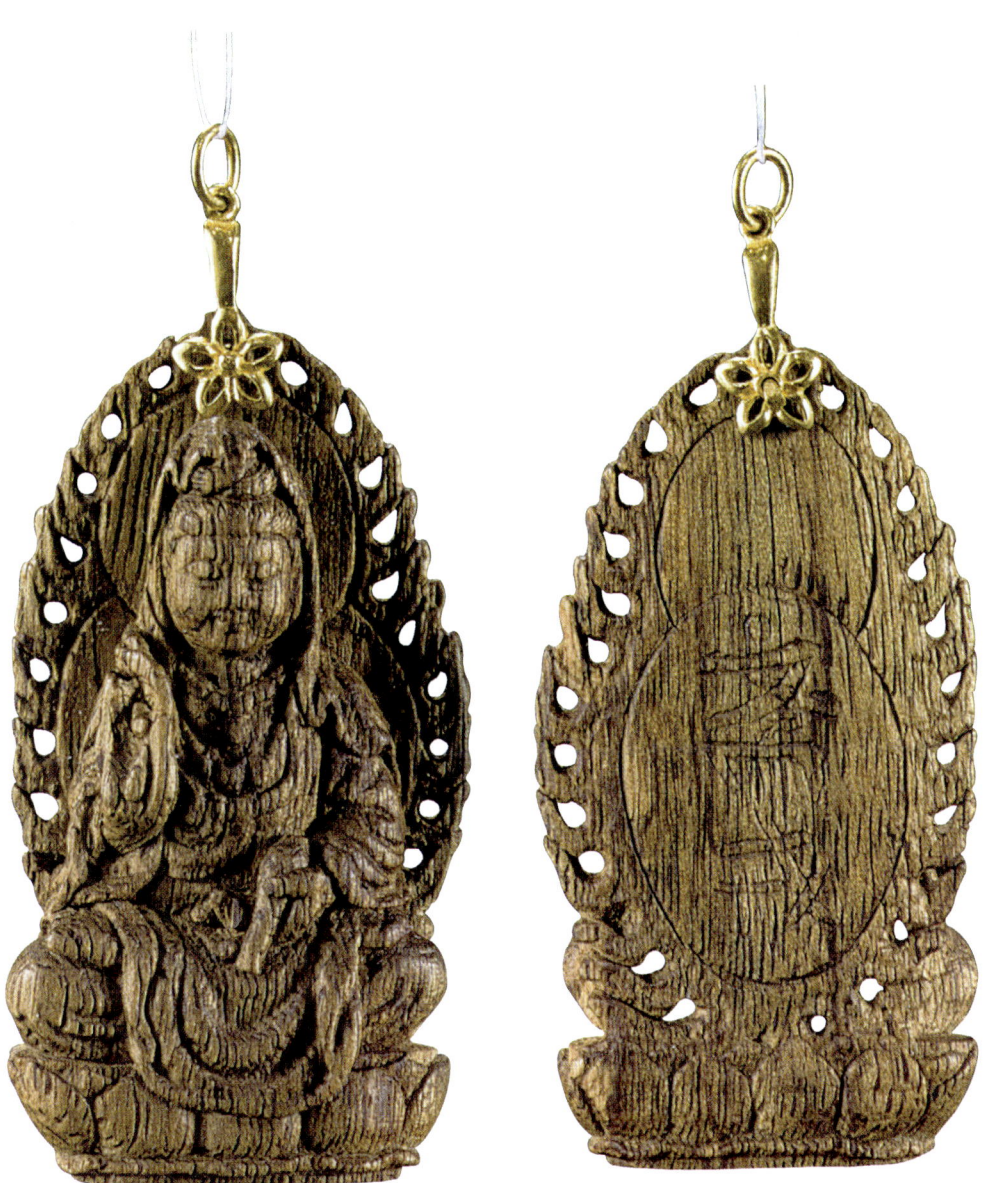

△ **老奇楠观音菩萨挂件**
重51克

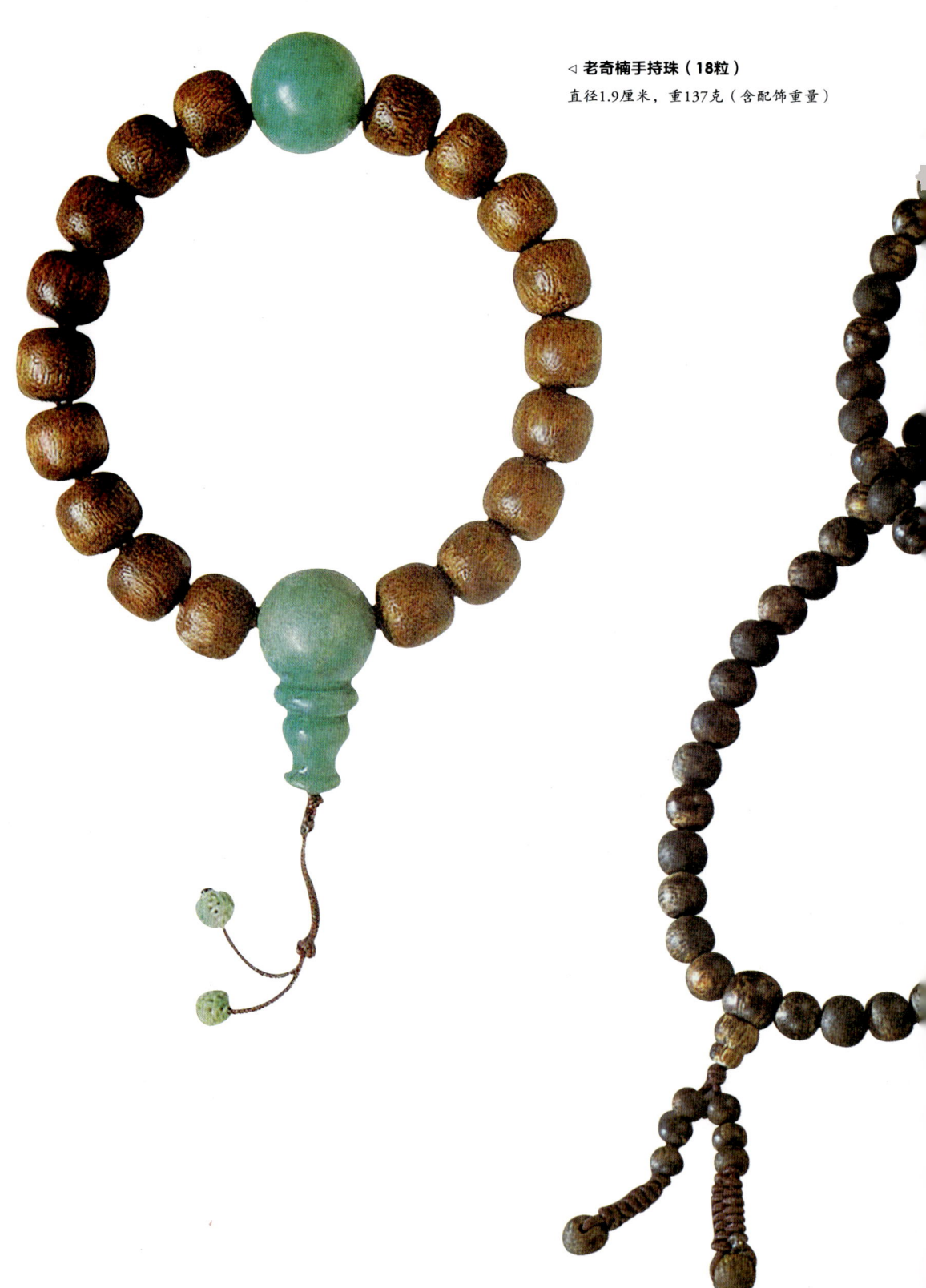

◁ **老奇楠手持珠（18粒）**
直径1.9厘米，重137克（含配饰重量）

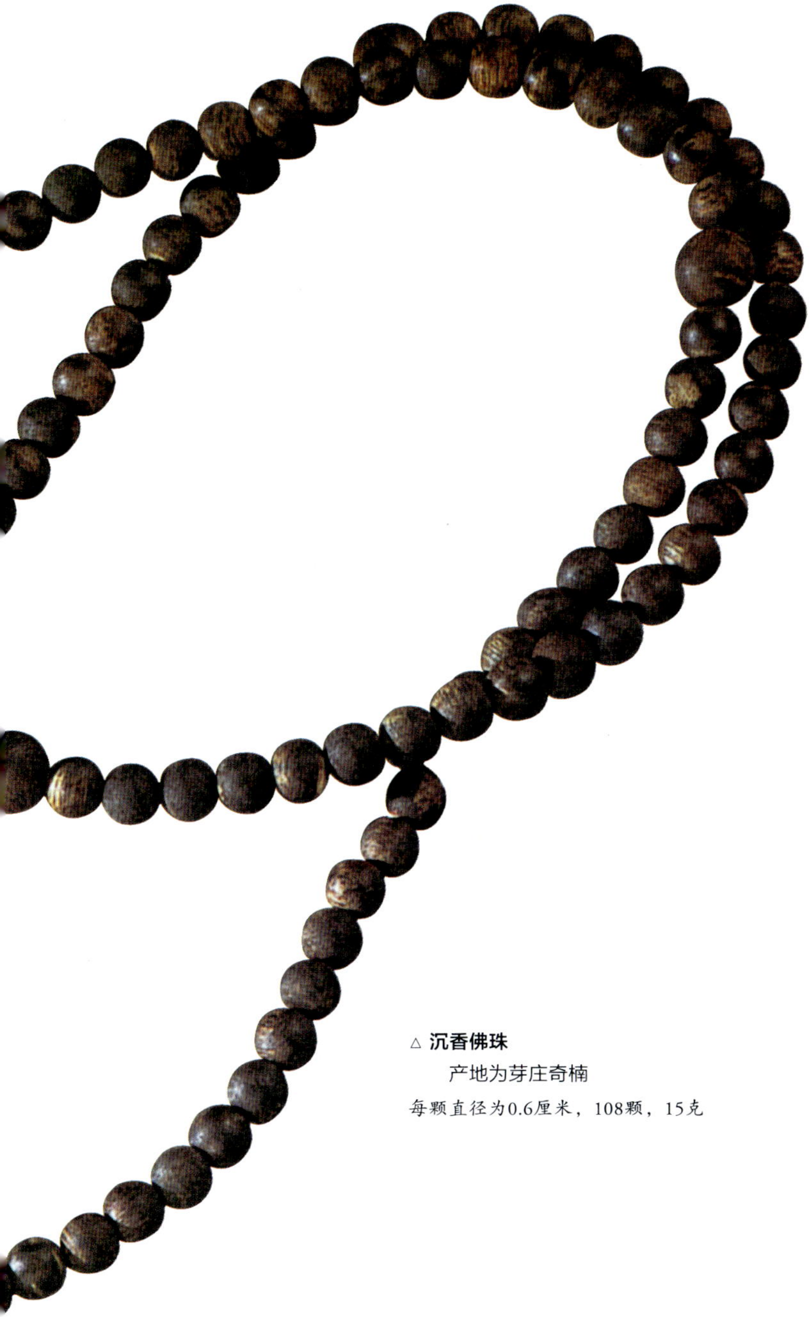

△ **沉香佛珠**

　　产地为芽庄奇楠

　　每颗直径为0.6厘米，108颗，15克

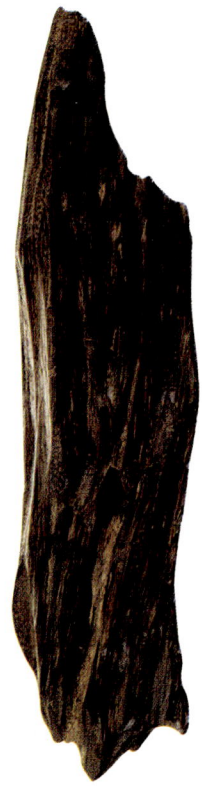

△ **奇楠**

长6厘米，宽2厘米，

高24.7厘米

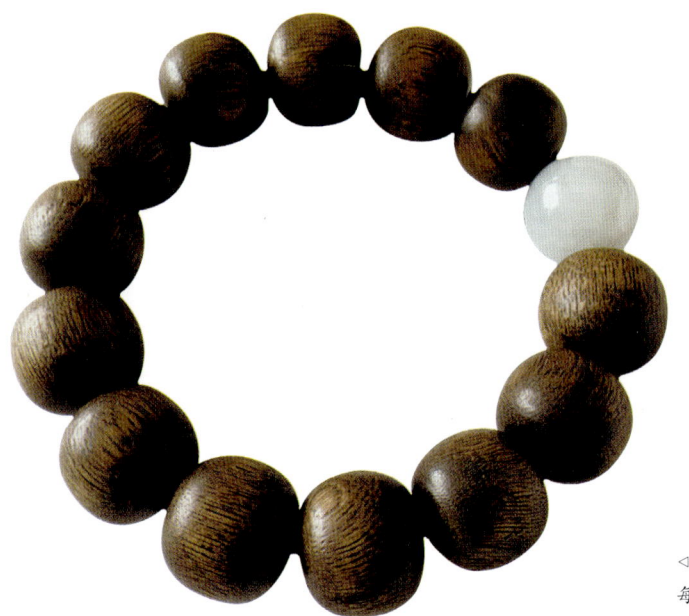

◁ **天然沉水老奇楠手串（13粒）**

每颗直径1.6厘米，重41.5克

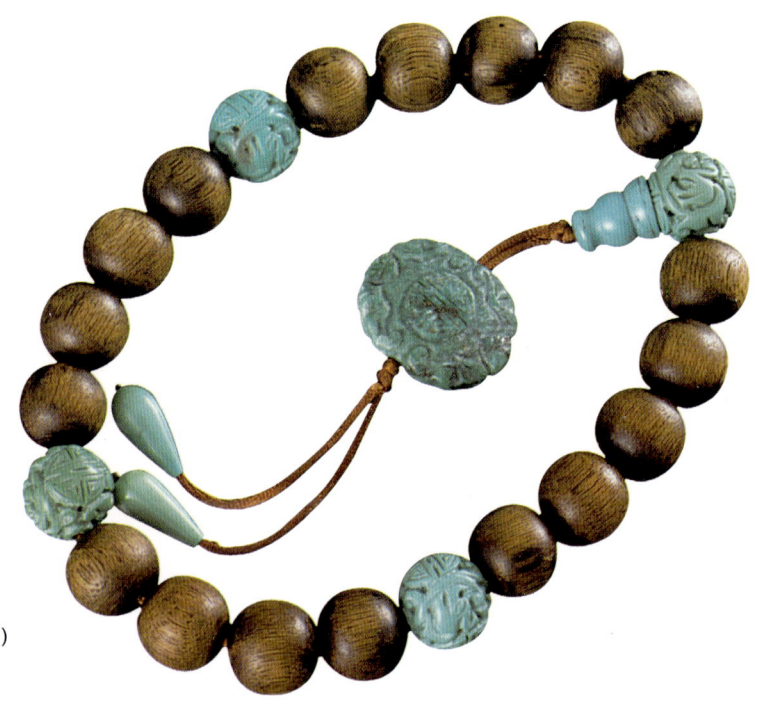

▷ **老奇楠手持珠（18粒）**

直径1.35厘米

奇楠香质地黏软，尝之味道微苦、麻、回甘，香气清凉，满口生津，让人有舒服的感觉。奇楠香的产量比沉香更少。由于以上各种原因，使得奇楠香更显珍贵。早在宋代时，奇楠香就已经是"一片万金"了。

5 | 水沉香

水沉香，也称"落水沉香"，是一个广义词，是指沉香油脂结品含量高，比重大于水，能够沉入水中的沉香。

白木香树因地质原因（如山体滑坡、泥石流）被掩埋于地下，经历了数百年乃至上千年后，又因地质原因或被暴雨冲刷露出地面，被香农采集到或被有

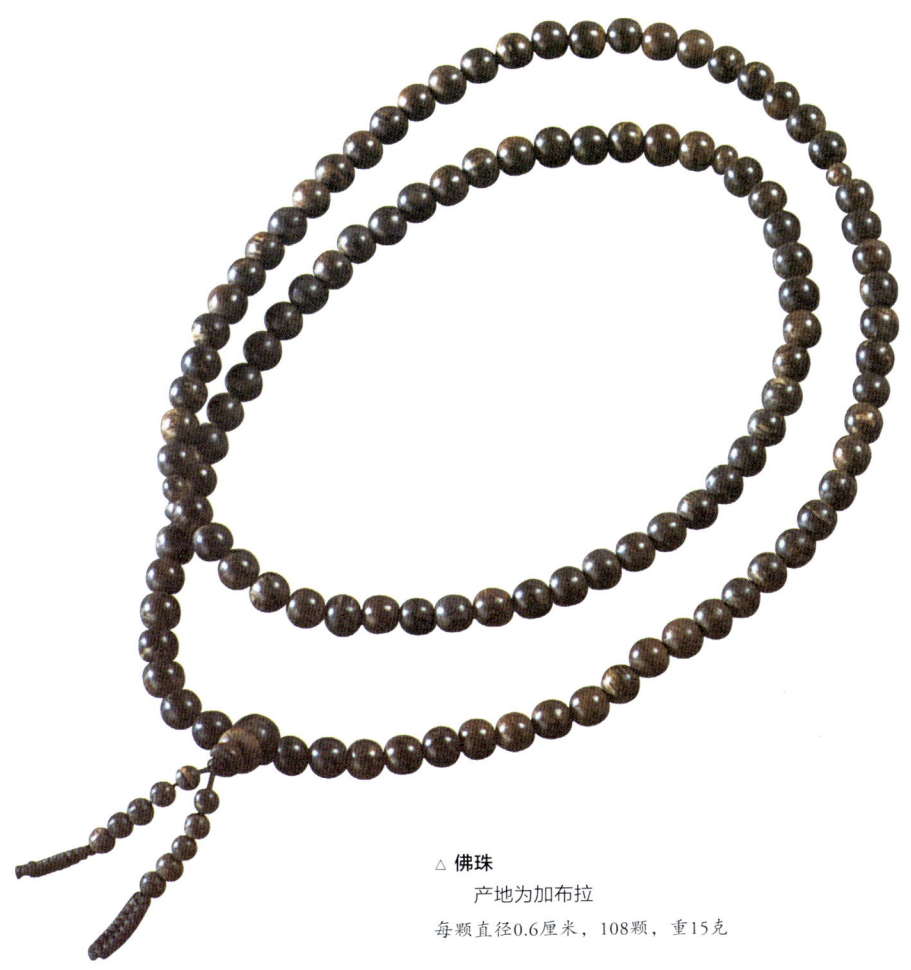

△ 佛珠
产地为加布拉

每颗直径0.6厘米，108颗，重15克

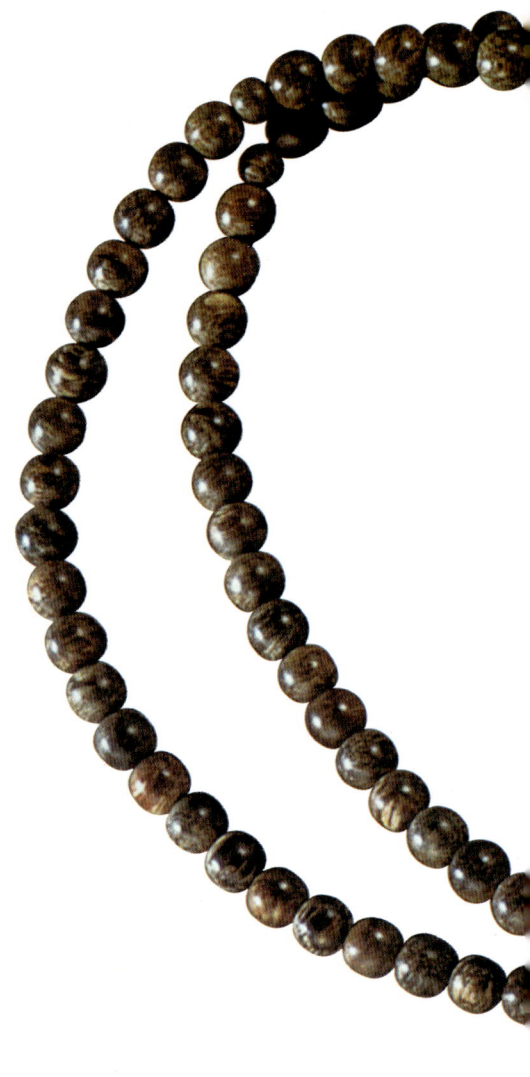

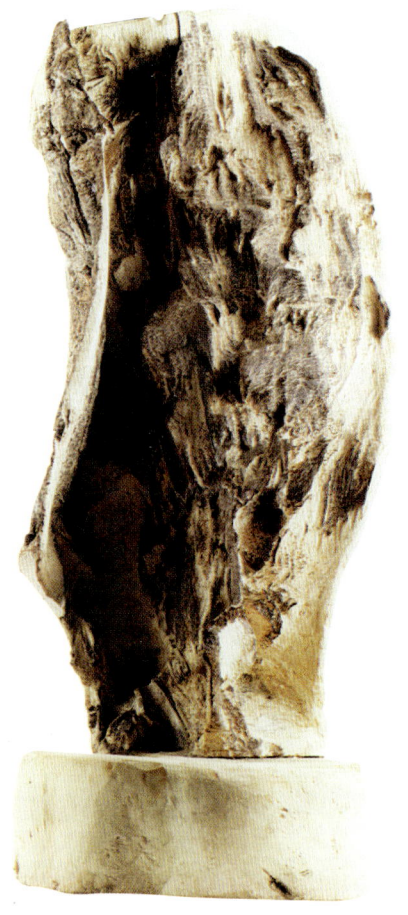

◁ 沉水沉香原料

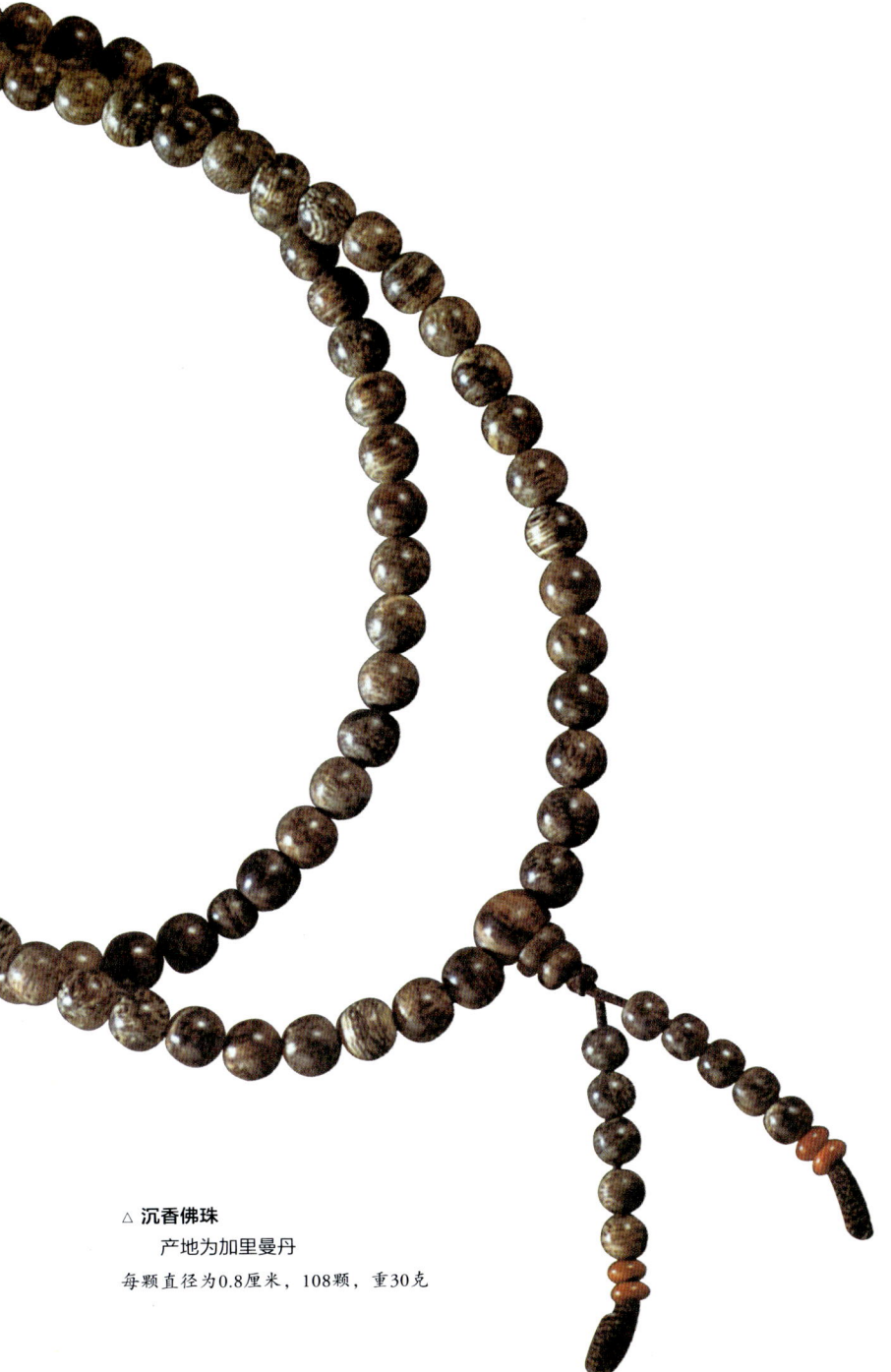

△ **沉香佛珠**

产地为加里曼丹

每颗直径为0.8厘米，108颗，重30克

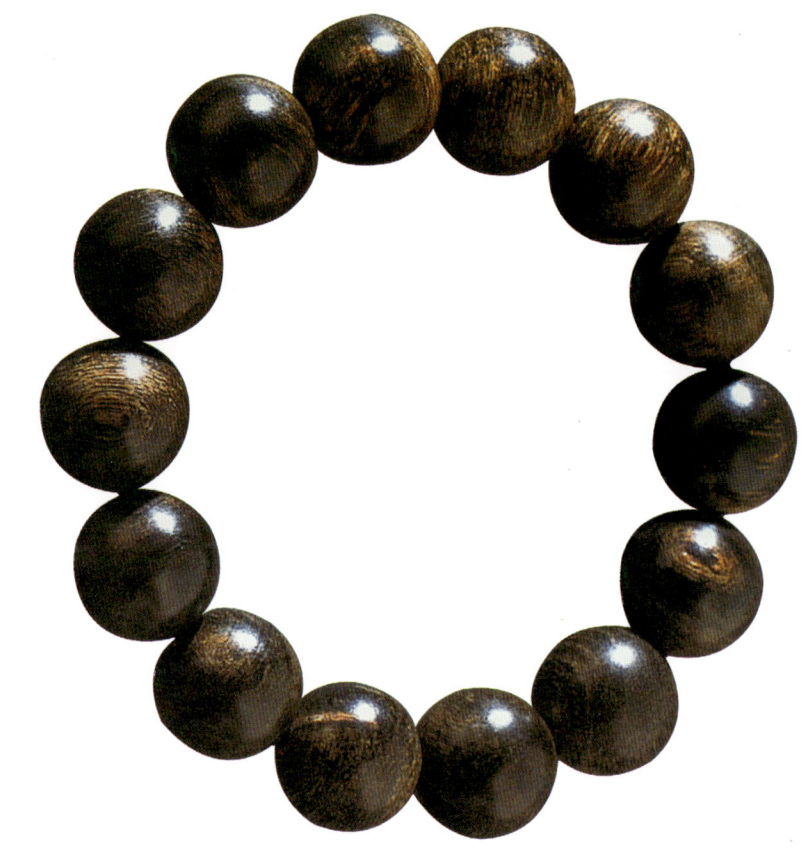

△ 沉香佛珠

产地为印度尼西亚、文莱

每颗直径为1.6厘米，14颗，重33克

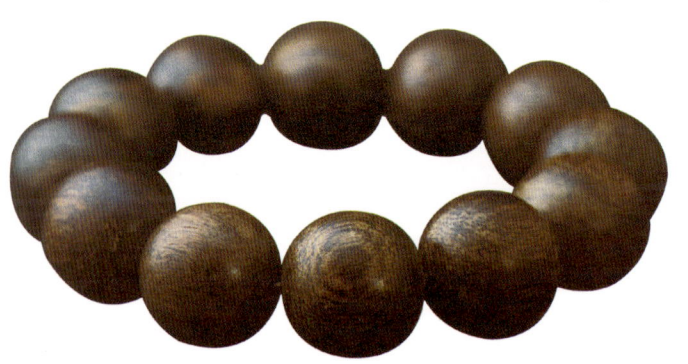

◁ 沉香手串

产地为西马来西亚

每颗直径为2厘米，12颗，重49克

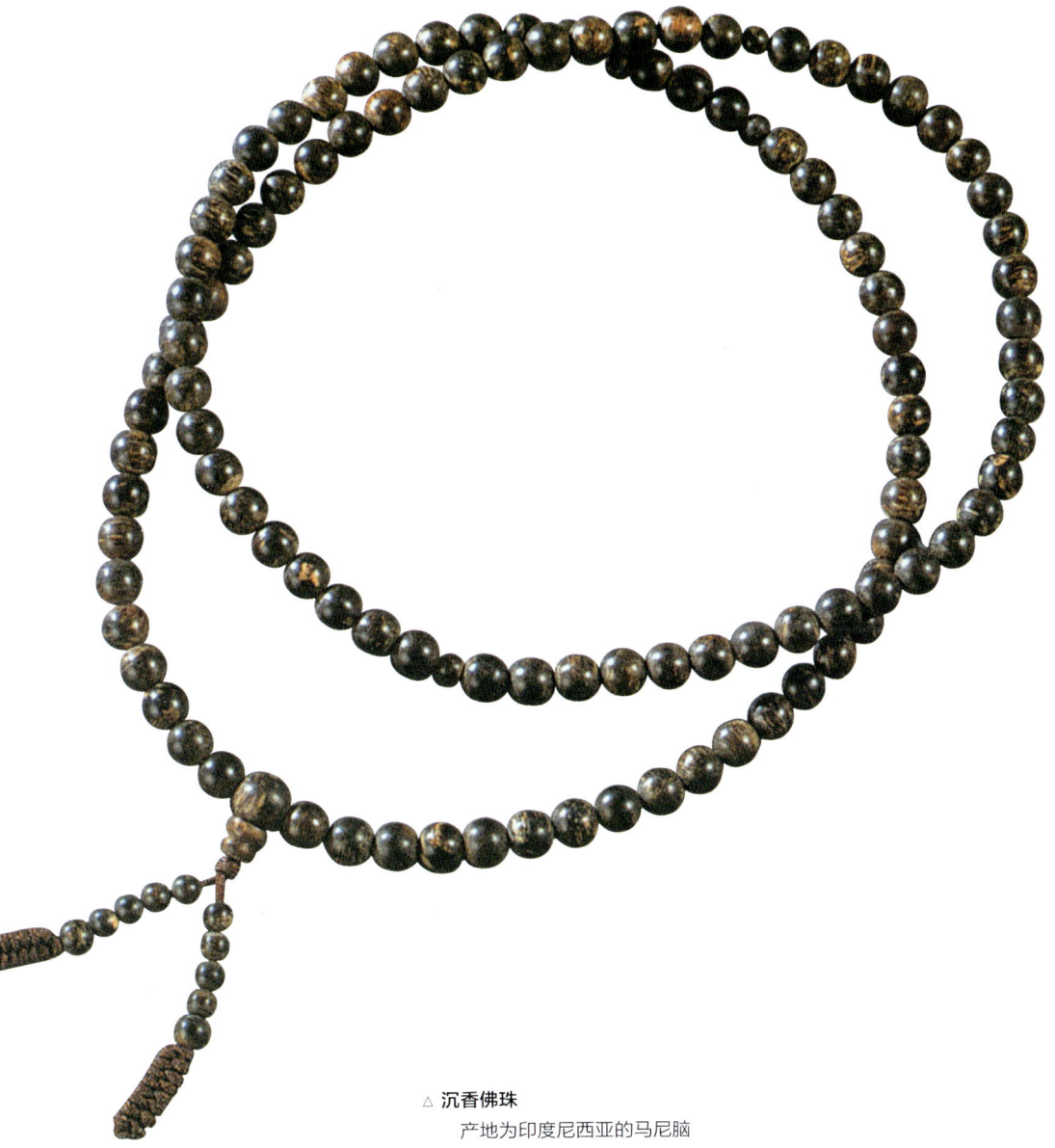

△ **沉香佛珠**
　　产地为印度尼西亚的马尼脑
每颗直径为0.8厘米，108颗，重36克

经验的香农挖掘出来（有的香农世代以挖香为生，知道哪块地方被暴雨冲刷后，可能会挖到沉香）。所采集到的沉香因其含油量较高，或因吸收泥土里的矿物质较多，整块沉香比重大于水，被行内人士称为"水沉"。自古以来，各个时期的《药典》都把能沉入水的含油量极高的沉香称作"水沉香"，并不是特指从水中或沼泽地中捞出的沉香。

值得注意的是，在热带地区充满腐蚀性的沼气和烂泥的沼泽地里，埋上不同的香料也都会被腐蚀性很强的沼气所腐化，沼泽地是不产好沉香的。所以很多专家并不赞成"水沉"是从沼泽地里采集的沉香这一说法。在自然界中，大雨或泥石流将古沉香树冲到山下的凹地里，雨季时里面注满了水，旱季时变水干枯，这样时湿时干的凹地也经常会有好沉香产出，但这种地方并不是沼泽地。

二 按结香油脂好坏分类

中药名著《南方草木状》一书中记载了一棵沉香树上不同结香的情况："木心与节坚黑，沉水者为沉香；与水面平者为鸡骨香；其根为黄熟香；其干为栈香；细枝紧实未烂者，为青桂香；其根节轻而大者为马蹄香；其花不香，成实乃香，为鸡舌香。"大意是说：木心部分坚硬而呈黑色，能沉水的叫沉香；浮于水面的叫鸡骨香；树根部结的叫黄熟香；干部结的叫栈香；枝节处结的叫青桂香；根节处结的较轻且较大的叫马蹄香；开的花不香而结成果实发香的叫鸡舌香。

随着时间的推移，以上说法又经历了诸多变化，现择要介绍如下。

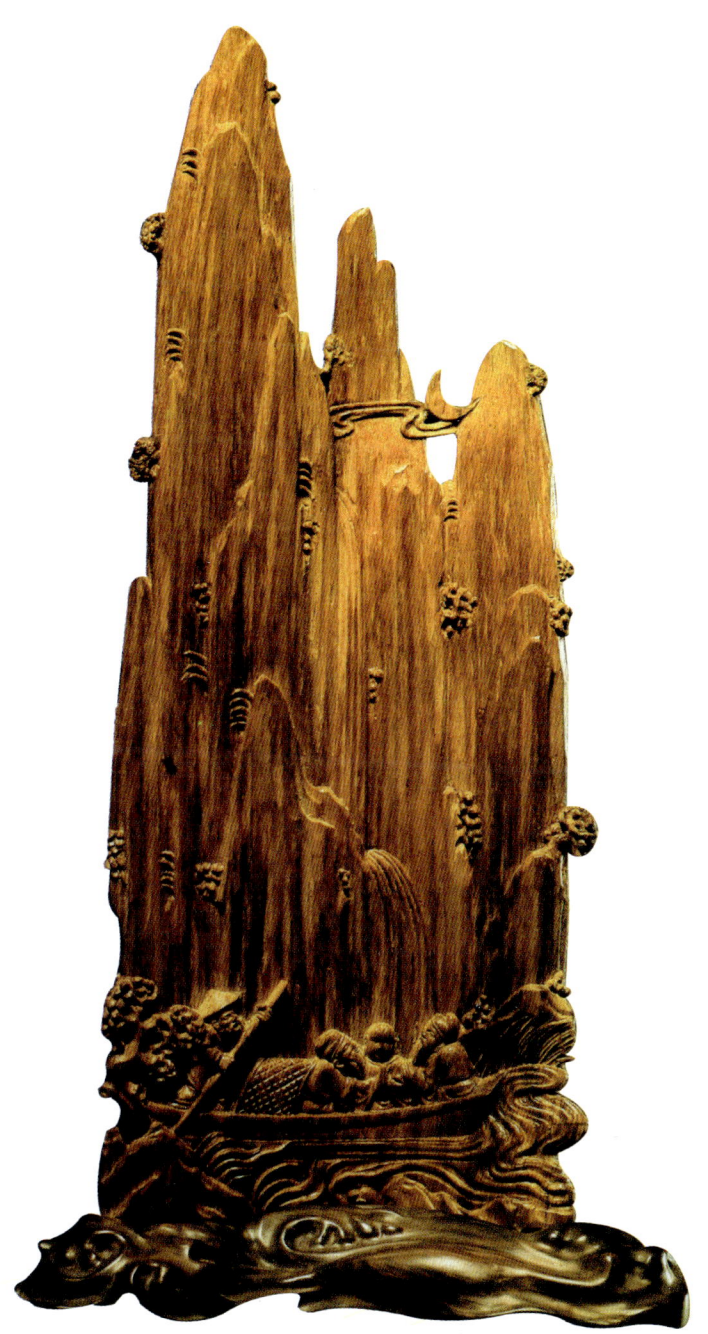

△ **沉香赤壁游摆件**

加布拉

高16厘米，重约31.5克

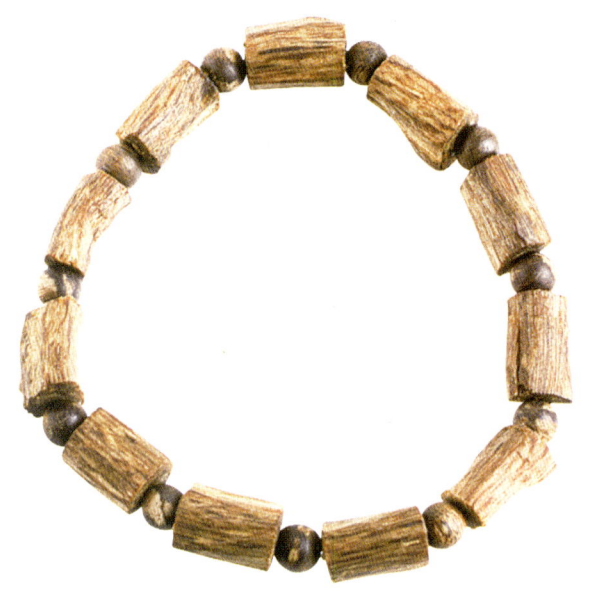

△ **中国树心奇楠**

1 | 树心油沉香

　　由于沉香树木质内部的树汁充足、营养丰富，当一棵沉香树树体受到的伤害深达木质内部时，这一位置更容易结出颜色深、油量丰富的树心油沉香。这种树心油沉香的油脂线浓密，且大部分是黑油，当油脂含量达到一定比例后会出现"沉水"的上品。树心油沉香在不同结香位置和时间、伤口大小和形状等外在因素的作用下也会呈现出各种不同的形态。

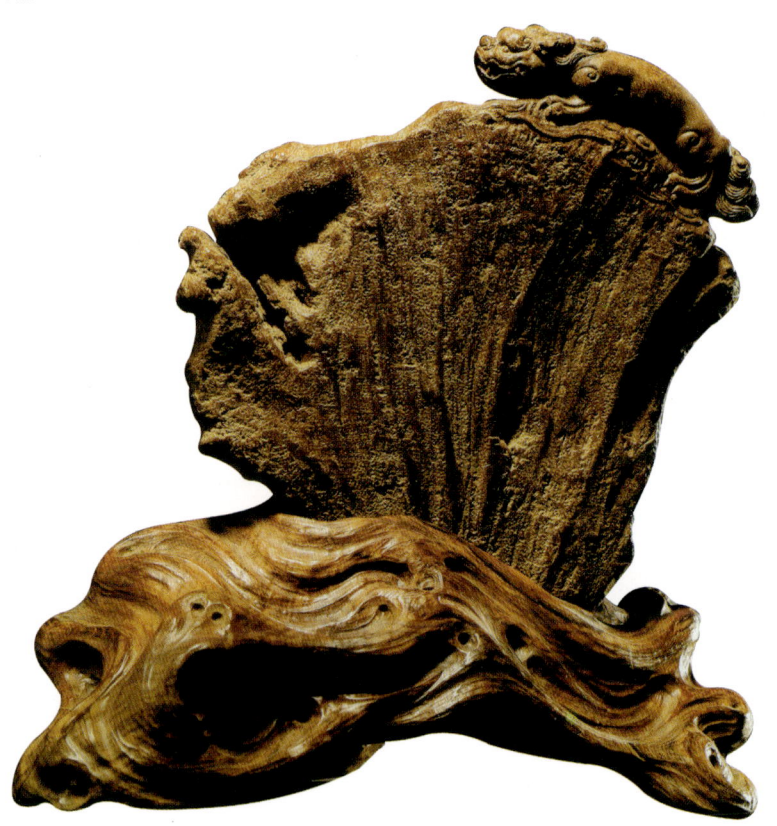

▷ **沉香螭龙摆件**
高14.5厘米，重约79.7克

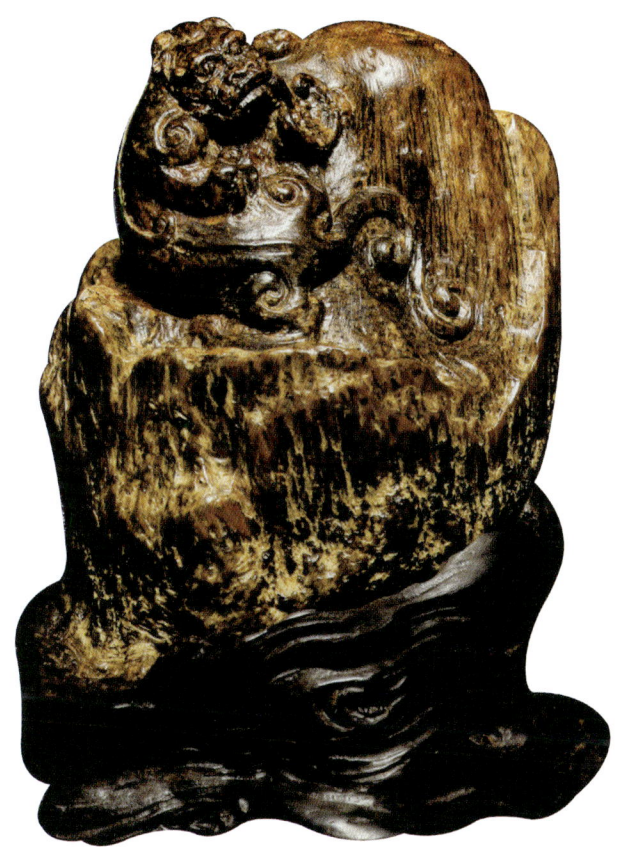

△ **沉香螭龙摆件**
加里曼丹
长5厘米，宽5厘米，高6厘米，重约16.2克

2 | 边皮油沉香

　　假如沉香树的树体伤口只是停留在树皮的表面，难以直达树干内部，那么沉香油脂就会沿着树皮表层导管游走，并且一直附在树皮表面，这样形成的薄片状沉香就叫作边皮油沉香。通常情况下，边皮油沉香结油较薄，很难形成厚实的香体，如果遭遇加热，这种沉香的油脂很快便会挥发掉。边皮油沉香又分为靠近木质部分的排油沉香和直接结在树皮之上的皮油沉香两种。

三 按结香外形特质 分类

沉香树不同位置所结出的沉香，其外形特质也有很大的区别。据此分类，主要有以下几种比较典型的品种。

1 | 板头沉香

当沉香树的伤口呈面状时（一般是因为刀斧损伤、树体横向折断造成的），大面积的伤口会导致树体结成外形较薄但油脂浓密的香体，这种形状、边缘不规则的扁平香体就叫作板头沉香。因为板头沉香的伤口横截于树体，所以，板头沉香的油脂线并不是沿着树体的导管呈线状，而是像导管横截面一样呈点状、面状分布。

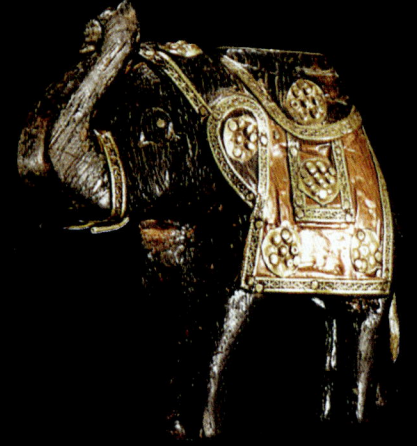

△ 沉香木镶金錾花卉纹大象摆件　清代
长11厘米

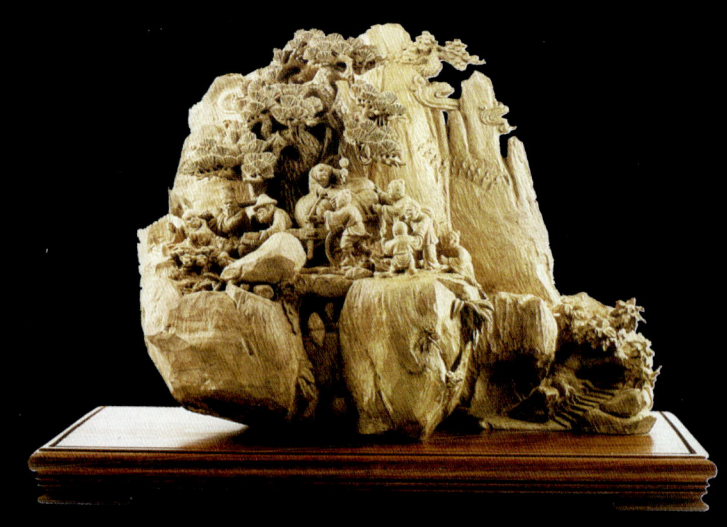

▷ 收获摆件
产地为马来西亚
长36厘米，宽32厘米，
高48厘米

板头沉香中有一种形式，沉香的面状伤口有的也是坑洼不平的，不同位置的导管结油长度更是不同，所以造成香体在去除木质成分后常常呈现出鳞次栉比状。尽管这种形状的沉香与板头沉香结香原理一致，然而香农们一般并不称其为板头沉香，而是根据其高低不平的特殊形状称其为山形沉香。另外，根据板头沉香油脂的浓密程度和熟化时间的长短不同，通常又可划分为"铁头""老头"和"板头"三个等级。

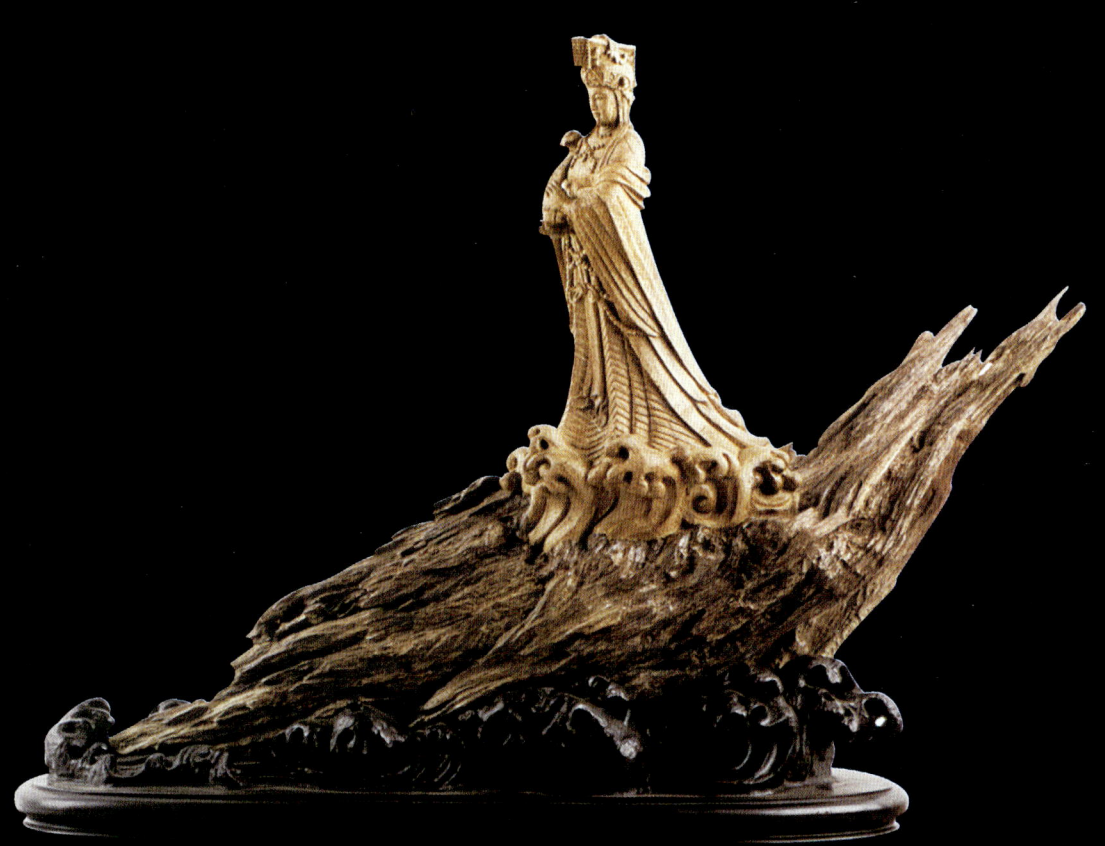

△ 妈祖摆件

产地为印度尼西亚

长27厘米，宽12厘米，高40厘米

妈祖，也称天妃、天后、天上圣母等，是历代船工、海员、旅客、商人和渔民共同信奉的神祇。古代船员在海上航行，经常会受到风浪的袭击而导致船沉人亡，船员的安全成为航海者的主要问题，他们把希望寄托于神灵的保佑。在船舶启航前要先祭天妃，祈求保佑顺风和安全，在船上还立天妃神位供奉。

2 | 壳子香

壳子香是因为沉香树体的不规则处受到面状伤害而结出的一层薄薄的壳子状香片。壳子香通常呈现壳片状，根据结香年头长短和油量的高低也有等级差异。

壳子香的结香原理与板头沉香类似，仅仅是因为断面凹凸且香体薄，所以形成了特殊的壳子状。

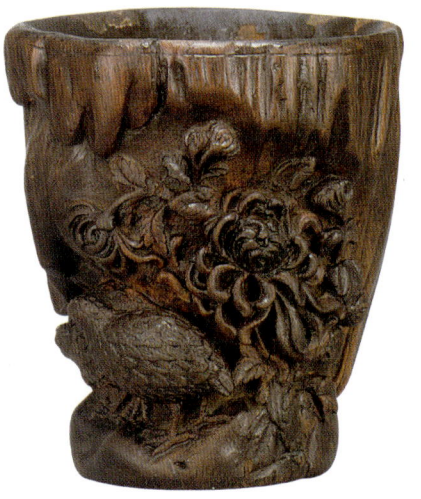

△ 沉香雕安居乐业纹杯　清早期

高10厘米，重107克

此杯以沉香木雕琢，外壁以浮雕技法刻鹌鹑、菊花图案，寓意"安居乐业"，设计新颖，抛弃陈规，于粗犷中不乏细腻的表现。此器虽小而画面境界不俗，在众多的沉香木雕刻品中显现出独特的价值。

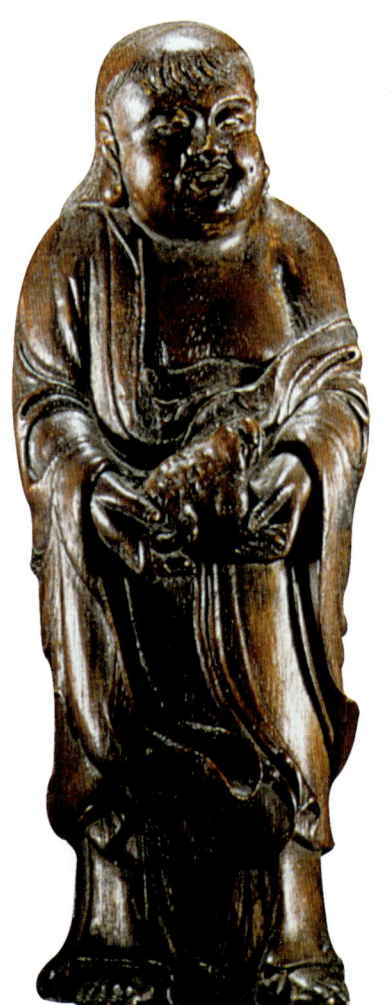

◁ 沉香木雕刘海戏金蟾立像　清代

高17厘米

立像中刘海宽额丰颊，袒胸露腹，开怀畅笑，若有声音，赤足而立，状似弥勒。双手托三足金蟾。金蟾咧嘴瞠目，三足而立，甚有欲一跃而起之势。雕刻传神写照，神态惟妙惟肖，意趣横生，极为讨喜。质底缜密，纹理顺美，匠师刀法劲爽有力，琢磨法度精严，加之皮壳包浆油亮，极为珍罕。或供陈设，或可收藏赏玩之。

3 | 虫漏

沉香树受到虫咬而结出的香体叫作"虫漏"，虫漏分为野生虫漏和人工虫漏两种。

野生虫漏的结香形式通常是以一个虫眼为伤口，虫子横向或斜向于沉香树导管咬出一条虫道，沉香油脂以虫道为中心形成一个螺旋状香体。野生虫漏会形成特别奇特的造型，最明显的特征就是在每一块虫漏身上都可以找到至少一个天然的虫眼。

人工虫漏一般是使用钢条打出虫洞。人工虫漏的虫眼比较大，香体也由于结香时间较短而油脂较少，香味也远不如野生虫漏。

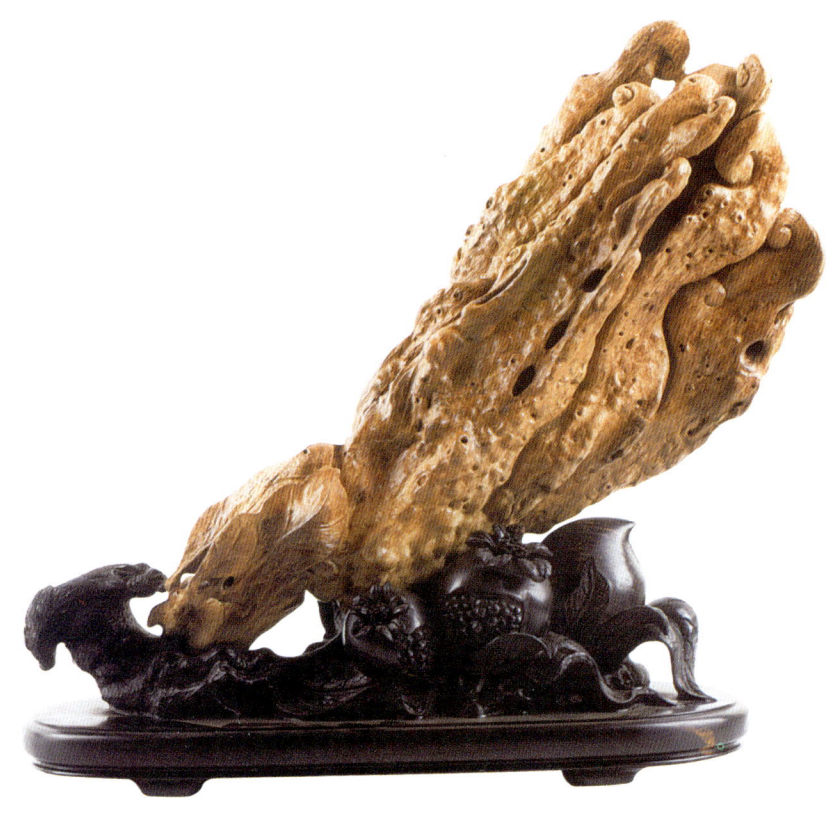

△ 沉香佛手摆件
产地为印度尼西亚的加里曼丹

长20厘米，宽20厘米，高38厘米

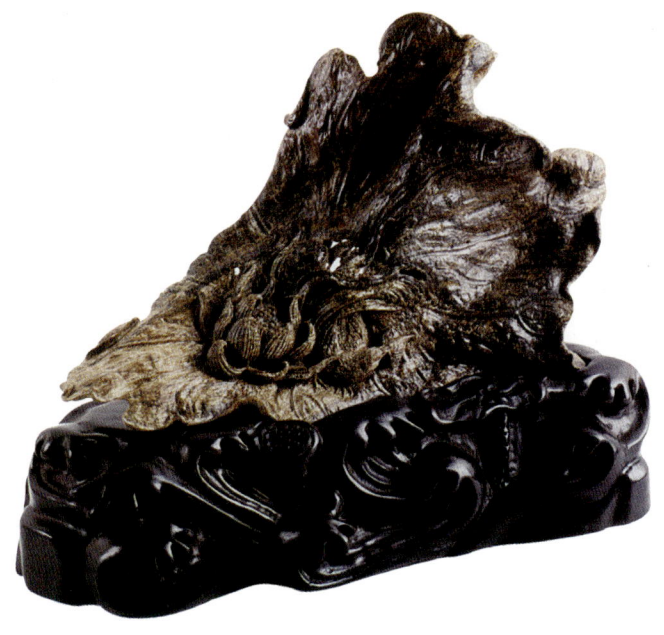

◁ 和气年年摆件

产地为印度尼西亚的达拉干

长18厘米，宽10厘米，高5厘米

四
市场上的沉香分类

1 | 倒架沉香

"倒架"一词来源于香农采香时的一种特殊情况：沉香香体存于香树之内，而香树早已死亡，卧倒于泥土或沼泽之中，香树的木质成分在各类微生物以及环境的综合作用下腐朽、风化，香体不腐不朽而得以保存。其形状如同卧倒的架子一样，所以称为"倒架"。

2 | 蚁沉香

蚁沉香由于甜味重，也常被称为"蜜香"。蚁沉香也是由于虫咬、蜂叮而形成的香体，类似于虫漏，但蚁沉香一般指的是那种油脂等级更高、年头更久的沉香。从香气上来区分，通常是把甜味更重、香味更加醇厚的称作蚁沉香，而将香气凉味更重的称为虫漏。

五 沉香的产地

沉香的产区众多，有些产区甚至连名字都没有。况且，即使是同一产区，在不同的时间、不同的地点所产的两块不同的香多少还是会有一些香味差别；而即使是同一种香味，不同的人心中也会有不同的感受。所以，想要阐述所有产区沉香的香味特点确实是很难做到的。但不管怎样，对沉香香味的品评和归类，应该始终怀有一颗探寻的心。每一块沉香都有其特有的香味。每一块沉香，其成香的原因、形成的地点、成香后的变化，都是独一无二的。所以，每一块沉香的香味背后都会有一个机缘巧合的奇妙故事。下面重点讲一下几类沉香的产地及其特征。

1 | 国内沉香

（1）莞香

莞香以前是指东莞附近所产沉香，现在多指产自广东省的沉香。广东省一直以来都有使用沉香的习惯，并且自古以来都把香农作为一种职业。"香农"指的是以采香为业、靠卖香收入维持生活的人。

莞香的主要产地有东莞、惠州、深圳南部、香港、汕尾等。现在广东已经很难找到野生的沉香资源了。

莞香最大的特点就是有清甜味，尤其是在燃烧以后，香气十分甜蜜清幽，芬芳宜人，特别是香港、深圳产区所产沉香更会带有特有的花香型气味。莞香在上炉熏香后会散发出浓郁的果仁香味，发香时间也很长。如今野生莞香已十分罕见，很难找到结油密实的大块香体，结香多以板头状为主，黄油、黑油都有。在惠州、深圳与香港均产有棋楠。莞香棋楠初香辛、麻、凉，本香甜凉清幽，尾香转为浓郁的果仁香气。

（2）琼香

琼香指的是海南所出产沉香，多产于海南中部山区，最负盛名的产区为海南五指山产区，其中又以尖峰岭和霸王岭所产沉香最为出众。

海南沉香自古就有"香气天下第一"的美誉。海南沉香的香味与莞香相似，燃烧后的清幽甜蜜之感加以熏香时馥郁的坚果香味。与莞香相比，琼香的香味更加纯正，而香味的扩散力则略有不足。另外，上品海南沉香带有浓烈、霸气的辛麻之感，这是莞香所没有的，尤其是棋楠级别，嚼之尤为麻辣，属棋楠韵味之最。

（3）广西、云南沉香

广西、云南也出产沉香，只不过现在市面上并不多见。从香气上讲，这类沉香也以甜味为主，上炉熏烧转入本香及尾香后，会有果仁香伴随，其中品质优良者会带有淡淡的药香味。

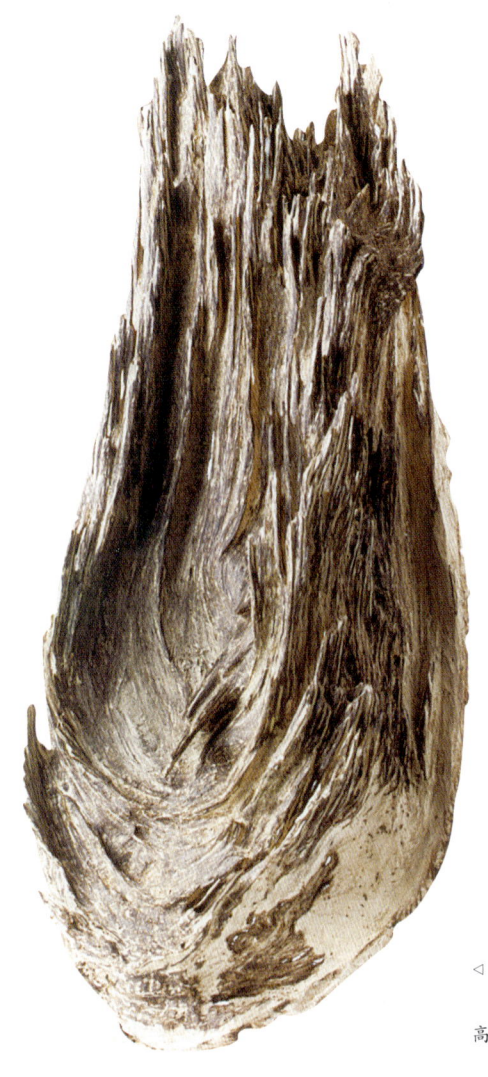

◁ **孔雀开屏摆件**
产地为云南

高50厘米

2 | 惠安系沉香

惠安系沉香主要指的是越南沉香，也包括老挝、柬埔寨等地所产的沉香。也有部分沉香爱好者把国内沉香划归为惠安系沉香，理由是国内沉香和越南沉香都以甜、凉两味为主。实际上，越南沉香和国内沉香在香味上还是有明显差别的，国内沉香甜味更清，而越南沉香甜味更浊。惠安系沉香主要有以下类别。

（1）芽庄沉香

芽庄是沿海城市，位于越南中部偏南，有着越南沉香第一产区的美誉，越南流传有"一芽庄，二富森"的说法。芽庄沉香最主要的特征就是甜味强烈，特别是干料，如果没有水分，可散发出像蜂蜜一样的香甜气味，这种甜味通常会在鼻腔内凝而不散，极富韵味。

芽庄沉香还以出产绿奇楠而出名。芽庄绿奇楠上炉加热后，初香为凉味和辛麻味，本香为甜味及凉味，尾香转为干果香气，层次变化十分明显，属品香的上品。

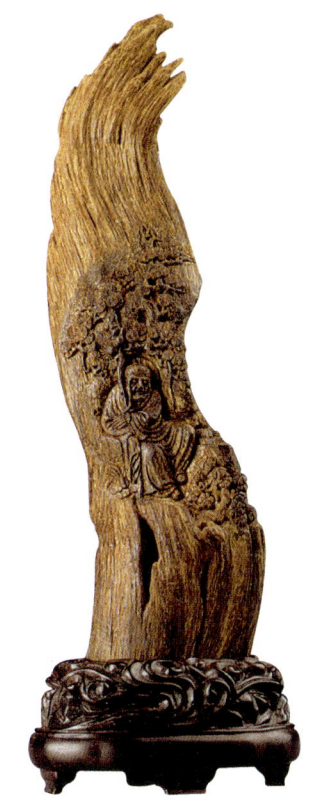

△ 罗汉雕件

产地为越南芽庄

高18厘米，重75克

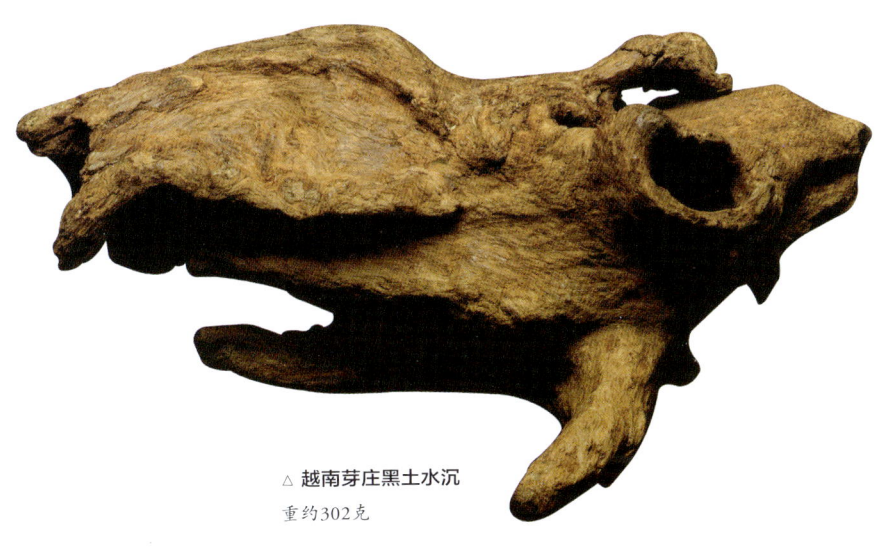

△ 越南芽庄黑土水沉

重约302克

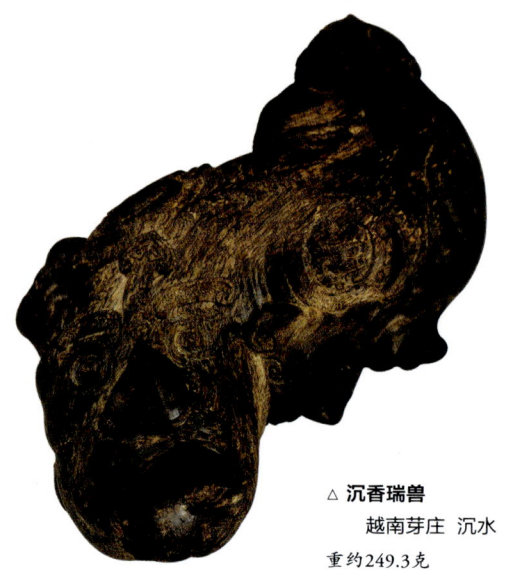

△ **沉香瑞兽**
越南芽庄　沉水
重约249.3克

（2）富森沉香

富森，也称富山（音译自越南语）。富森山脉是越南中部一条南北走向的山脉，这里出产沉香较多，著名的是富森"红土"沉香。

富森"红土"沉香属于土沉香，因为香体所落入的土质为红色土质，使得香体在其中长期存放后颜色转变为偏红色，所以称作"红土"。

尽管富森"红土"是近几年才出现的品种，算是新生代，然而因为它的香味极佳，能把熟香醇厚的甜蜜感发挥得淋漓尽致。同时尾香飘逸，凉而不涩、甜而不腻，所以成了仅次于奇楠的品香佳品，价格十分昂贵。和大多数土沉香一样，富森"红土"外表多孔，质地酥脆，偶尔也会出现可以沉水、密实的佳品。

▽ **越南富森红土龙形原料摆件**
长28厘米，宽10厘米，高17厘米

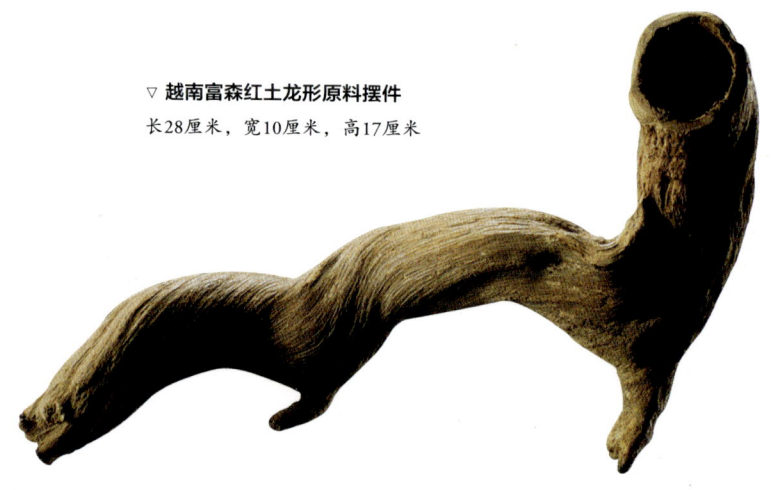

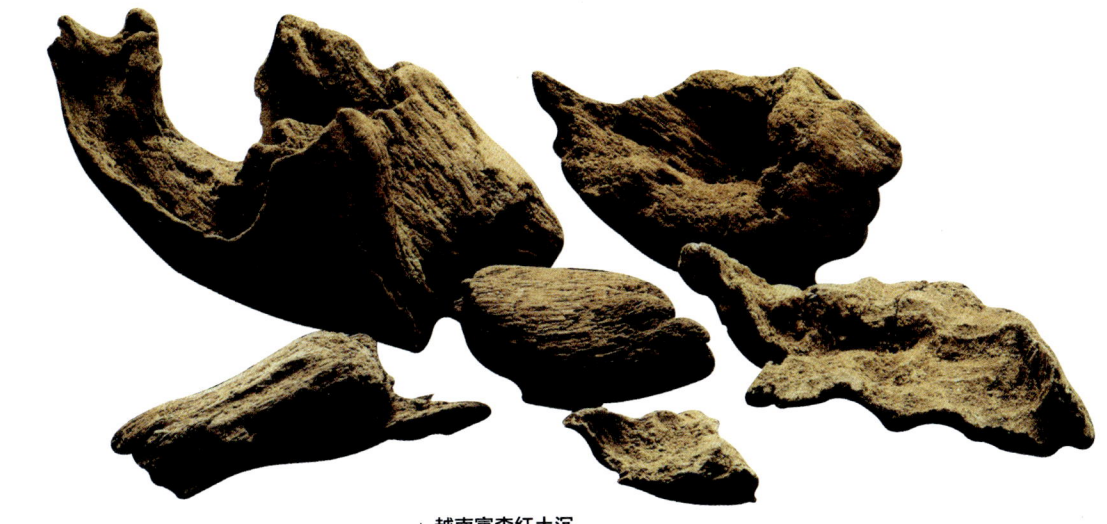

△ **越南富森红土沉**

6件一组，共重30克

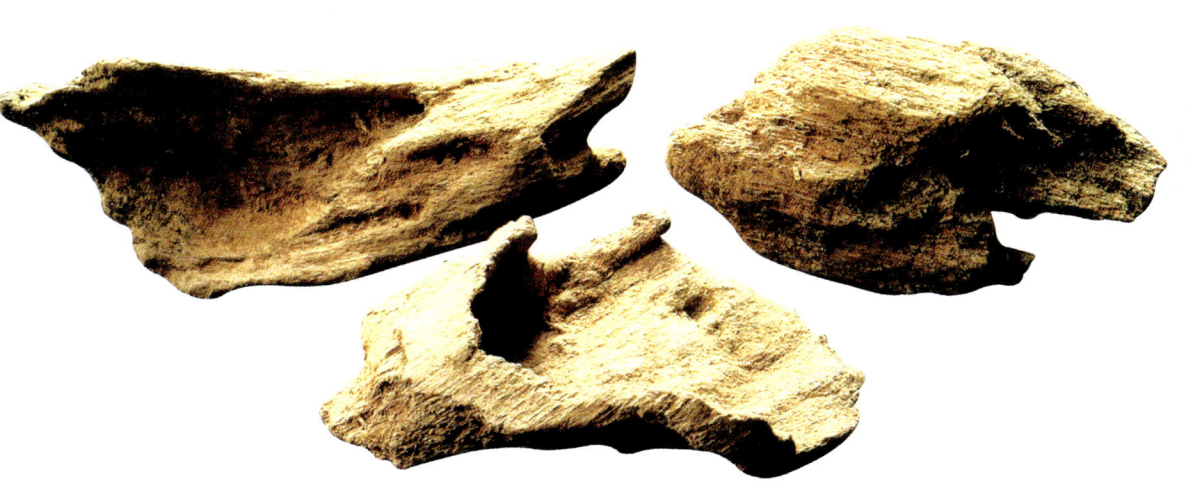

△ **越南富森红土沉**

3件一组，共重27克

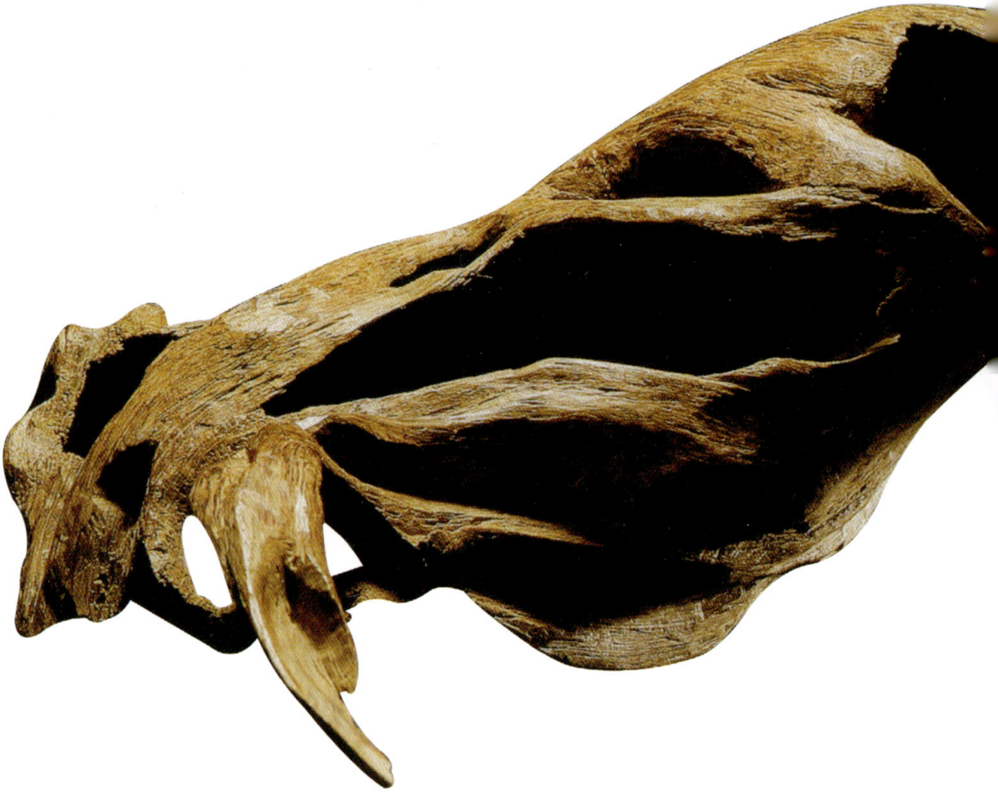

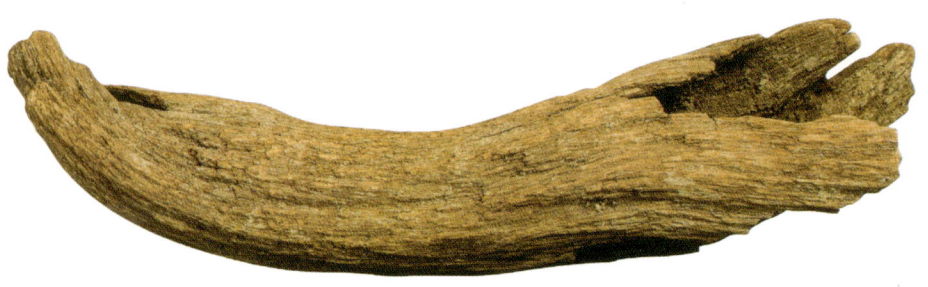

△ 越南富森红土原材料
重约52克

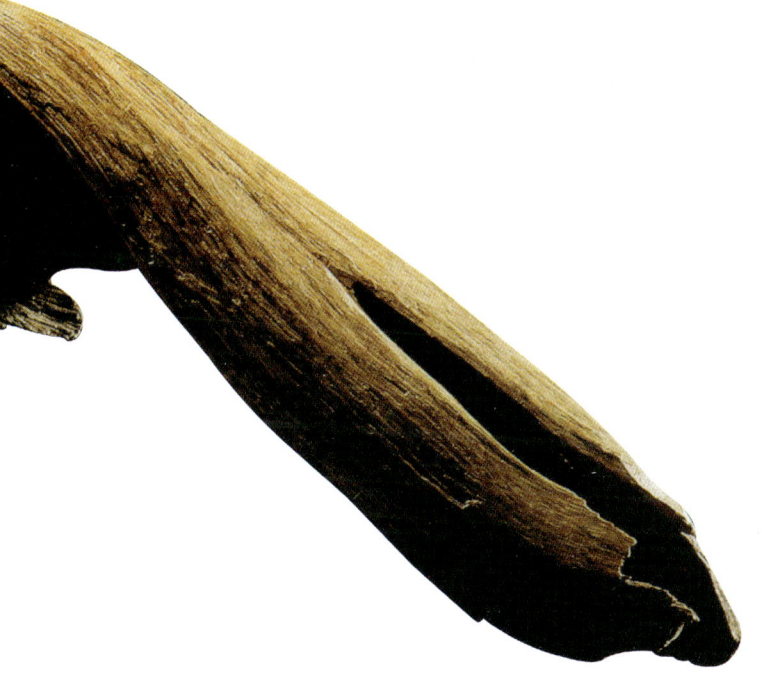

▽ **越南沉香料**

重约140克

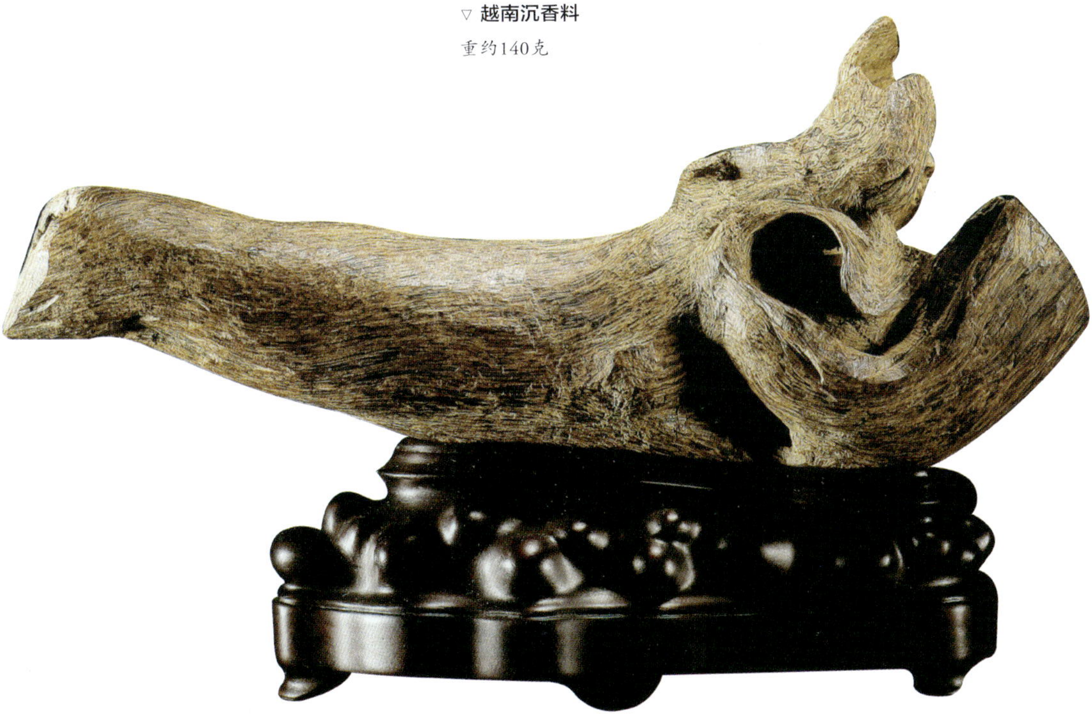

△ **越南沉香料**

重约364克

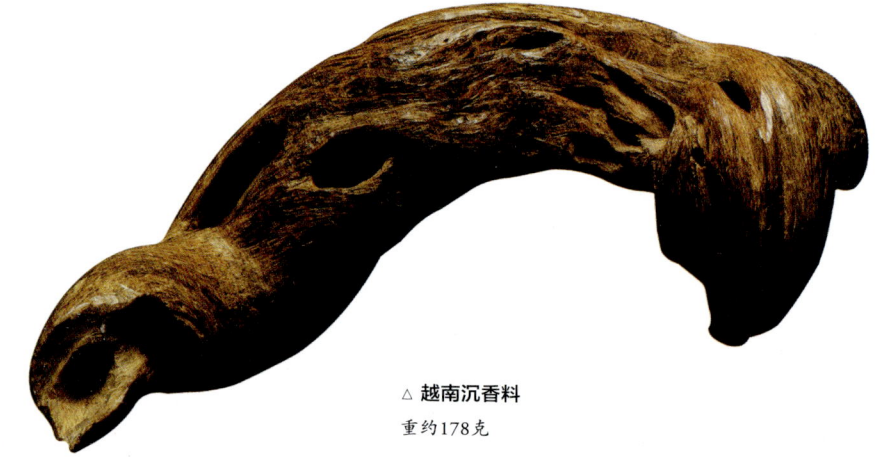

△ 越南沉香料
重约178克

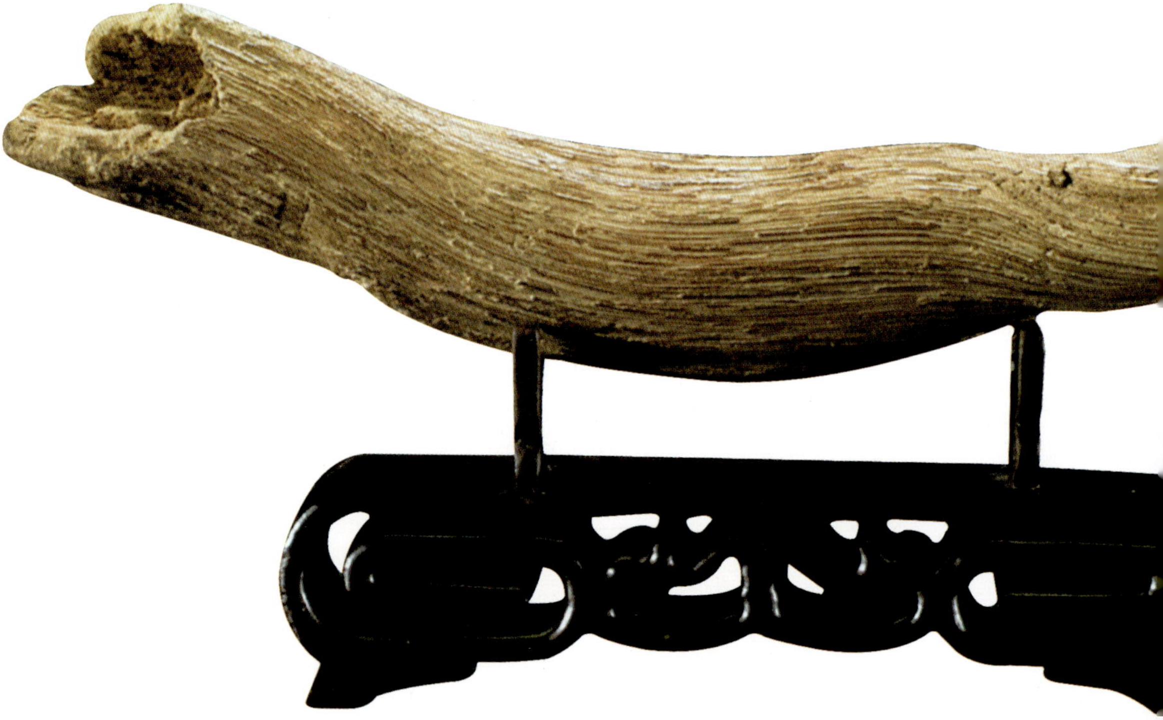

△ 越南富森特级天然红土原料
长24.2厘米，宽3.2厘米

▽ **越南富森红土原材料**

重约41克

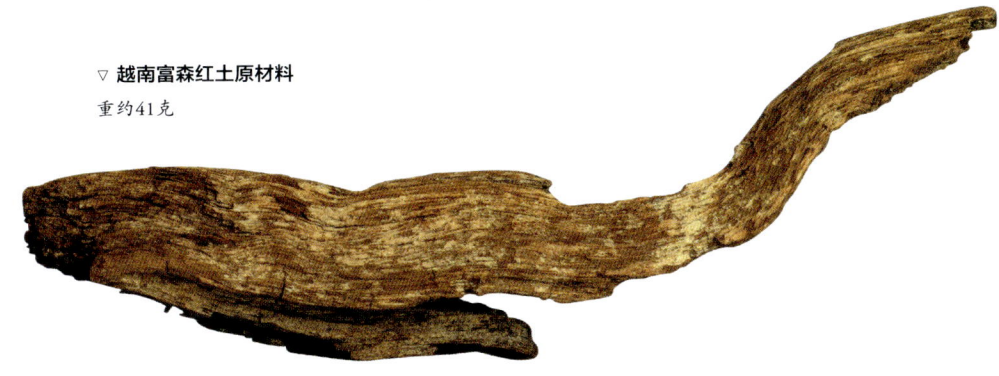

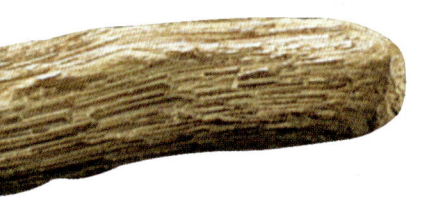

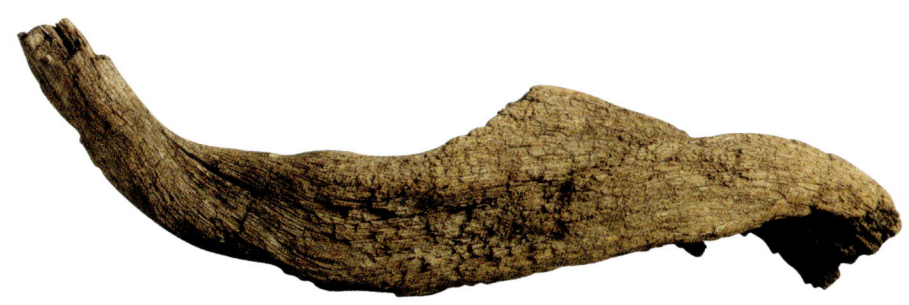

△ **越南富森红土原材料**

重约67克

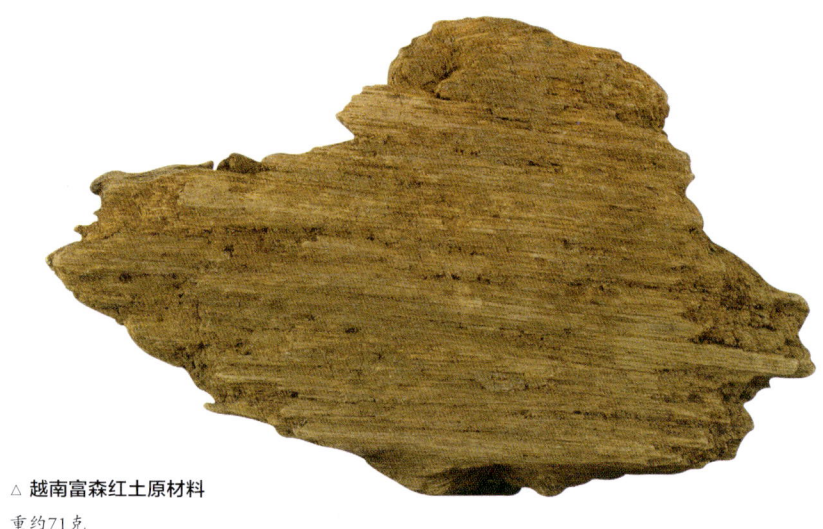

△ **越南富森红土原材料**

重约71克

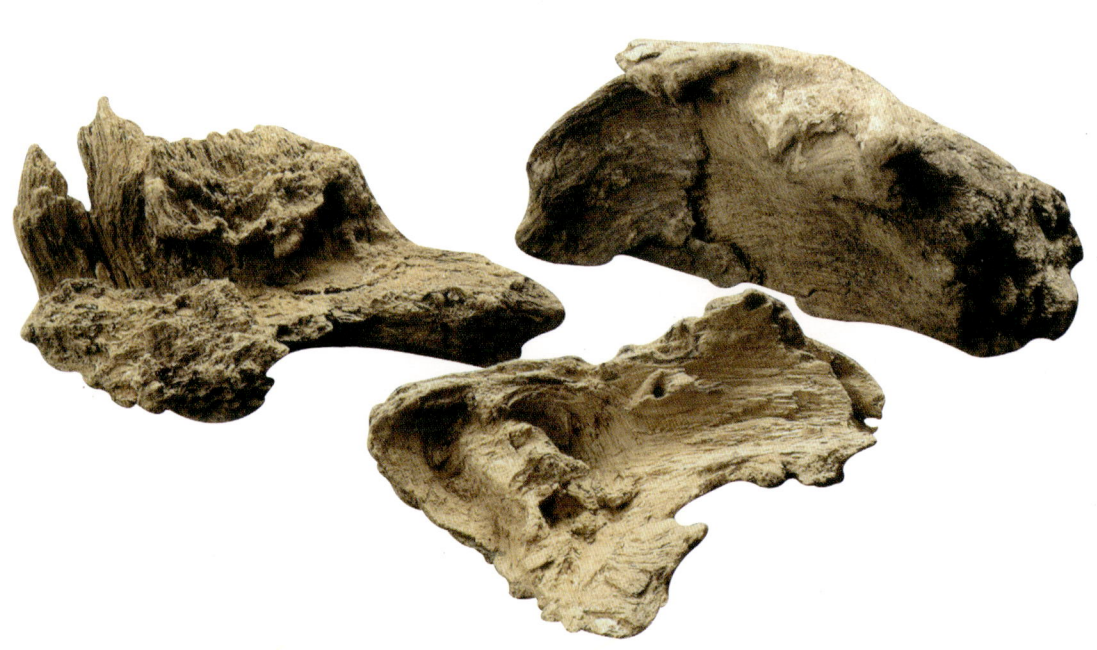

△ **越南富森红土沉**

3件一组，共重37.5克

（3）顺化、岘港和西贡沉香

惠安系沉香在越南还有一些二线产区，如顺化、岘港和西贡。顺化和岘港所产沉香以甜、凉为主，但与芽庄、富森所产沉香相比，香气稍显酸涩，甜密度也不高。西贡现为胡志明市，本身并不出产沉香，然而却是十分著名的沉香贸易集散地，如今大多数越南沉香都在西贡香市进行交易。

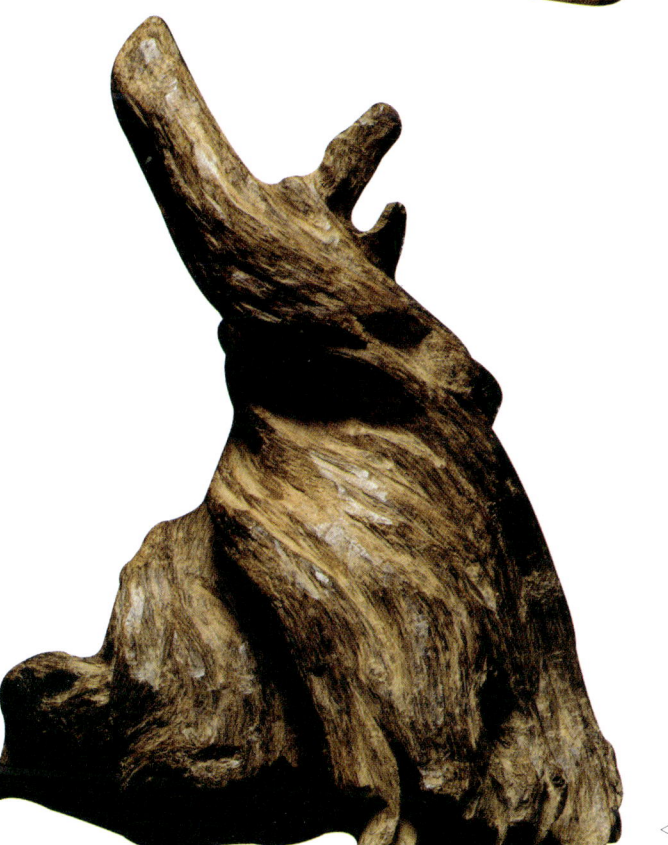

△ **越南富森红土料沉香**
沉水

长18厘米，重约127.2克

◁ **越南沉香料**

重约294克

3 | 柬埔寨与老挝沉香

柬埔寨与老挝出产的沉香也称"菩萨沉香"和"高棉沉香"。"菩萨"指的是柬埔寨菩萨省，该地所产沉香的香气与越南沉香十分相似，然而品香时香气品质稍显不足，价值不如越南沉香。柬埔寨北部靠近越南产区所产沉香的香味甜、凉，蜜味较淡；南部产区所产沉香有类似马来西亚沉香的酸涩味，品质比北部稍差。老挝沉香与越南沉香大致相似，香味甜蜜、凉甘。老挝沉香品质略优者上炉后会有香甜、辛麻的香气，香农便称其为老挝"蜜棋"。但是大多数老挝沉香比越南沉香的香气要淡得多。越南、老挝边境所产沉香也不如芽庄、富森等地所产的沉香。

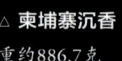

△ 柬埔寨沉香

重约886.7克

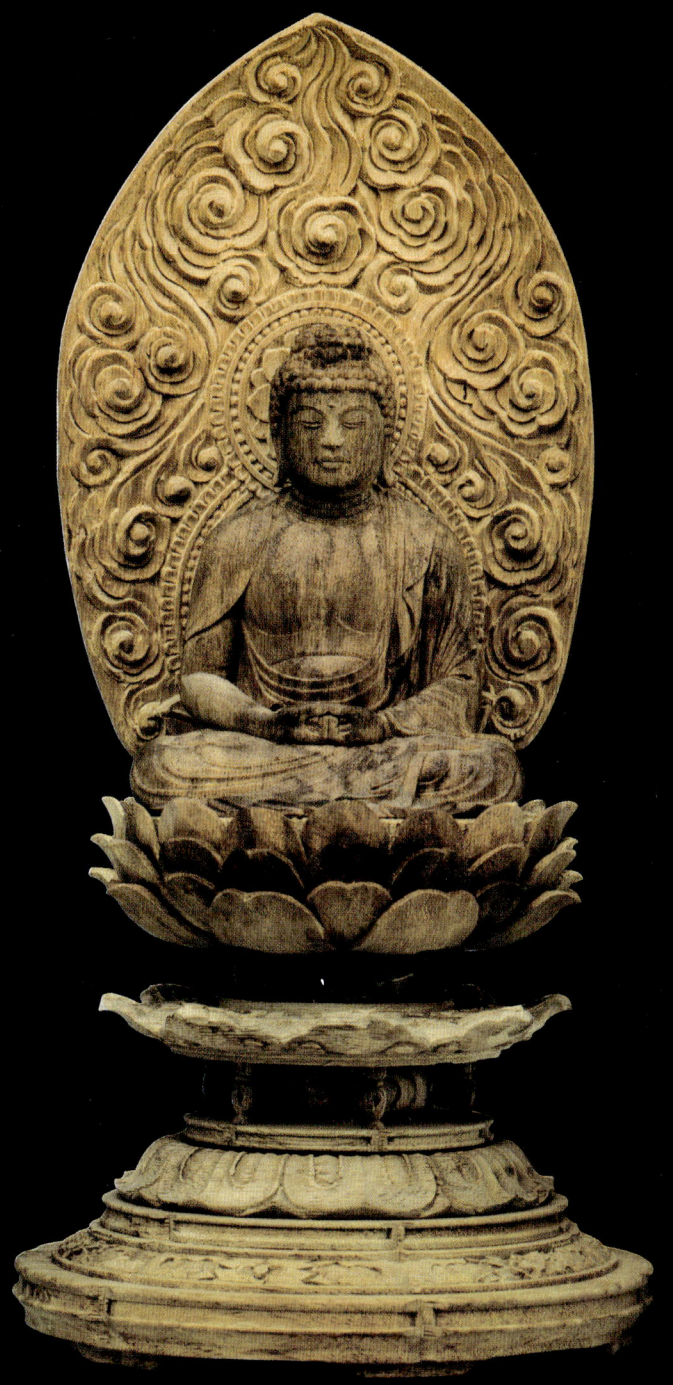

△ 柬埔寨沉香大日如来

重约326.5克

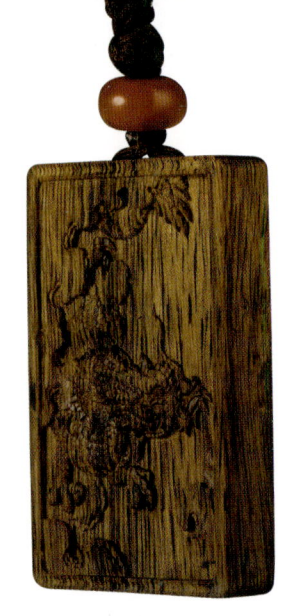

4 | 星洲系沉香

　　星洲作为沉香集散地而闻名，由此将周边多国沉香称为星洲系沉香。星洲系沉香主要是指印度尼西亚、菲律宾、文莱、马来西亚、新加坡以及巴布亚新几内亚所产的沉香。目前全世界使用量最大的沉香还是星洲系沉香。星洲系沉香产区较多，下面介绍几个具有代表性的沉香产区。

△ 文莱阳刻云龙纹方牌

长0.4厘米，宽0.1厘米，

高0.6厘米，重约23克

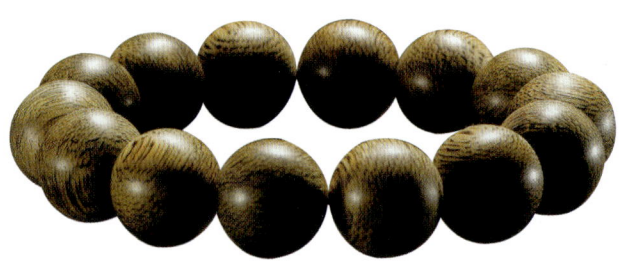

△ 文莱沉香手串（14粒）

重约23.3克

▽ 印度尼西亚沉香老料

重约1490克

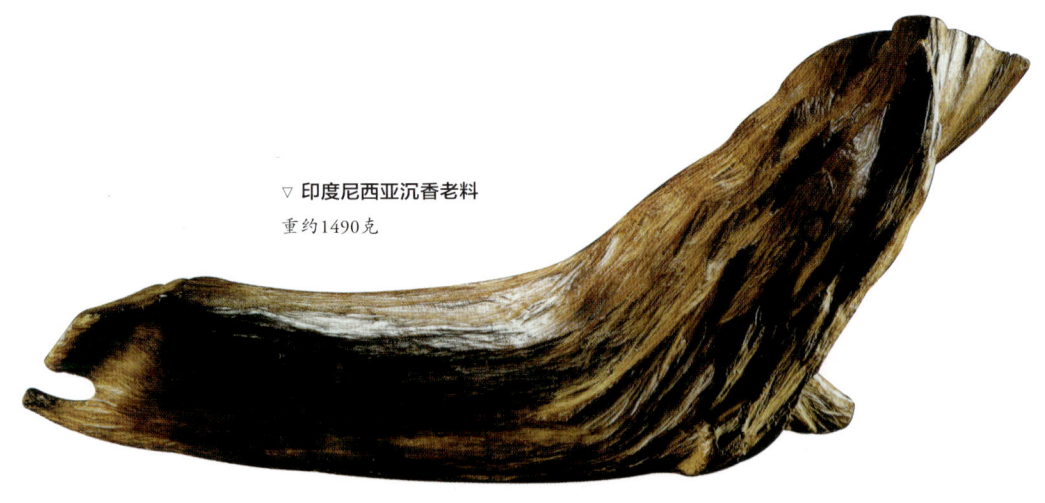

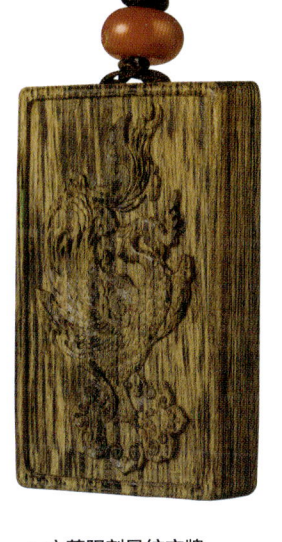

△ **文莱阳刻凤纹方牌**

长0.4厘米，宽0.08厘米，
高0.6厘米，重约20.5克

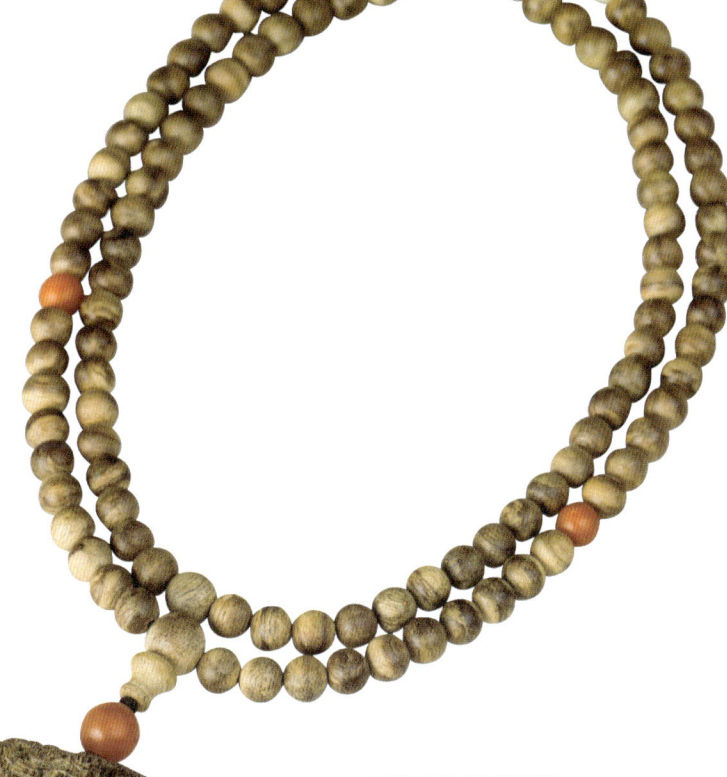

△ **文莱阳刻云龙纹随形牌**

重约33.5克

（1）达拉干

　　达拉干位于印度尼西亚加里曼丹岛东北部，是星洲系沉香产区中公认的一线产区。达拉干产区很小，因此出产的沉香也非常稀少，但却通常会产出品质很高的沉水沉香，也能出现大块的香材。达拉干地区所产的沉香香味十分出众，不用燃烧加热就会散发出浓郁的甜味和奶香，特别是奶香十分浓厚。同时，达拉干沉香带有星洲系沉香中少有的清凉感。

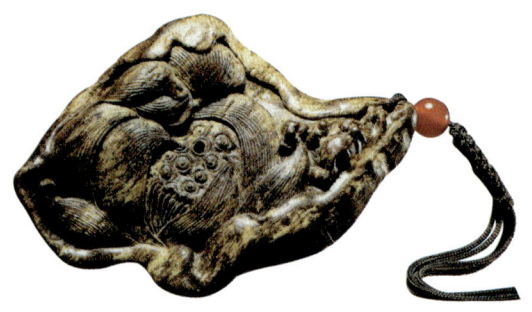

△ 沉香荷花香插
达拉干
重约26.2克

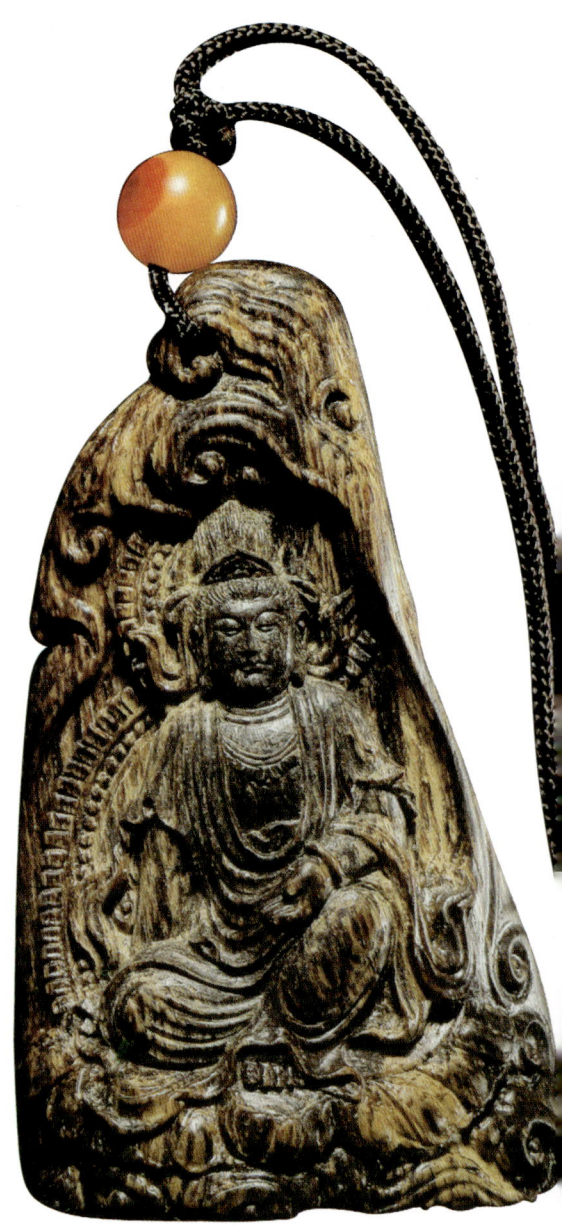

▷ 沉香观音挂件
达拉干
重约2.5克

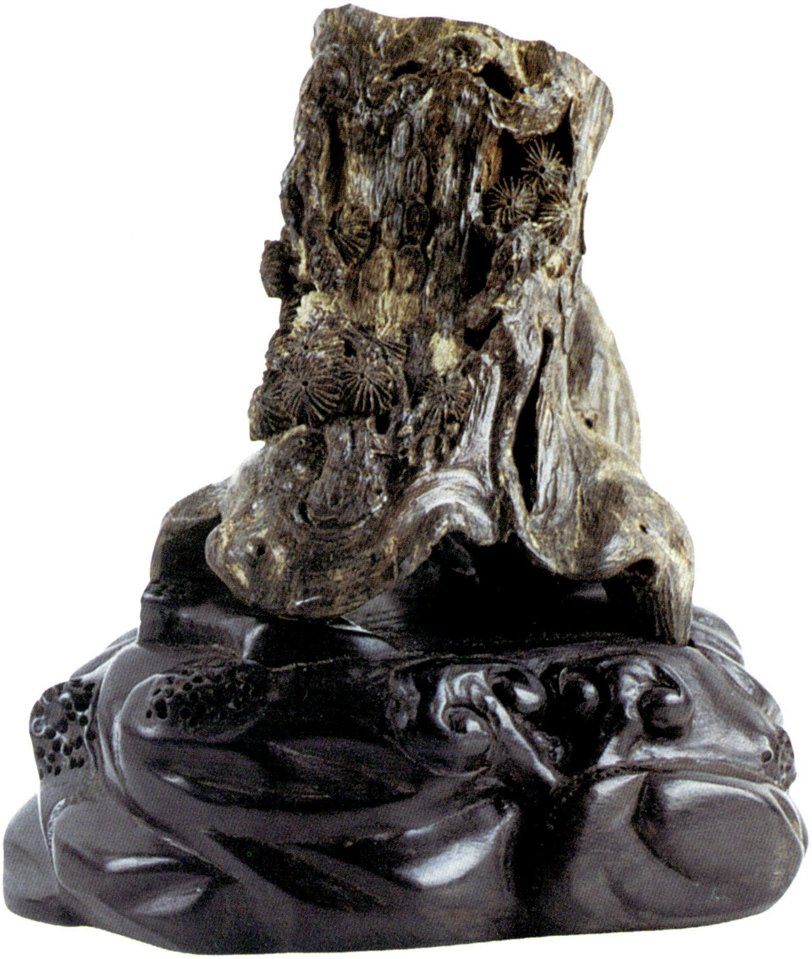

△ **松寿杯**
　　产地为印度尼西亚的达拉干

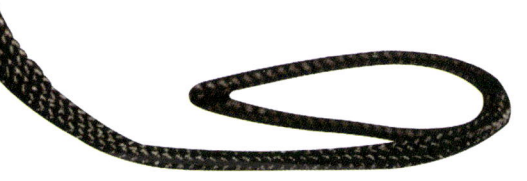

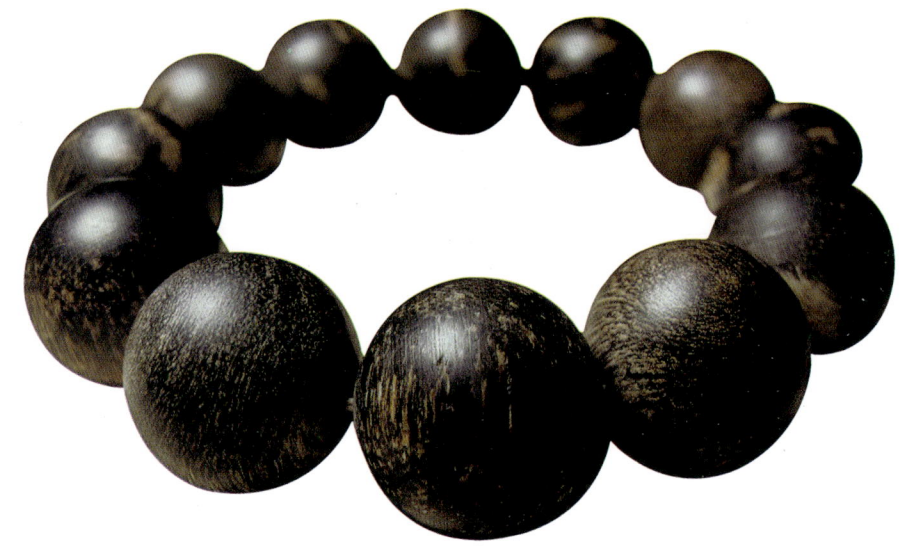

△ **沉香手串精品（12粒）**
产地为印度尼西亚的达拉干

每颗直径2厘米

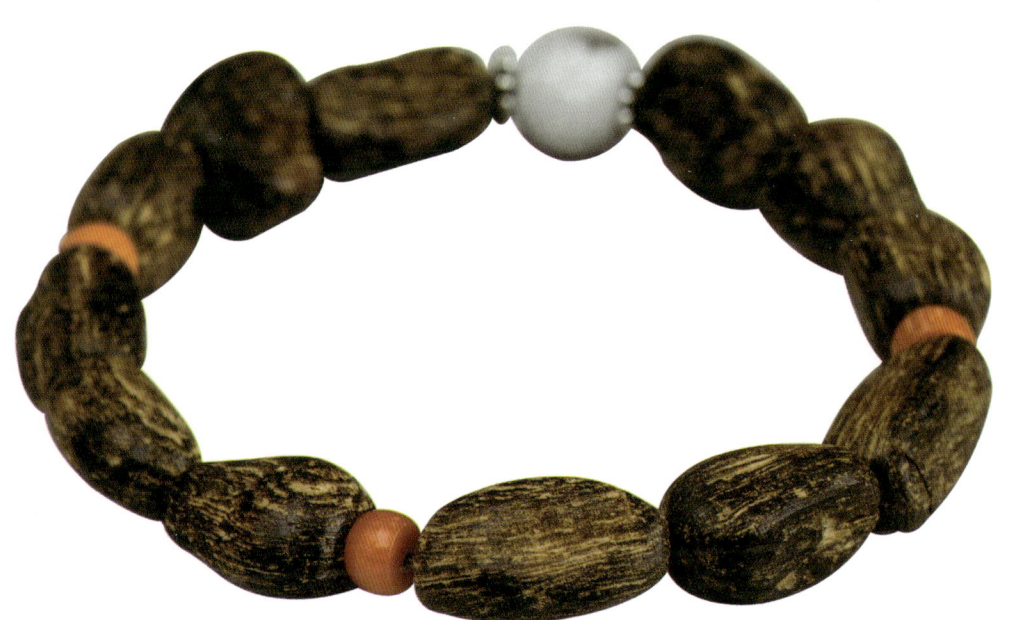

△ **达拉干随形手串**

重约12.8克

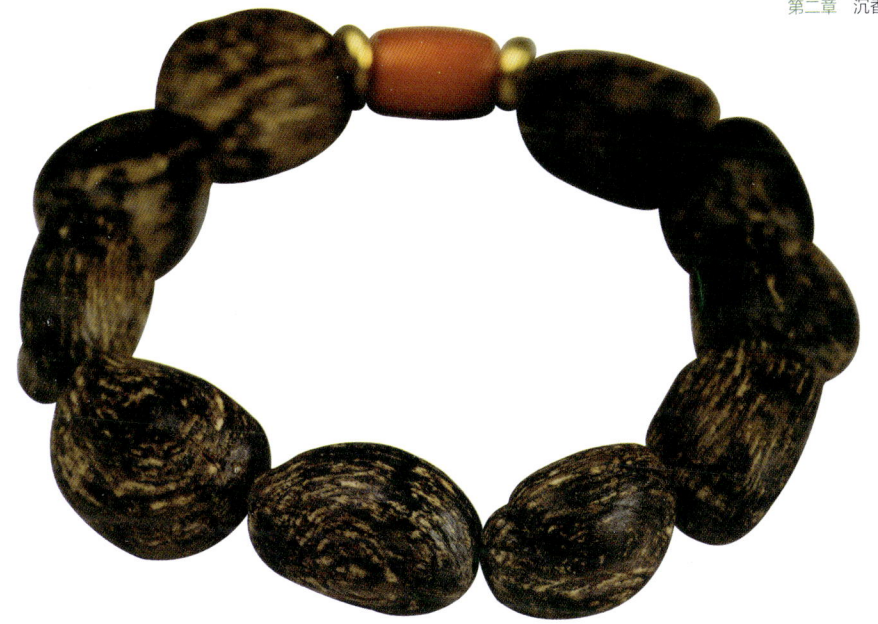

△ **达拉干随形手串**

重约16.8克

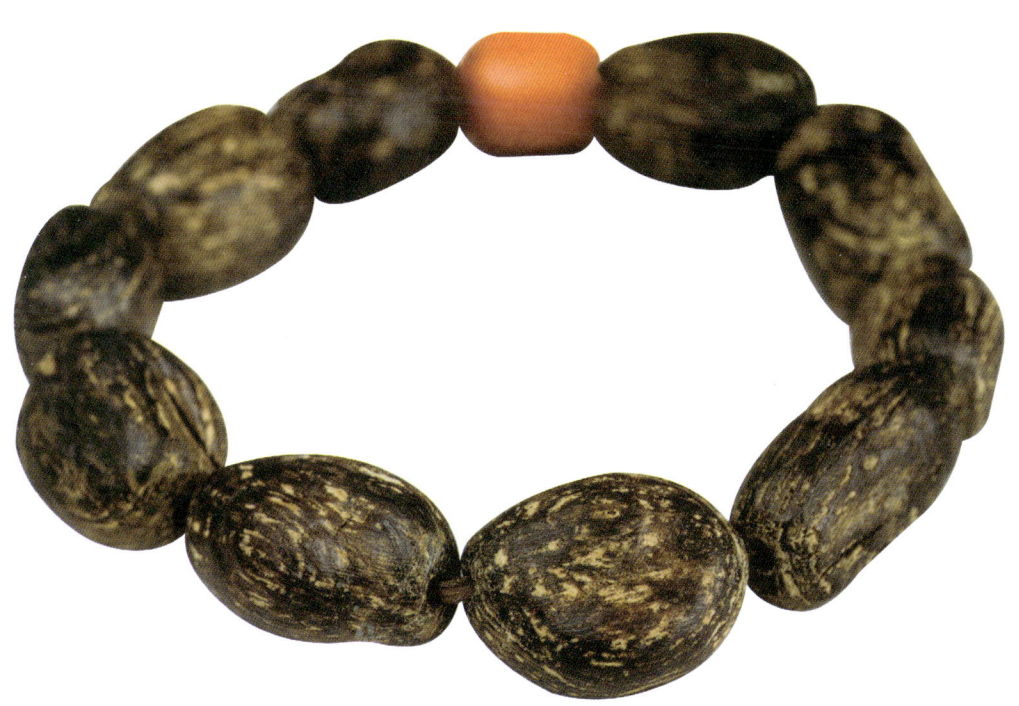

△ **达拉干随形手串**

重约19克

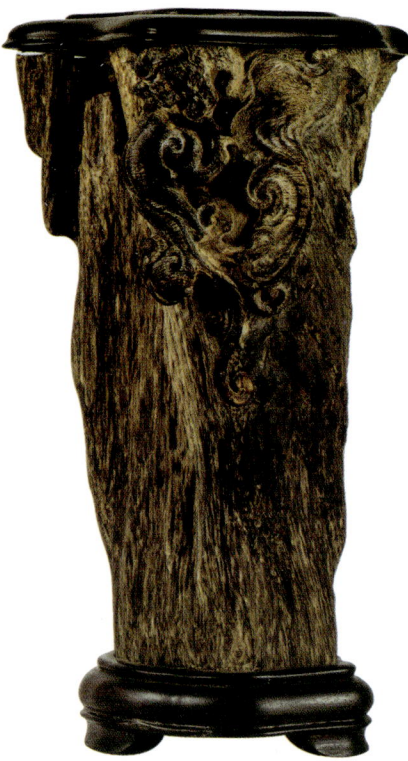

△ 达拉干沉香螭龙纹笔筒

重约226克

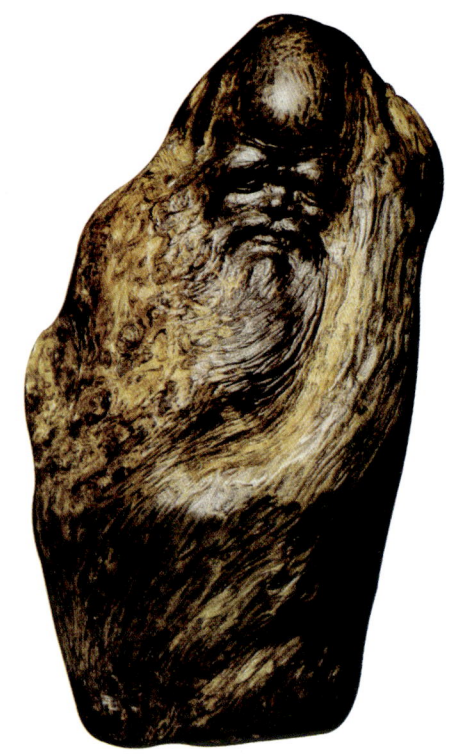

△ 达拉干沉香寿星摆件

高7厘米，重约48.9克

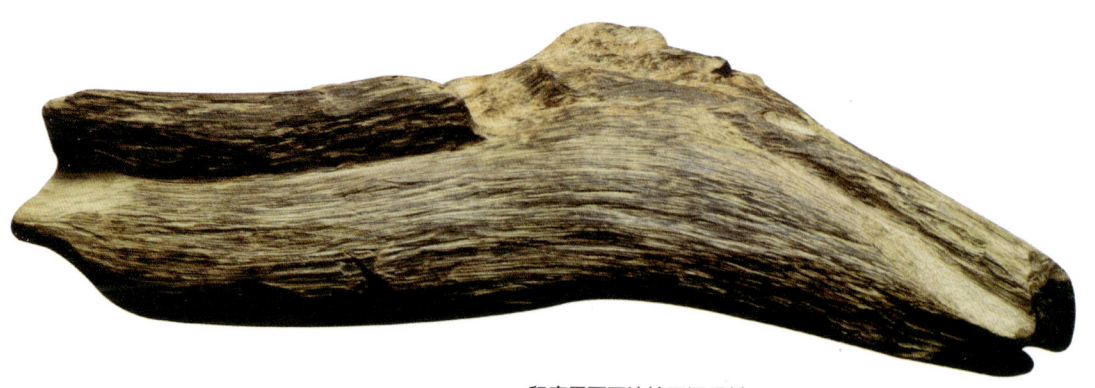

△ 印度尼西亚达拉干沉香料

重约340克

（2）马尼脑

马尼脑产区位于达拉干北部，也是十分有名的一线产区。马尼脑沉香香味浓重，且香气持久、绵长，与达拉干沉香香气较为接近。若细细品味，仍可感觉到有所不同，特别是入鼻后香气的乳味厚重感，要高于达拉干沉香。

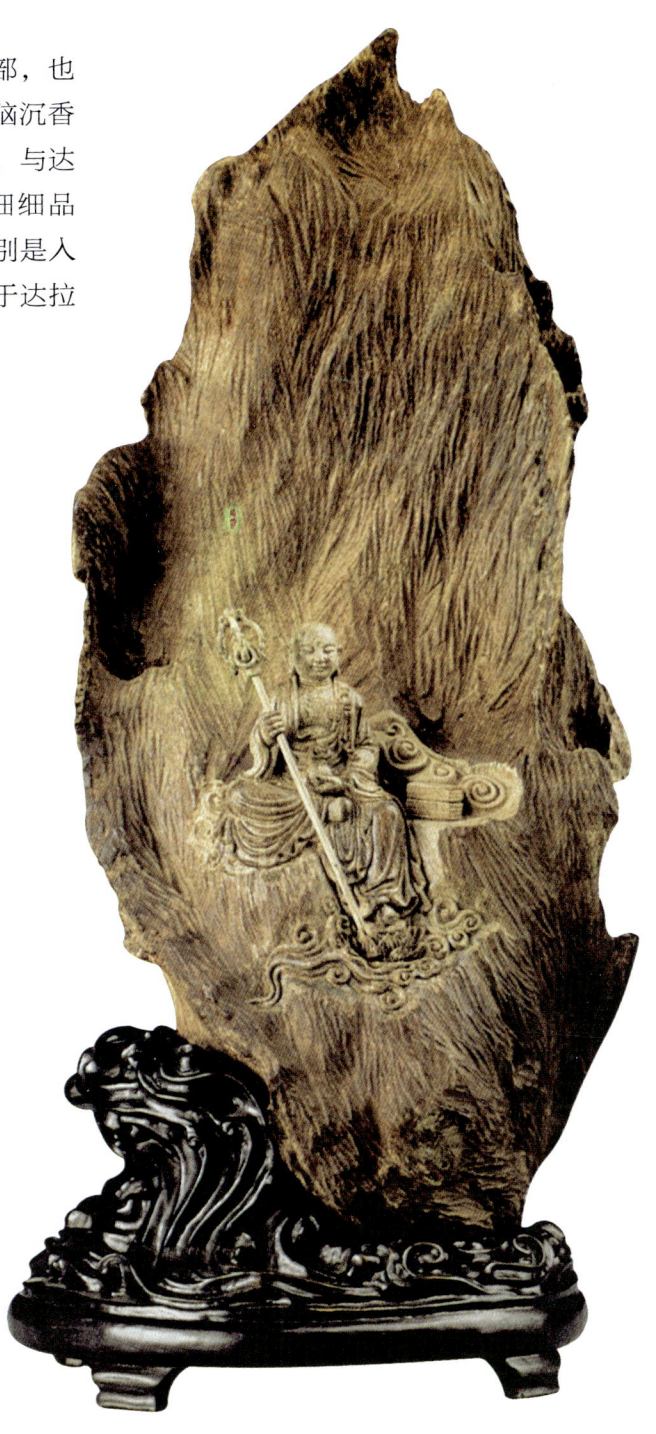

▷ **地藏王菩萨摆件**

产地为马尼脑

高30厘米，重632克

此件作品中所刻绘的地藏王像表情恬静，眉目慈祥，双耳垂肩。造像身披袈裟，一手持杖于胸前，一手掌握法器，一足放于莲花宝座之上，衣衫自然下垂，褶皱流畅。身边放置经文，全身置于祥云之间。

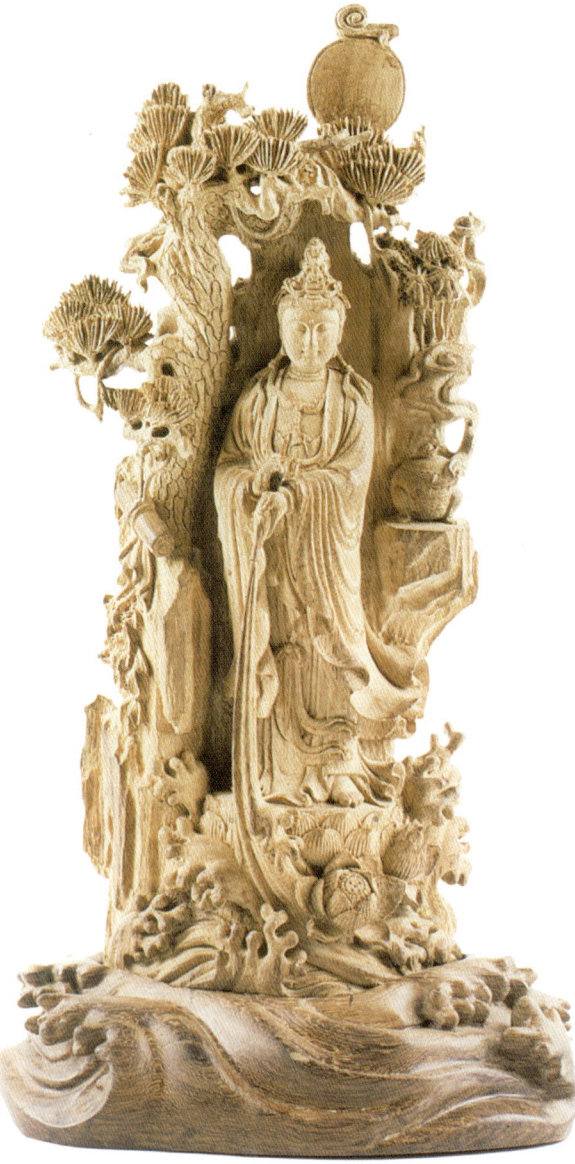

◁ **圆满滴水观音**

产地为印度尼西亚的马尼脑

长22厘米，宽20厘米，高40厘米

观音立于灵芝之上，神态高贵，左手莲花指，右手持净瓶，背后圆形光环，保佑人们事事圆满，心想事成。雕刻细致入微，衣裙自然飘扬。

▷ **沉香佛珠**

产地为印度尼西亚的马尼脑，沉水

每颗直径为0.1厘米，108颗，78克

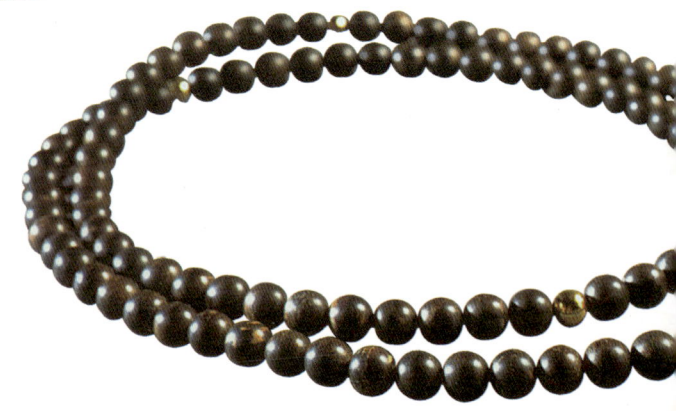

（3）安汶

安汶（也译为安鹏）是位于印度尼西亚伊利安岛和苏拉维西岛之间的一个小岛。尽管安汶产区小，但是安汶所产沉香的品质很高。安汶沉香香味浓郁，优质者甜、奶味出众，现该产区所产沉香也已较少。

（4）加里曼丹

加里曼丹岛是印度尼西亚的一个大岛，物产富饶，盛产沉香，然而近年来品质较高的加里曼丹沉香也已经十分罕见了。加里曼丹沉香是印度尼西亚沉香一个标杆性质的存在，收藏爱好者通常以加里曼丹沉香的价格来衡量印度尼西亚沉香的市场行情。上面所提及的达拉干、马尼脑均位于加里曼丹岛上。加里曼丹正产区所产沉香香味出众，以奶香味为主，燃烧后香气虽略带青涩，但依然清香宜人。

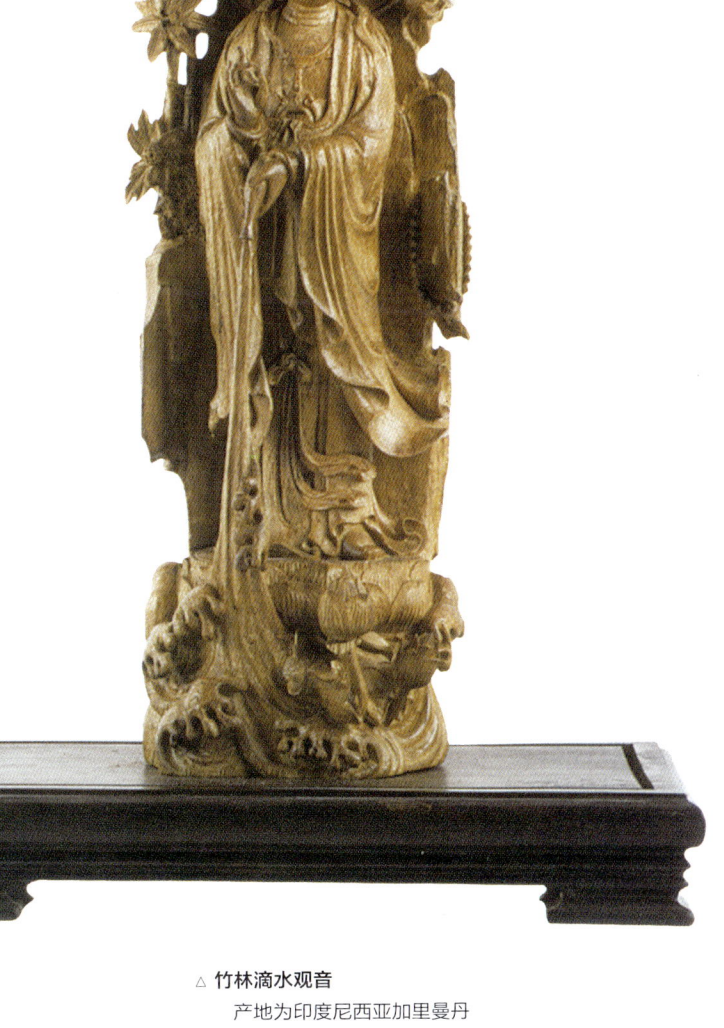

△ 竹林滴水观音

产地为印度尼西亚加里曼丹

长10厘米，宽5厘米，高33厘米

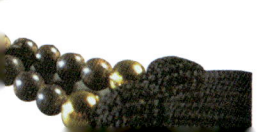

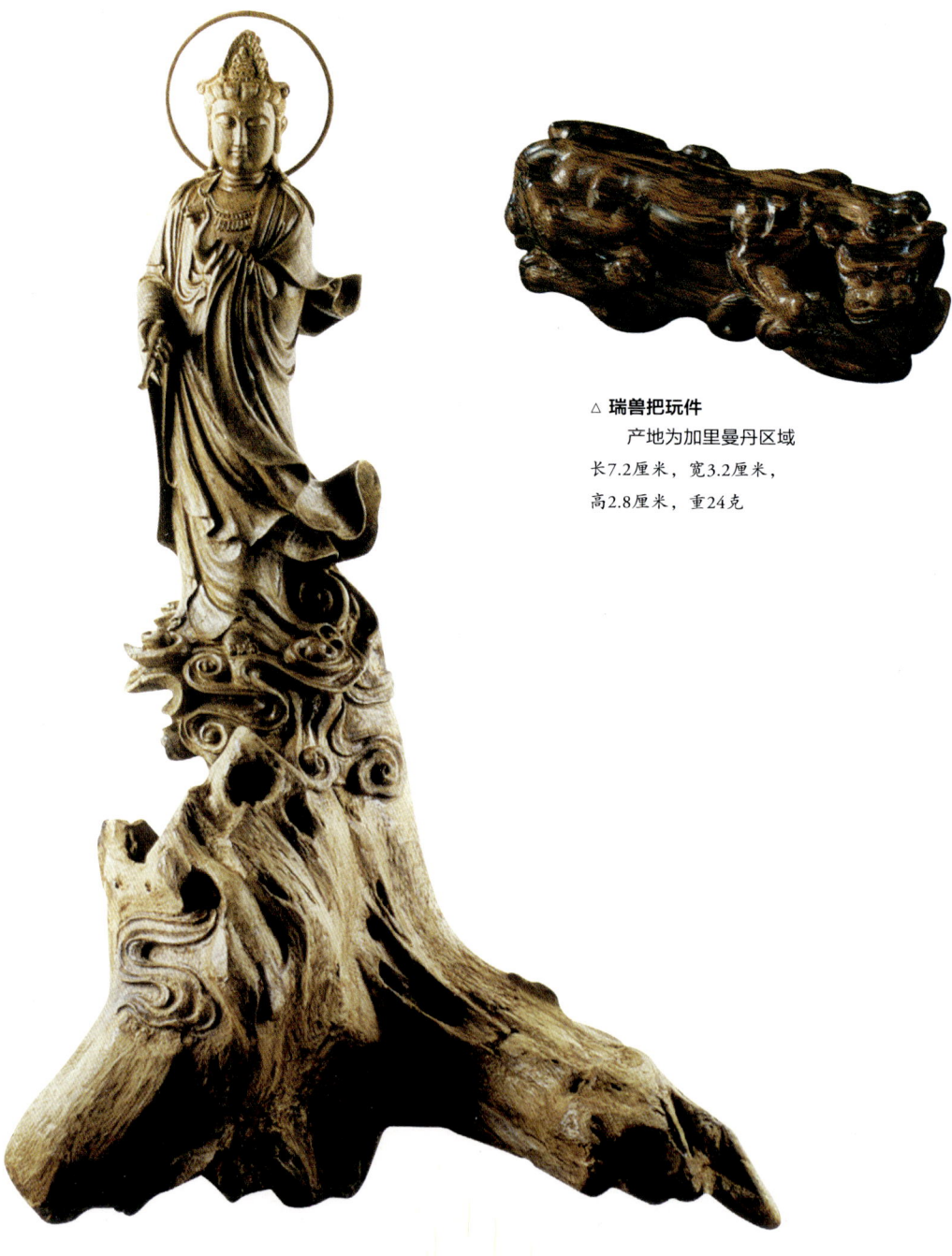

△ **瑞兽把玩件**
　产地为加里曼丹区域
长7.2厘米，宽3.2厘米，
高2.8厘米，重24克

△ **祥云观音**
　产地加里曼丹
长18厘米，宽8厘米，高28厘米

▷ **山水图摆件**
　　产地为加里曼丹
高17厘米，重40.2克
　　此摆件属沉水老料制作，包浆自然，油脂饱满，香气醇厚，雕工精细，意境清幽。

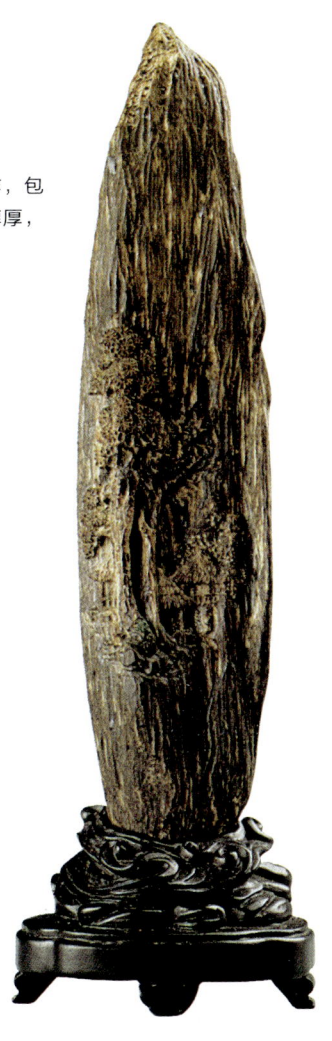

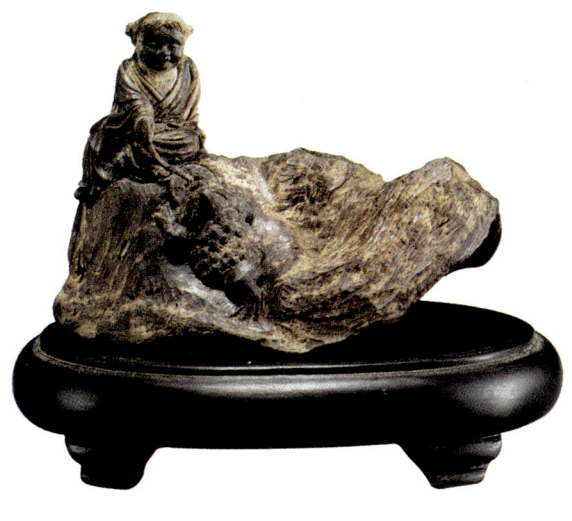

△ **刘海戏金蟾**
　　产地为加里曼丹
长10厘米，重19.3克

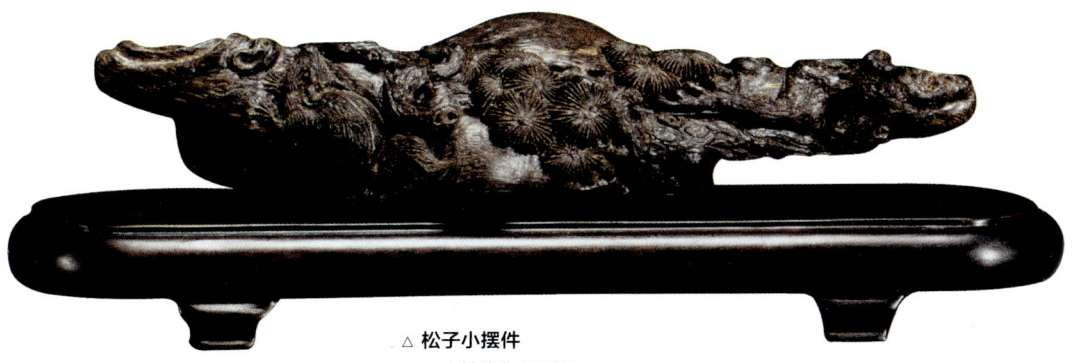

△ **松子小摆件**
　　产地为加里曼丹
长22厘米，重33.4克

（5）伊利安

　　伊利安岛与加里曼丹岛类似，也是印度尼西亚沉香的著名产区，产量较丰，香气也是以奶味为主。但伊利安沉香的香气与加里曼丹沉香有很大区别，伊利安沉香的清香味更淡，奶香味更重，乳味偏腥，泥土气味和油脂香味很浓。

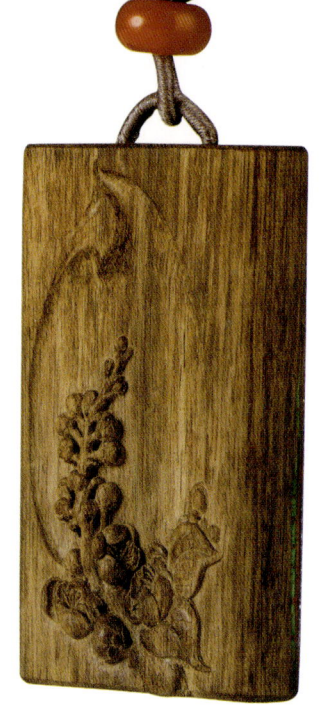

△ 阳刻"菩提叶"方牌
伊利安
重约23克

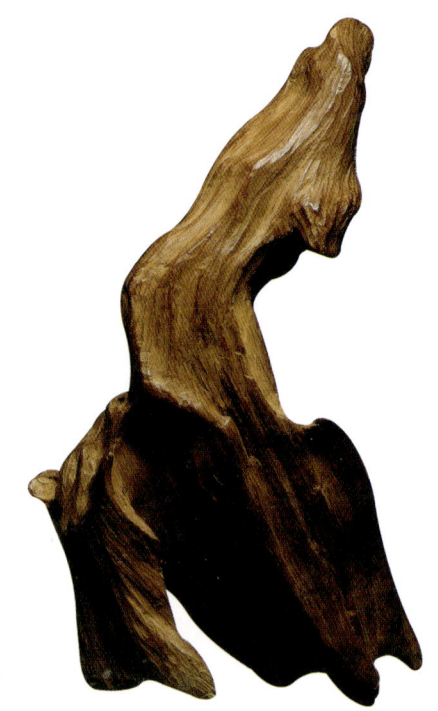

◁ 印度尼西亚伊利安沉香
重约254克

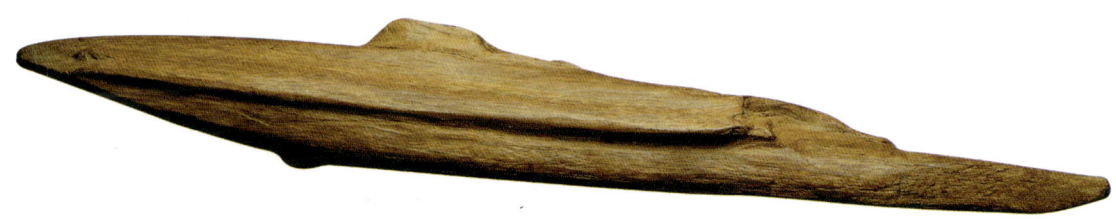

△ 印度尼西亚伊利安沉香
重约524.7克

（6）马来西亚及菲律宾

近年来，因为越南沉香资源日益匮乏，一些沉香商人便将菲律宾和马来西亚所产的沉香带到越南冒充越南沉香出售。马来西亚和菲律宾沉香产量很高，价格相对低廉，且香味也有相似之处。但是较之越南沉香的本味甜、凉，马来西亚和菲律宾沉香还是有很大不同的，其香味更加厚重，香感下行，远不如越南沉香清幽，更比不上国内沉香，而且往往带有很重的酸涩味，品质远不如越南沉香。

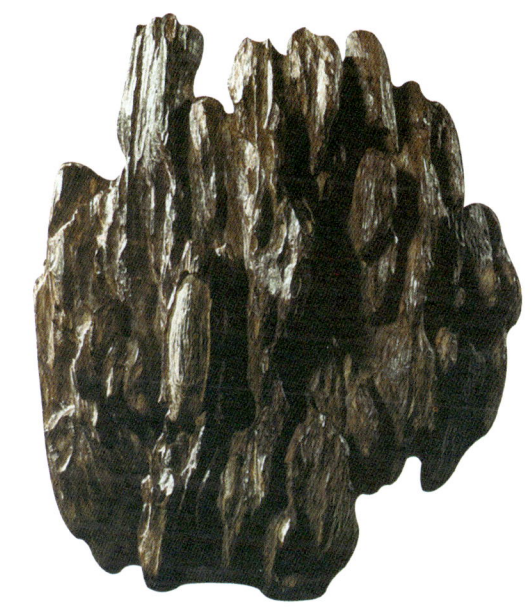

△ 山子摆件
　产地为马来西亚
长18.5厘米，宽9.5厘米，
高23厘米，重1107克

▷ 万象更新
　产地为马来西亚
长38厘米

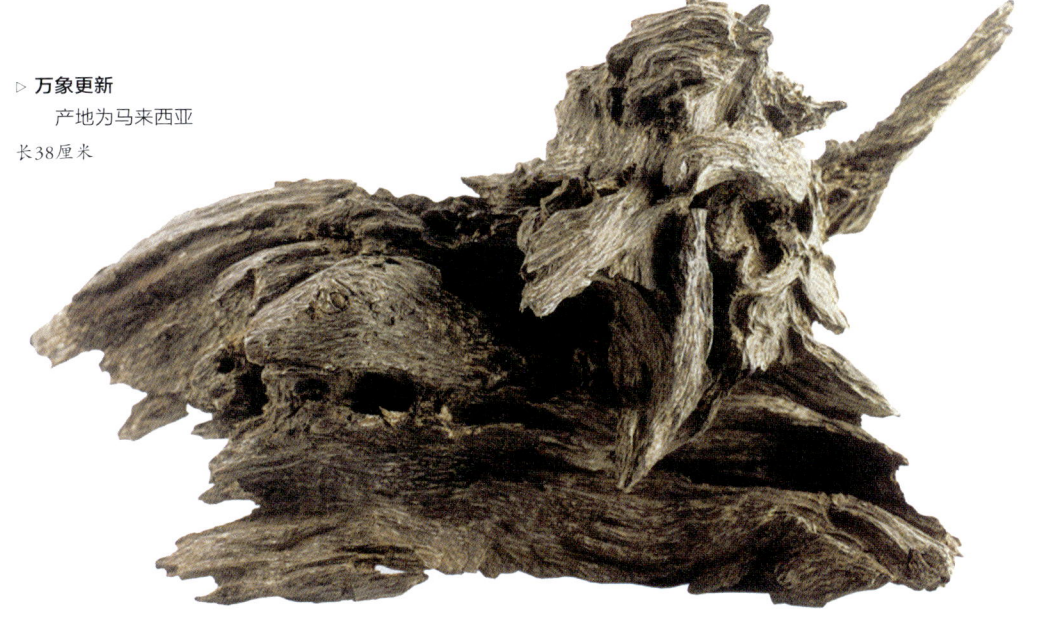

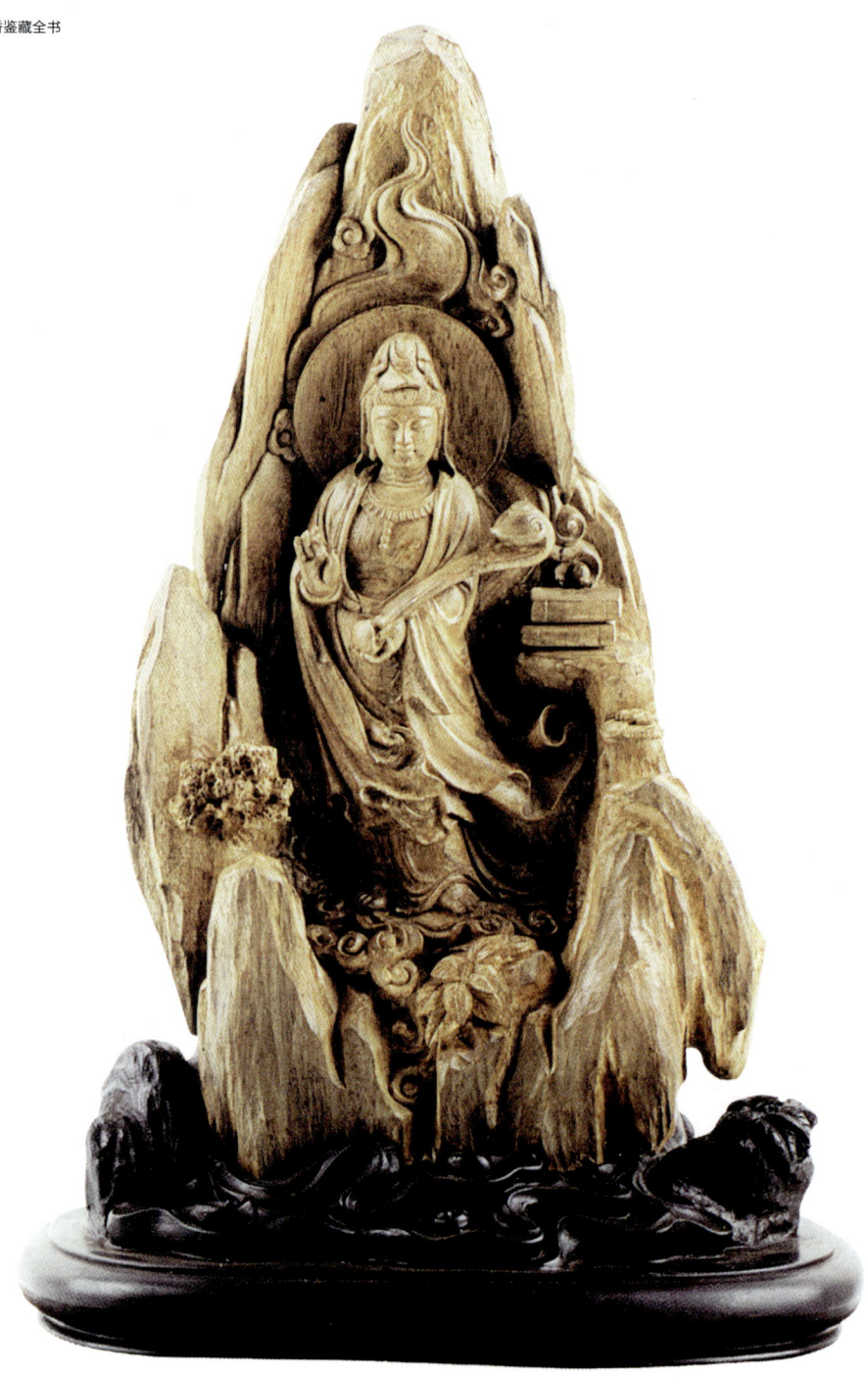

△ 如意观音

产地为马来西亚

长20厘米，宽10厘米，高32厘米

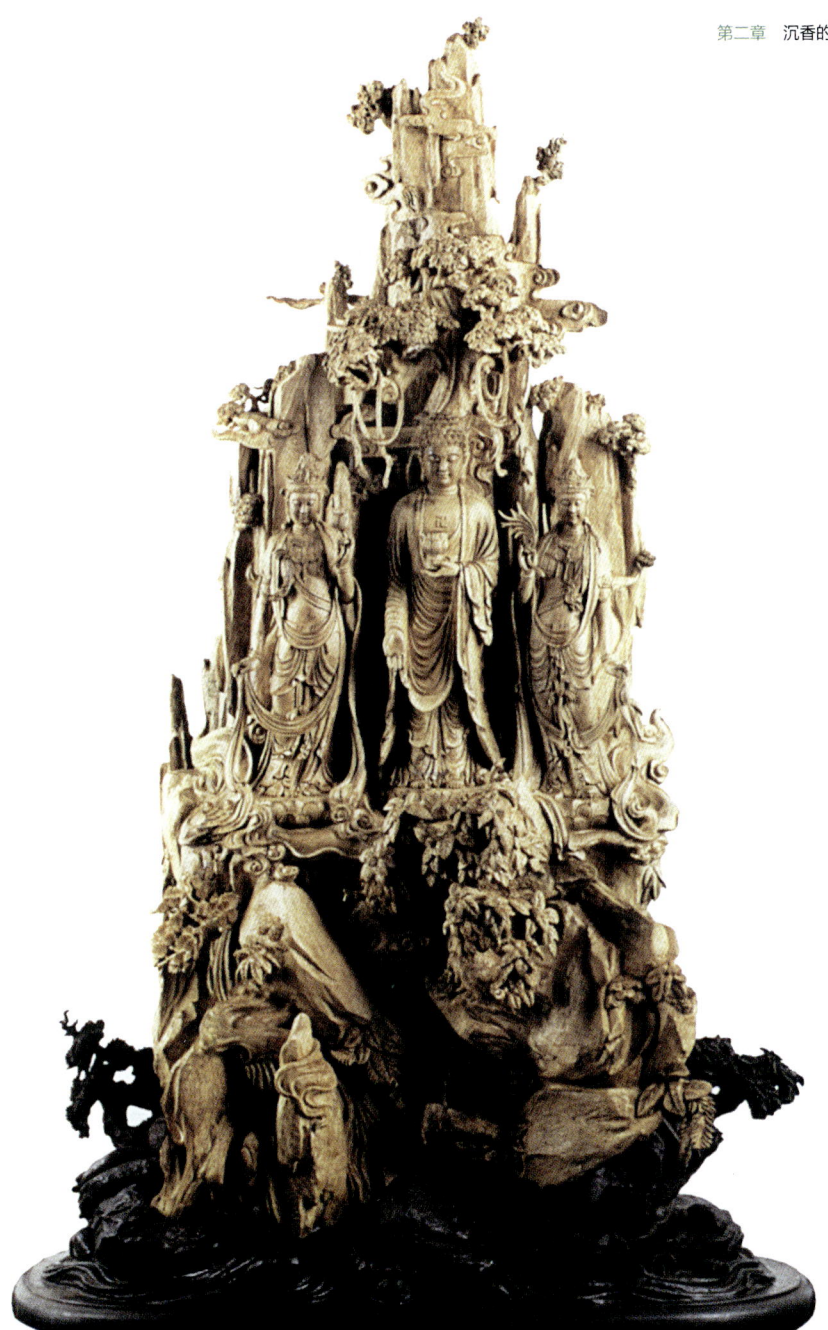

△ **西方三圣**

　　产地为马来西亚

长33厘米，宽13厘米，高63厘米

　　西方三圣就是我们经常所看到的佛像里面的阿弥陀佛、观世音菩萨和大势至菩萨。阿弥陀佛是表无量的光明、无量的寿命、无量的功德。观音菩萨是表大慈悲，宇宙的大慈悲。大势至菩萨是代表喜舍。

（7）文莱与巴布亚新几内亚

　　文莱是东马来西亚岛上的一个小国，也产沉香，属二线产区。所产之沉香往往带有药味，且生涩味较浓。巴布亚新几内亚所产沉香也称巴布亚沉香，产量颇丰，但品质一般，价格相对低廉，品质出众的巴布亚沉香也会有浓郁的奶香味，但有时也会出现腥臭味。

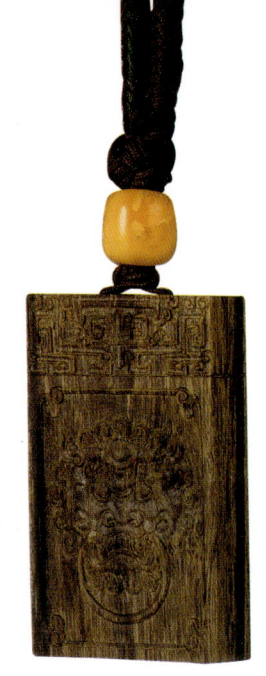

△ 文莱阳刻铺首纹方牌
重约25克

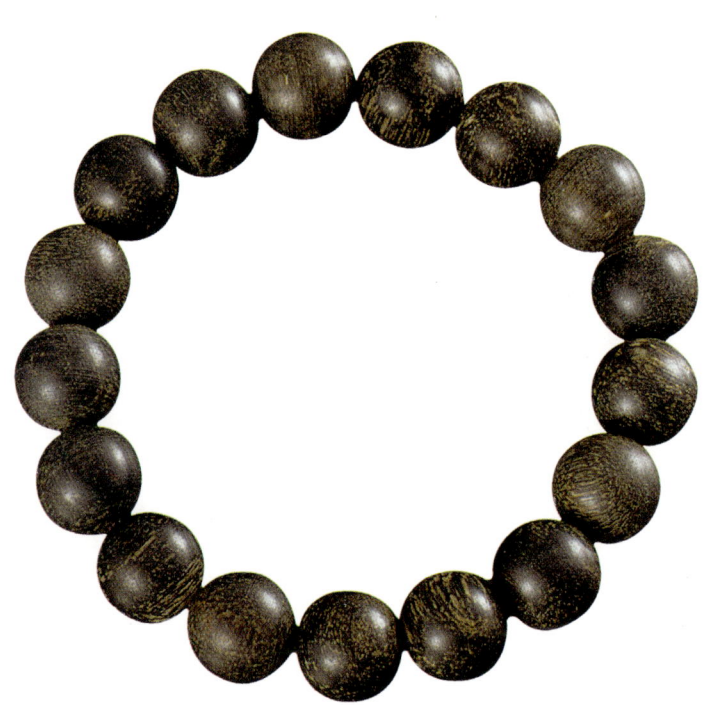

△ 手串（17粒）
文莱天然老料沉香
每颗直径1.2厘米

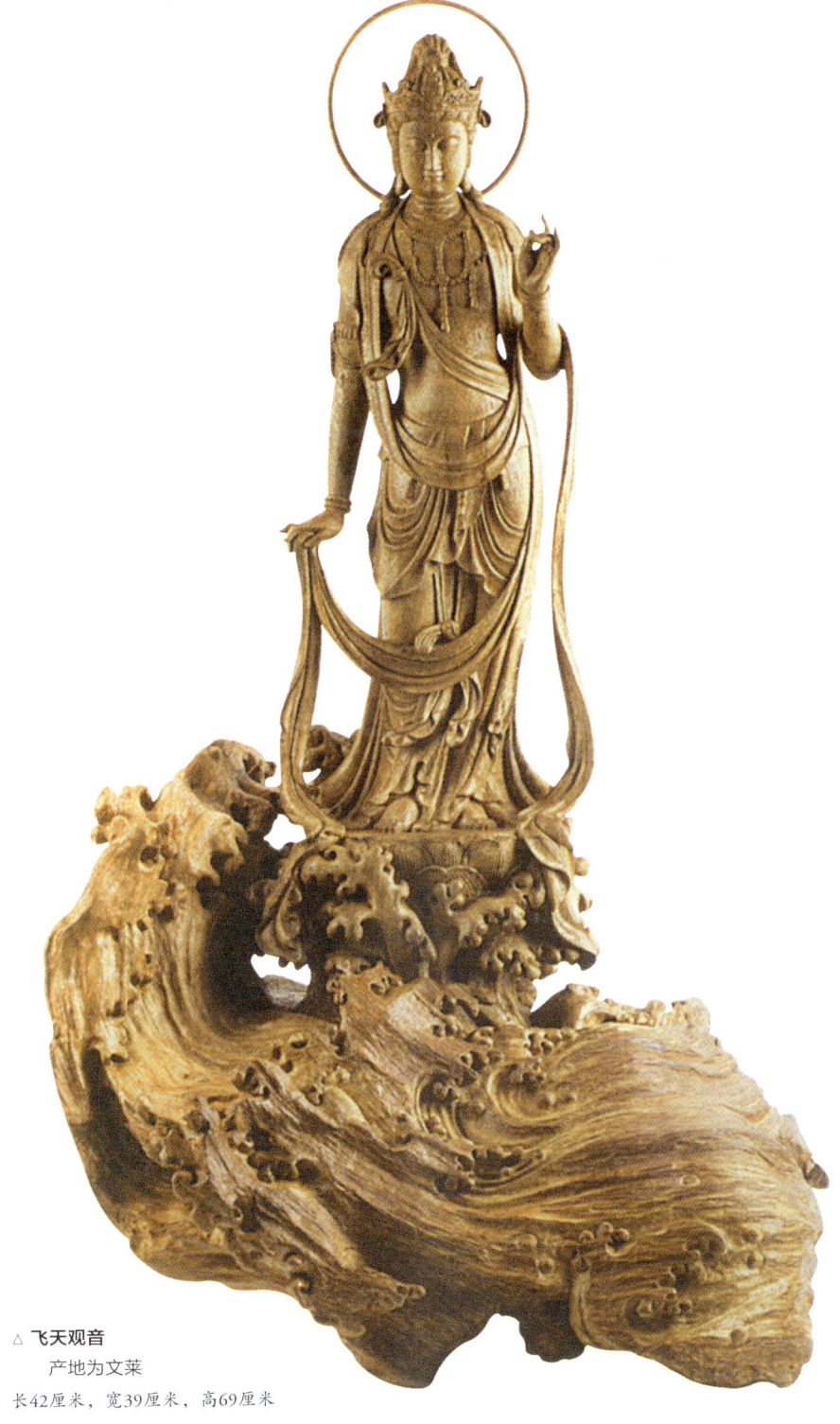

△ 飞天观音
　　产地为文莱
长42厘米，宽39厘米，高69厘米

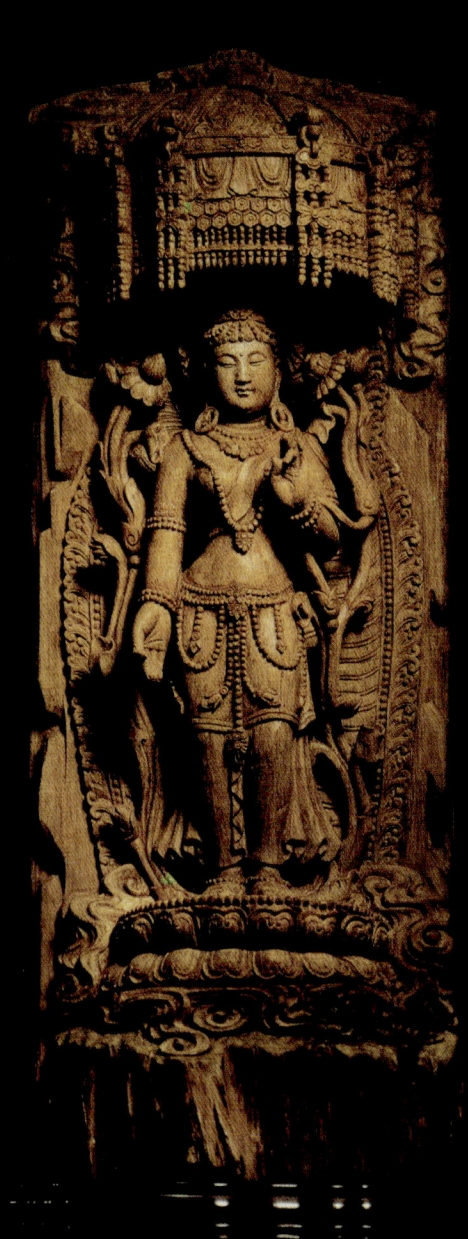

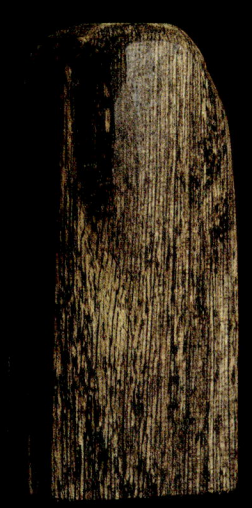

△ **沉香随形印章**
　产地为巴布亚
长0.4厘米，宽0.2厘米，
高0.8厘米，重约63克

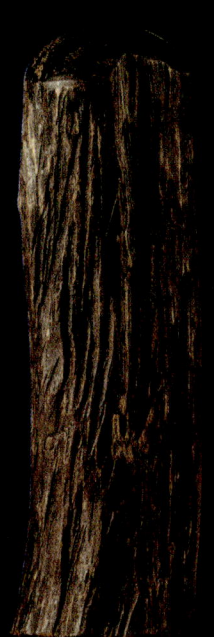

△ **沉香观音像**
　产地为巴布亚
长17厘米，宽17厘米，高40厘米，重约1250克

△ **沉香随形印章**
　产地为巴布亚
重约80克

❀六
沉香制品

目前沉香市场上，沉香香品主要有以下几种类型。

1 | 线香

常见的直线形的熏香，还可细分为竖直燃烧的"立香"，横倒燃烧的"卧香"，带竹木芯的"竹签香"等。

2 | 盘香

盘香也称"环香"，是一种螺旋形盘绕的熏香，可挂起或用支架托起熏烧，有些小型的盘香也可以直接平放在香炉里使用。

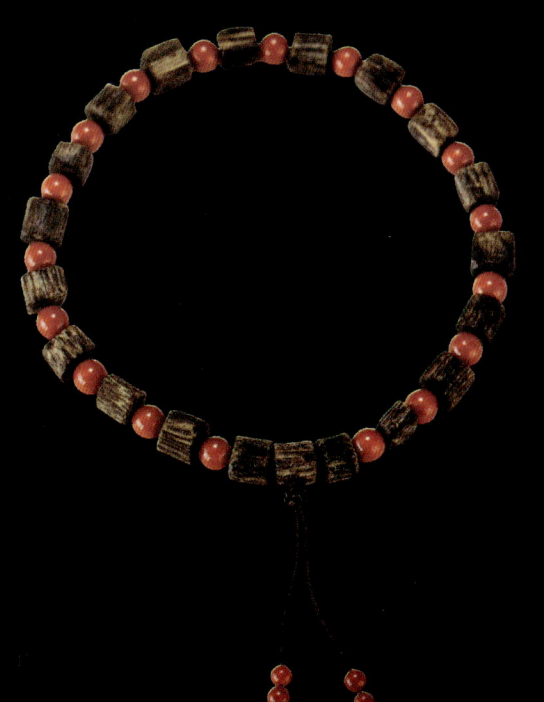

◁ **奇楠念珠**
重约4.8克

3 ｜ 香粉

香粉又称"末香"，为粉末状的香，使用时需利用一些香道器具。

4 ｜ 佛珠

佛珠本称"念珠"，起源于持念佛法僧三宝之名，通常可分为持珠、佩珠、挂珠三种类型。每串佛珠数目表征不同的含义，用以消除烦恼障和报障。

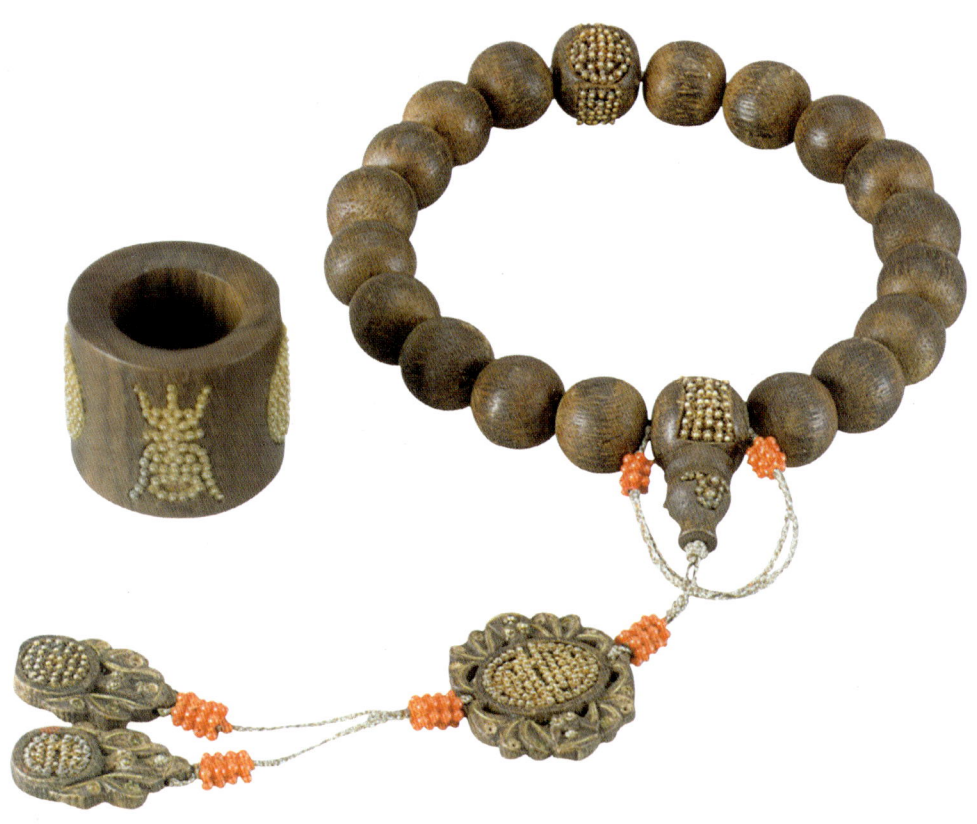

△ **沉香雕念珠及团寿扳指　清中期**

长29厘米，每颗念珠直径1.5厘米，扳指直径3.6厘米，念珠重25克，扳指重38克

这对手串和扳指均为上等沉香木所制。手串为20颗直径为1.5厘米的沉香木珠串聊而成，木珠大小相若，材质无异，结珠和佛头刻有金色纹饰。结牌乃为沉香木质量，雕成结，旁穿有珊瑚珠作为点缀。扳指纹理清晰，上刻有金色纹饰，熠熠夺目，打磨光滑。

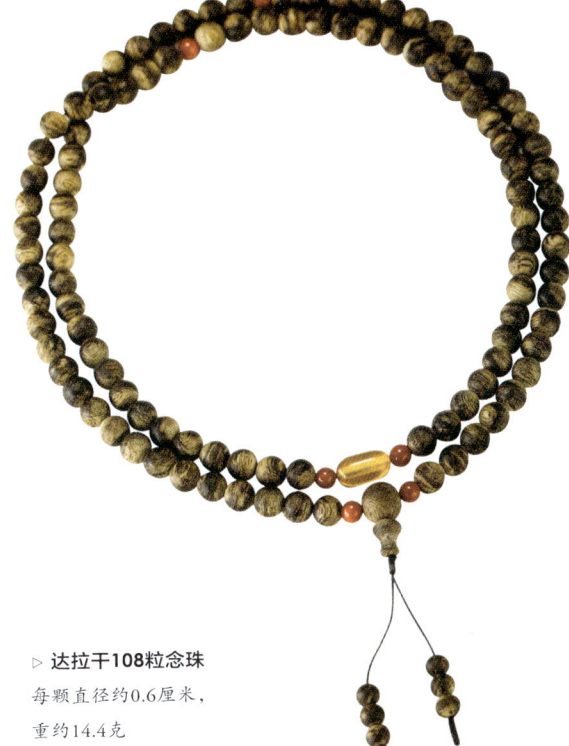

△ **108粒念珠**
产地为马来西亚
每颗直径约1厘米，重约43克

▷ **达拉干108粒念珠**
每颗直径约0.6厘米，
重约14.4克

5 | 吊坠

吊坠是一种佩戴在脖子上的饰品，多用于祈求平安、镇定心志和美观。

6 | 摆件

摆件是摆放在公共区域，如桌、柜或者橱里供人欣赏的东西。造型多种多样，如瓶、炉、壶、如意、花卉、人物、瑞兽和笔筒等。

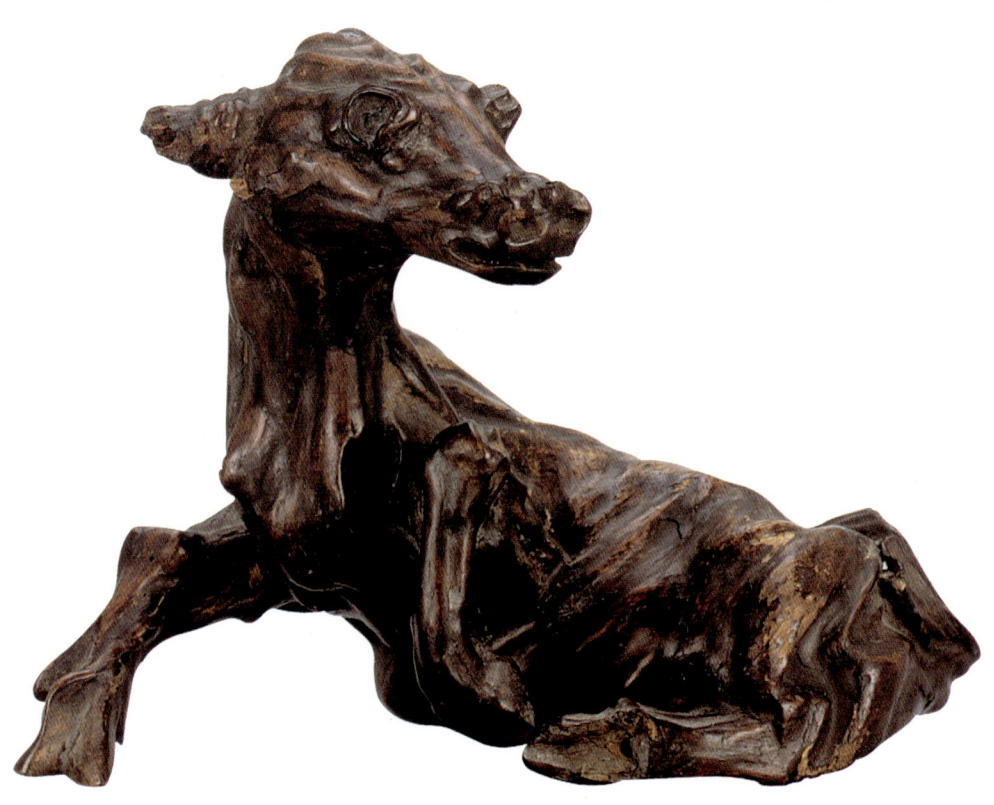

△ **沉香雕卧牛摆件　明代**

长20.5厘米，重341克

这件沉香摆件作牛形，趴卧于地作昂首盼望状，神态安详，骨骼清奇，雕工细腻，包浆厚润，具有极高的收藏价值。

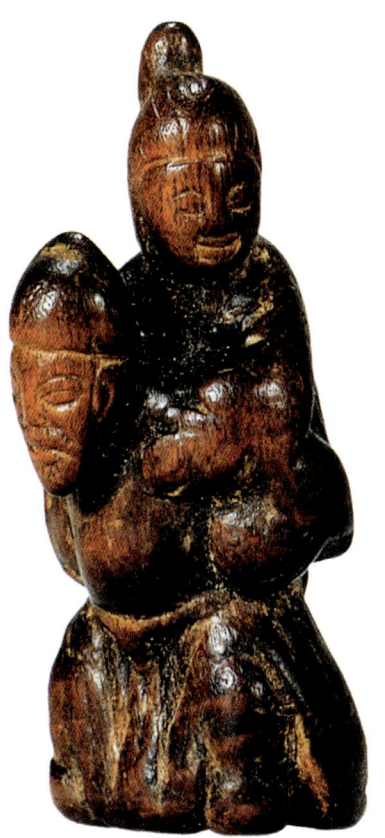

△ **沉香雕人物摆件 清代**
高5厘米

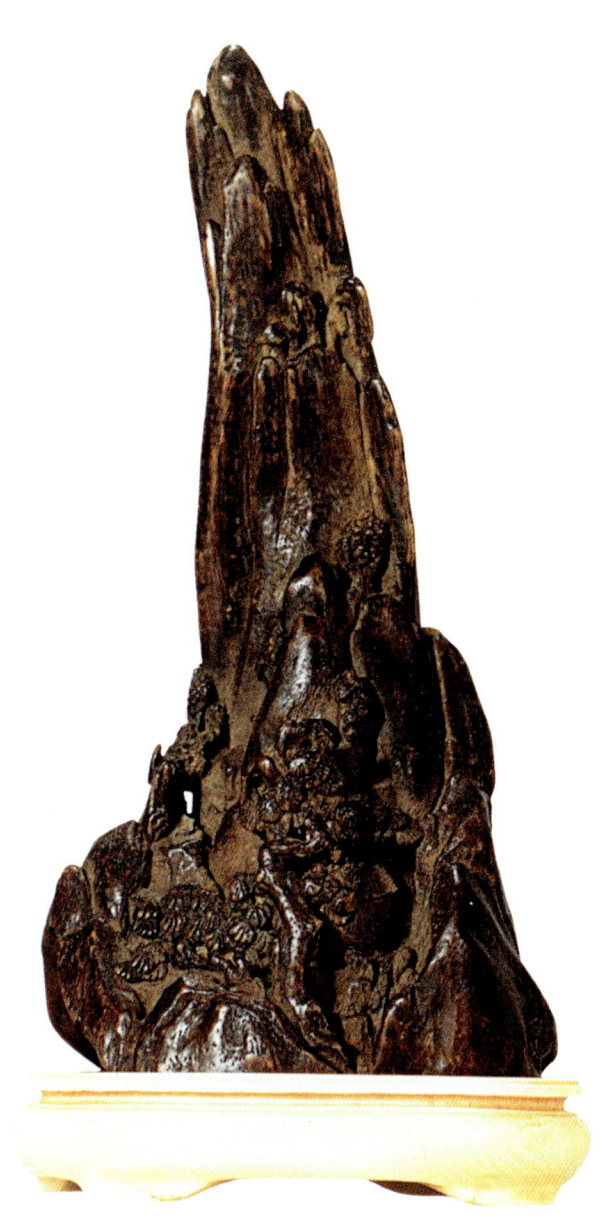

△ **沉香雕山子摆件 清代**
高15.5厘米

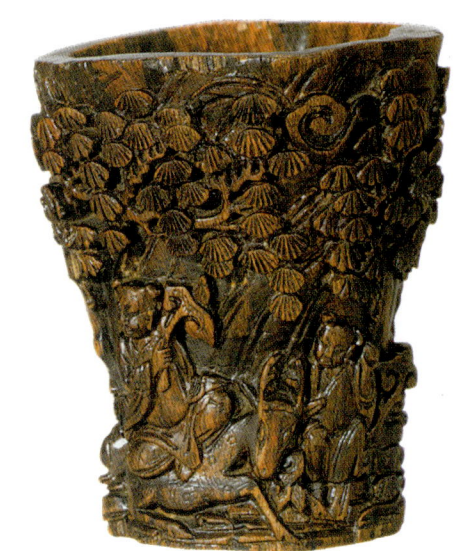

▷ 沉香雕松下高仕图笔筒　清中期
高10厘米

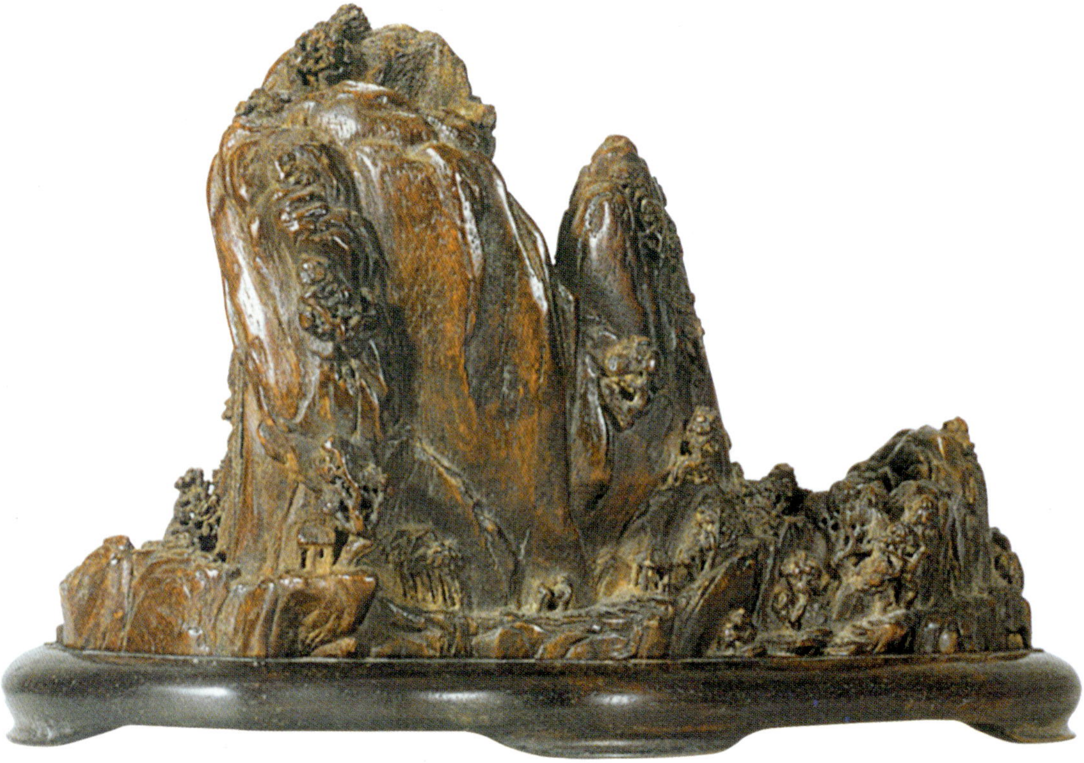

△ 沉香雕山水人物摆件　清代
长21厘米，宽8厘米，高15厘米

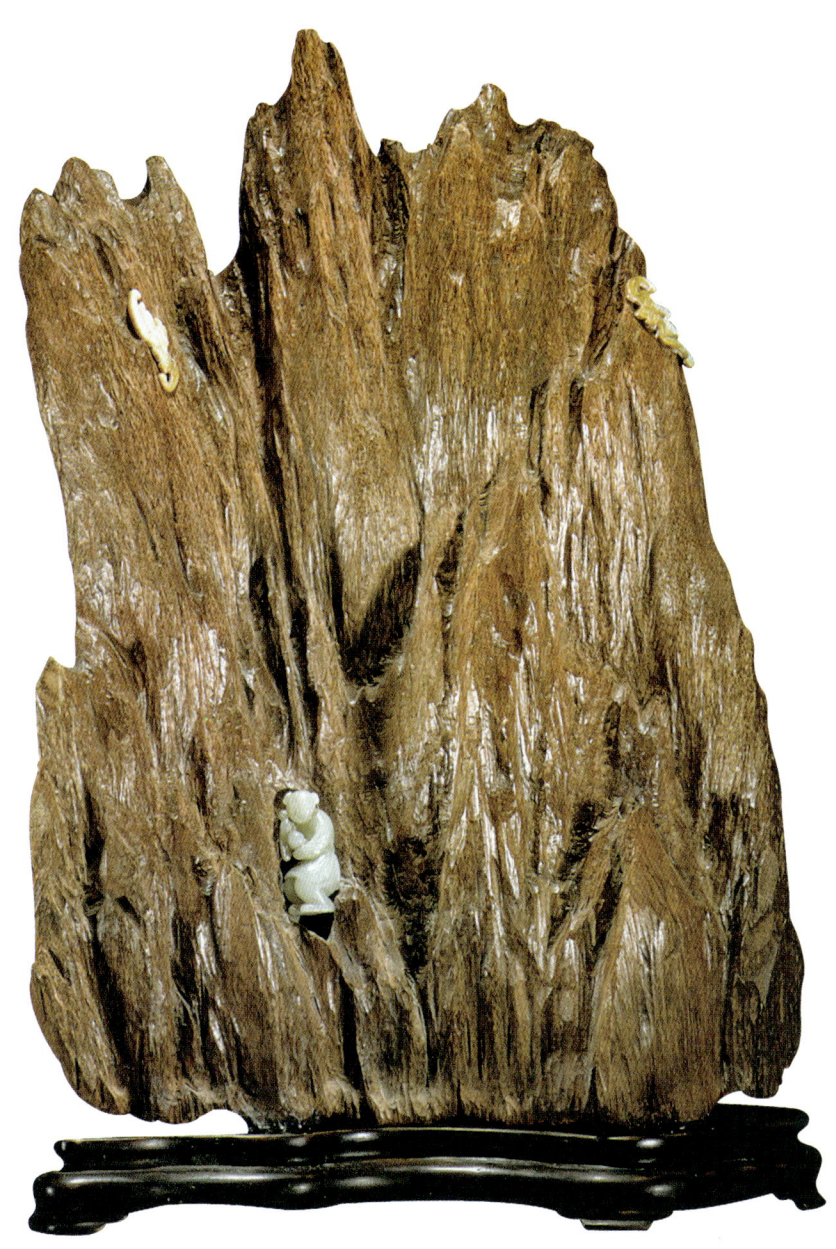

△ 沉香木嵌白玉人物山子　清代

高48厘米

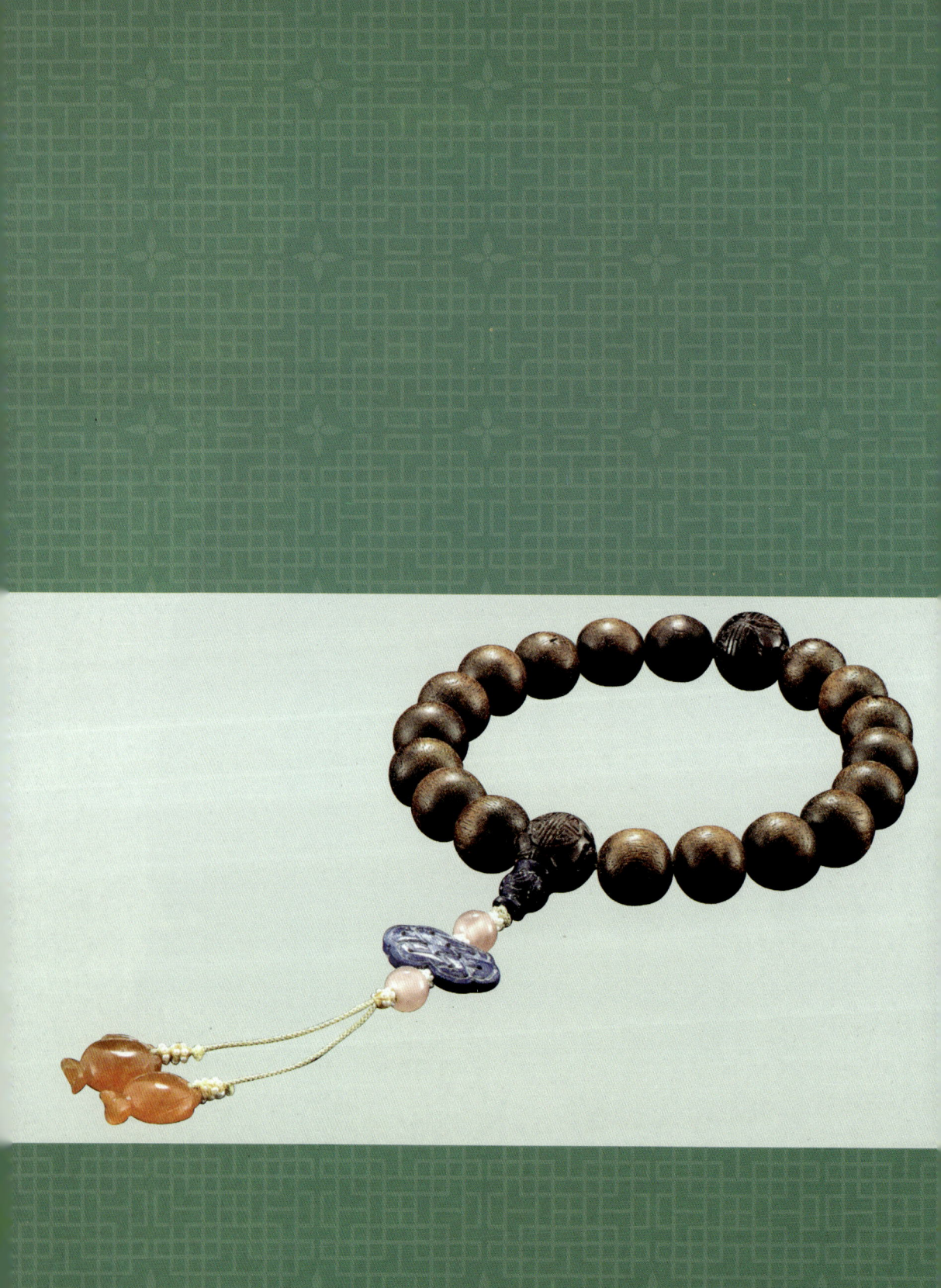

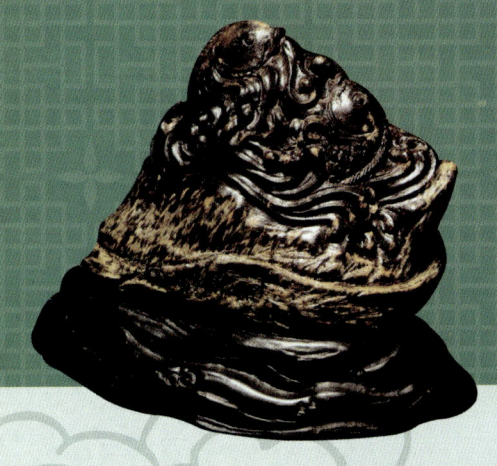

第三章

沉香的鉴别

一
沉香其实并非木材

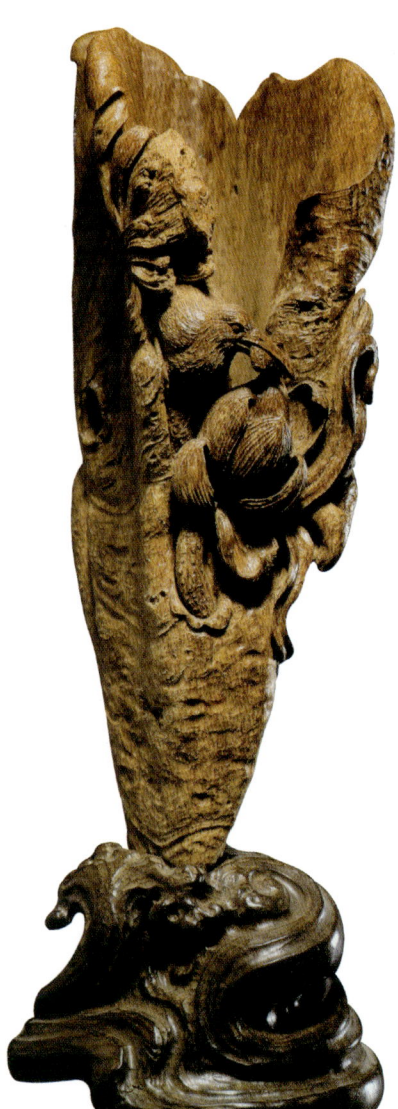

　　沉香的质地看上去像坚硬黝黑的石头，入水即沉，因此几千年来沉香一直披着神秘的面纱。随着在拍卖市场上，沉香木制品身价不断看涨，它也渐渐走出"深闺"，沉香木古玩屡创天价。在拍卖市场上，常常可以看到一些制作精良的沉香木小件，像在2007年中国嘉德秋拍上，清早期沉香木雕山水图笔筒，估价12万～18万元，成交价达到了64.96万元。

　　许多人都听说过沉香，只知其十分名贵却不知其由来，随着沉香收藏的兴起，它的价值越来越得到人们的重视。据了解，沉香作为名贵的药材能纳气平喘等，还可以治疗消化道疾病和心脏病。与檀香不同，沉香并不是一种木材，而是一类特殊的香树"结"出的，混合了油脂（树脂）成分和木质成分的固态凝聚物。

△ **沉香荷花杯**
产地为加布拉
高24.5厘米，重约130.6克

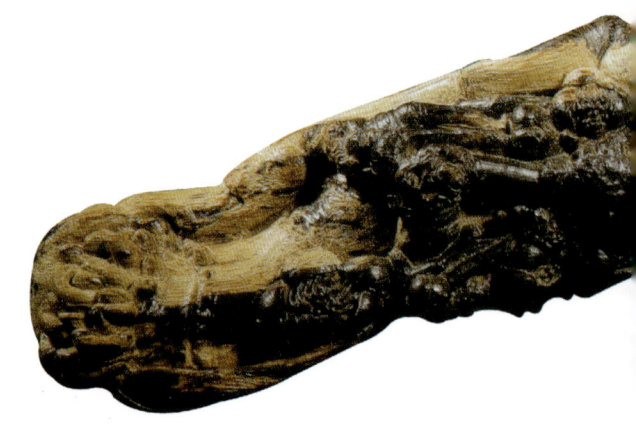

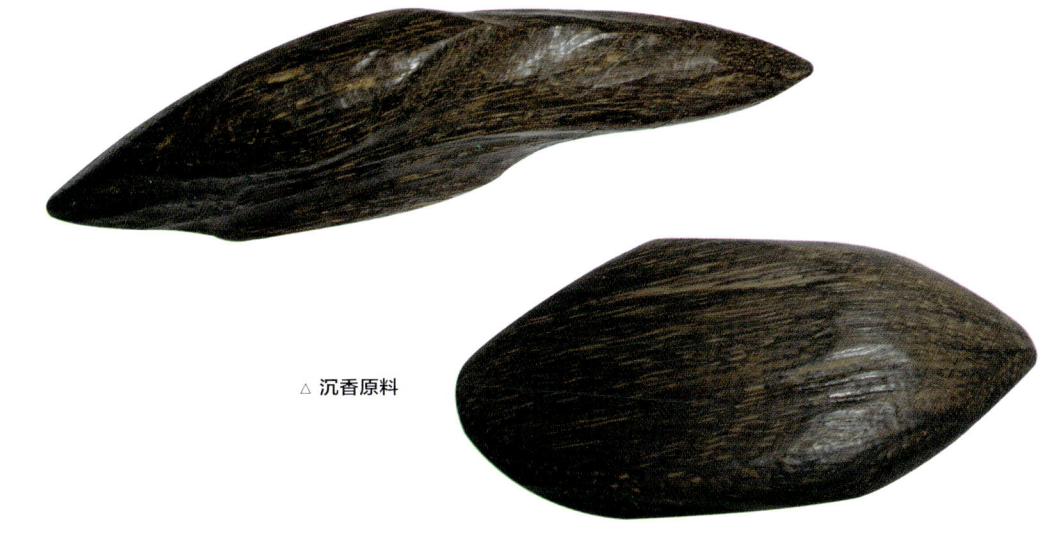

△ **沉香原料**

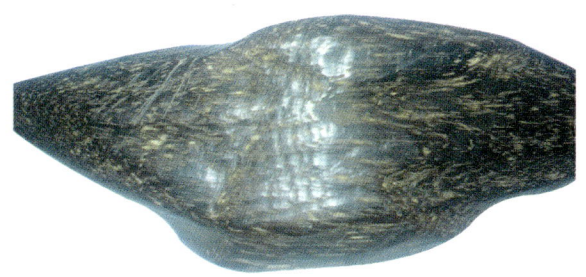

△ **沉香原料**

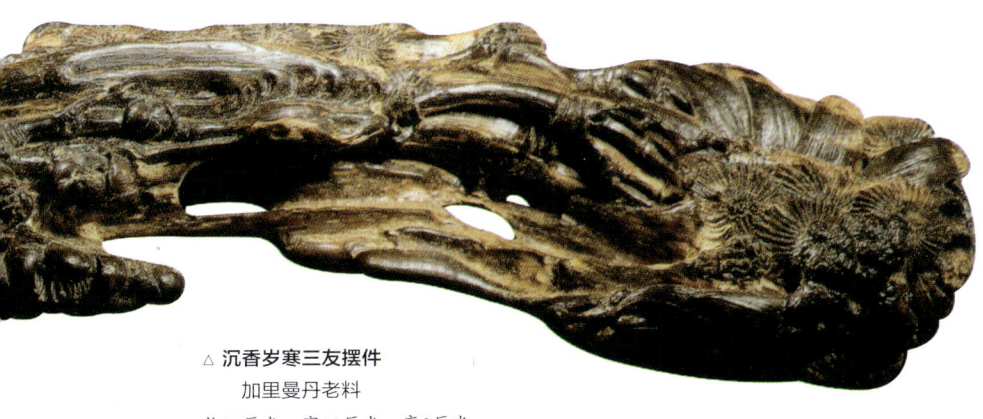

△ **沉香岁寒三友摆件**
　加里曼丹老料
长29厘米，宽10厘米，高9厘米，
重约209.7克

二 生香与熟香的鉴别

　　人们将仍然存留在活香树体内的香体称为"生香""生结""活香"，将离开香树或者所寄存的香树死亡的香体称为"熟香""熟结"和"死香"。

　　"生香"和"熟香"一般通过木质外观和香味来区分。一般情况下，"熟香"比"生香"成香时间更长，且熟化的程度更高。因此，较之"生香"，"熟香"的发香时间更长，纯度更高，香味更加浓郁。但"熟香"也可能由于所处的环境影响，品质退化，所以也有"熟香"品质不如"生香"的情况。

　　"生香"和"熟香"在气味上有着比较明显的区别。"生香"的优点在于具有清新的甜味和凉味，缺点是往往带有一定程度的生涩气味，水分过多。"熟香"的优点在于其醇厚的蜜味和奶味，缺点是往往带有一定程度的霉味。

　　"生香"的"生涩味"主要是香体成香时间较短以及内部的水分未干，香脂的醇化程度太低所致（有些年头较长的"生香"便不会有此缺点）。"熟香"会产生霉味或者酸味，主要原因是"熟香"香体在泥沼中所处时间太长而含有过多杂质，以及香体内木质成分在环境中发生霉变。"熟香"优于"生香"的说法过于绝对，因为不仅有许多开采的"熟香"品质太低，无法品香，而且许多脱离香树的"熟香"在被开采之前便已自然消失，所以"熟香"只是较"生香"更为稀少而已。

　　"生香"和"熟香"在外观上也有明显差别。从外观上看，"生香"由于油脂沿着木质导管扩散生长，所以其油脂线比较明显，木质成分也较突出，用刀去削，会有比较明显的木感。"熟香"因为生长时间过长，受不同环境影响较大，从外表看，油脂线不太突出，且一般质地较为酥脆，用刀去削，会有酥松感。

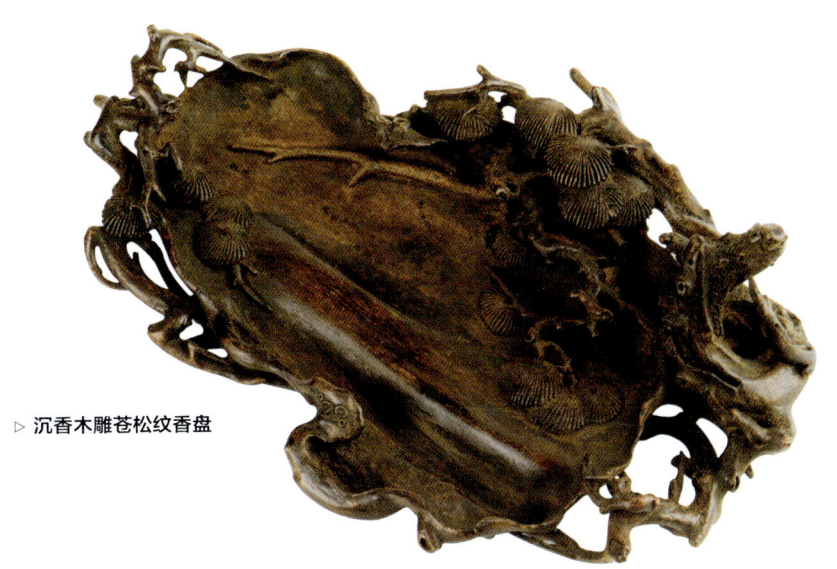

▷ 沉香木雕苍松纹香盘

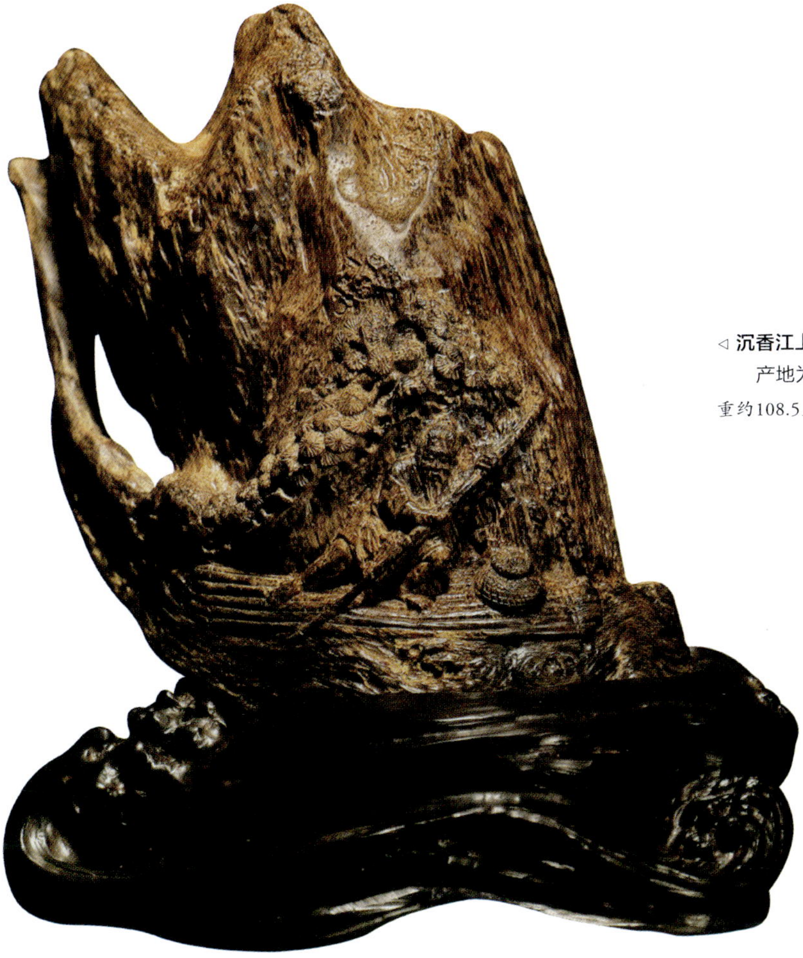

◁ 沉香江上渔者摆件
产地为加里曼丹

重约108.5克

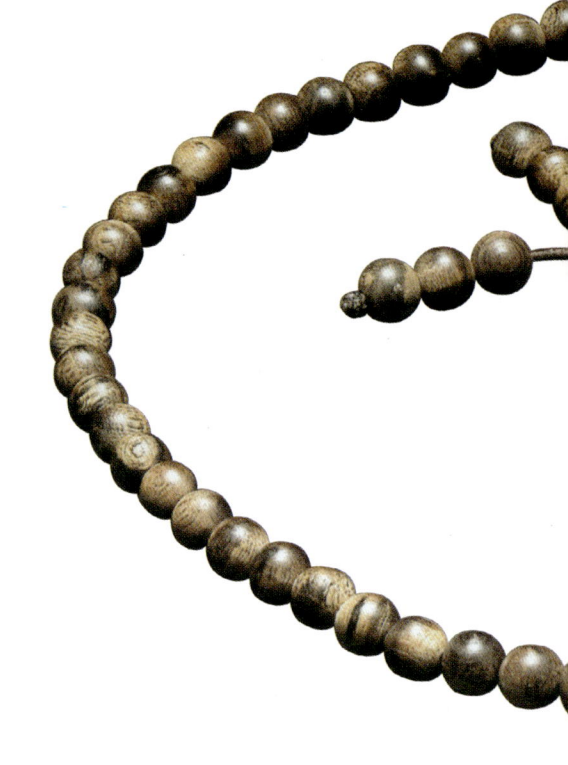

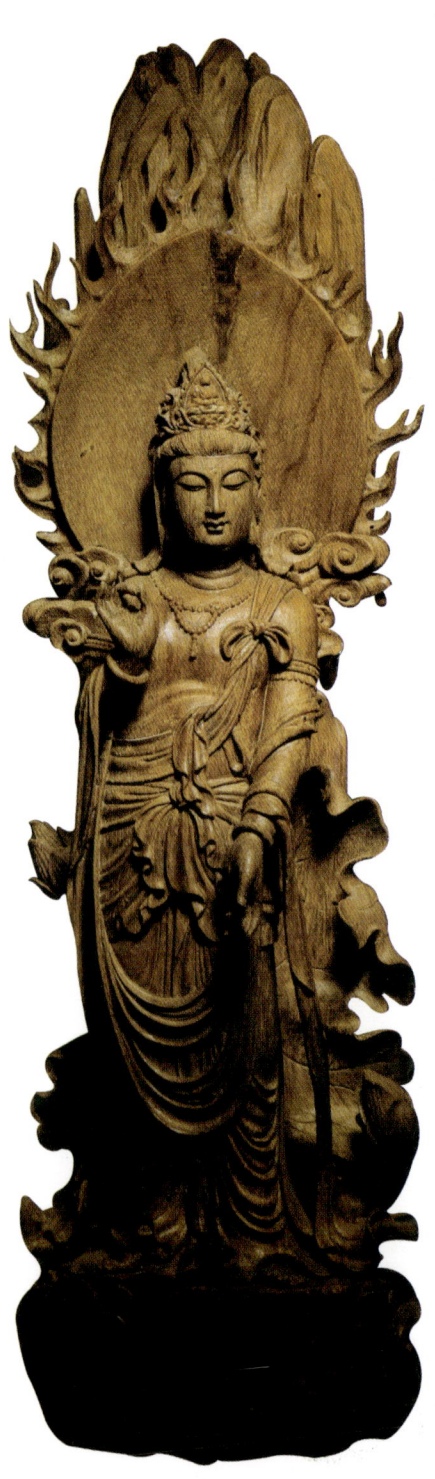

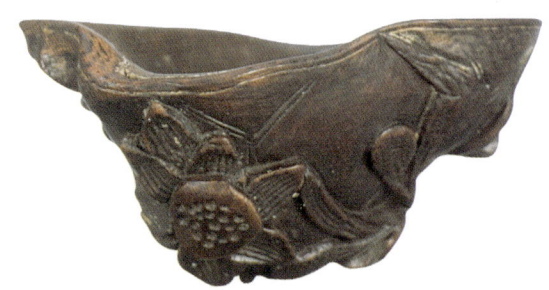

△ 沉香雕荷叶纹小笔舔　清中期

直径4厘米，重8克

◁ 沉香观音像

产地为加里曼丹

重约654.5克

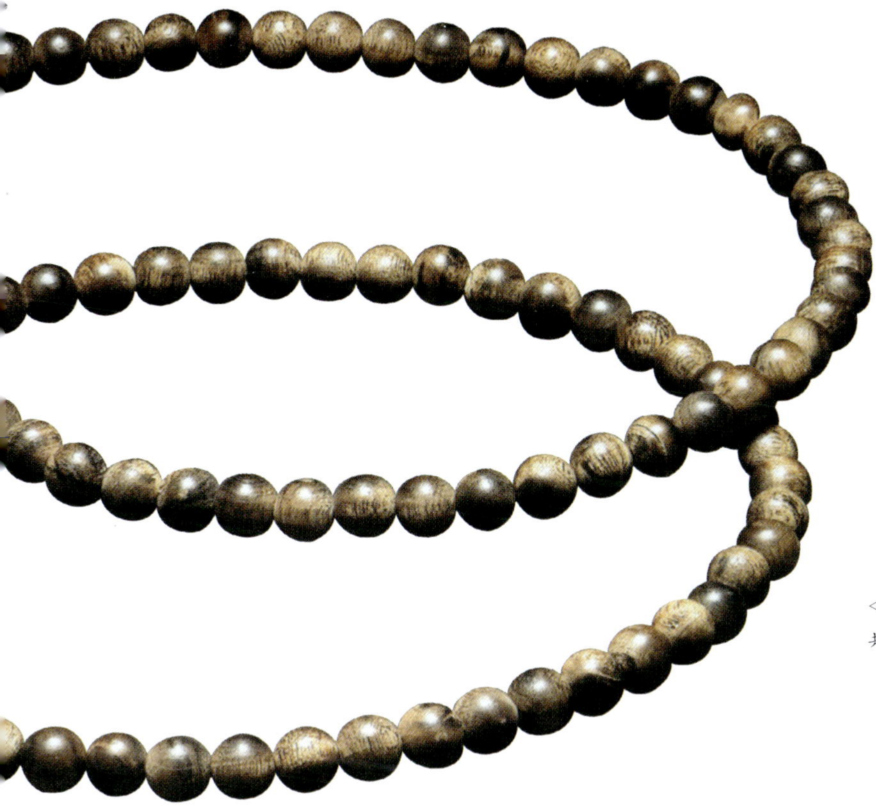

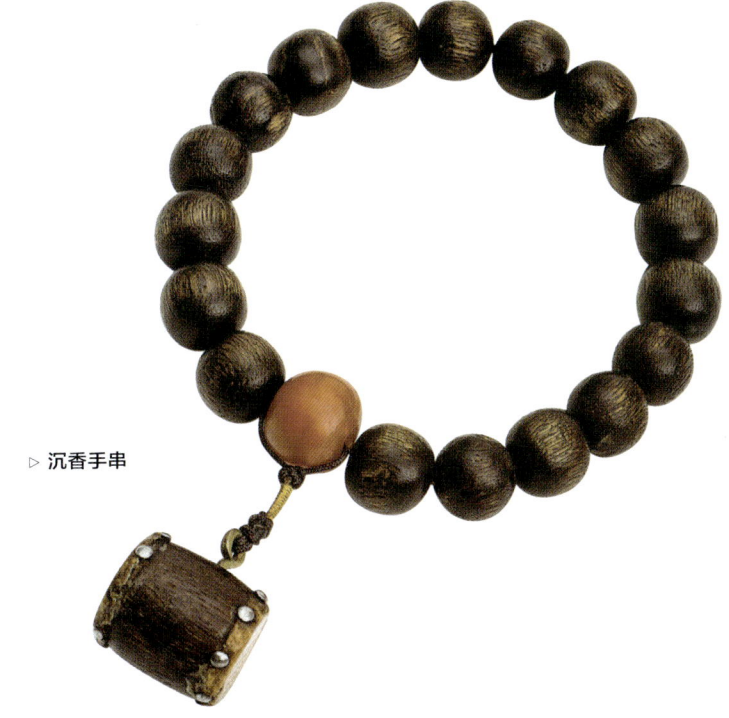

◁ **沉香念珠**

共108颗，周长62厘米

▷ **沉香手串**

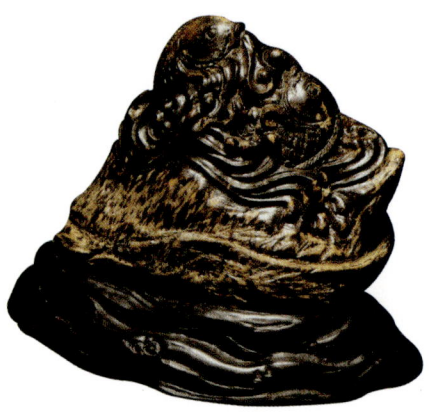

△ 沉香双鱼戏珠摆件
　　产地为加里曼丹

长7厘米，宽5厘米，高6厘米，重约24.3克

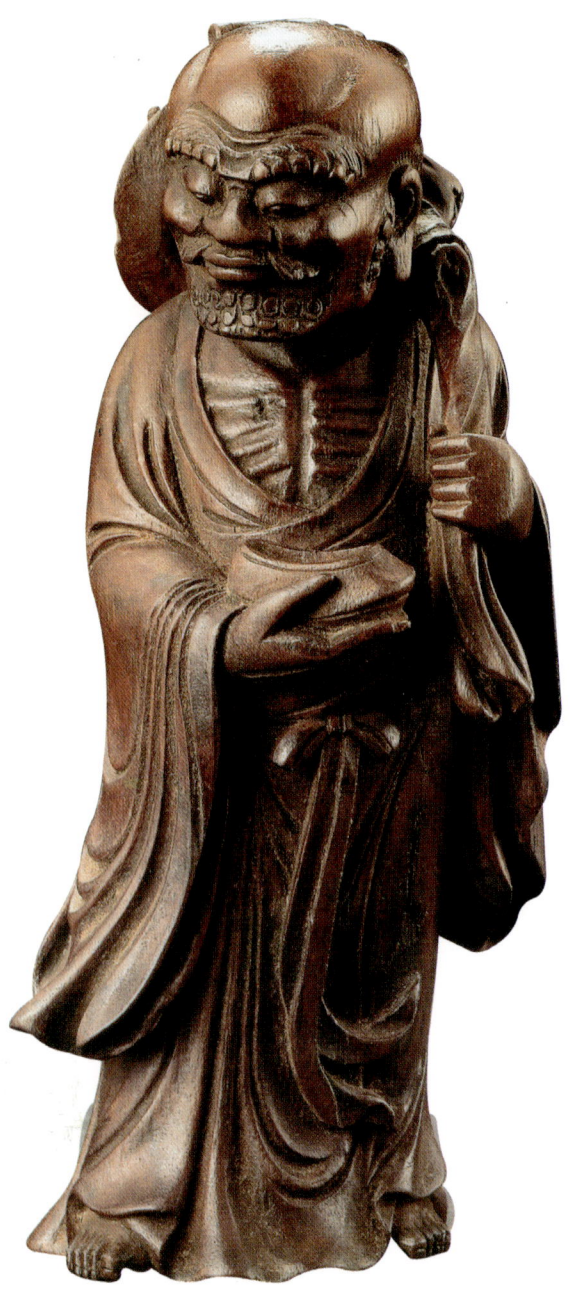

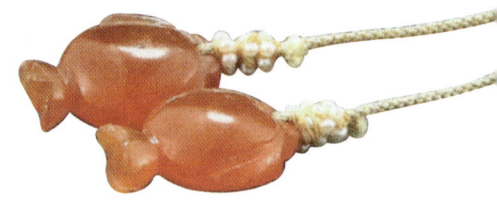

△ 沉香罗汉摆件

高3.8厘米

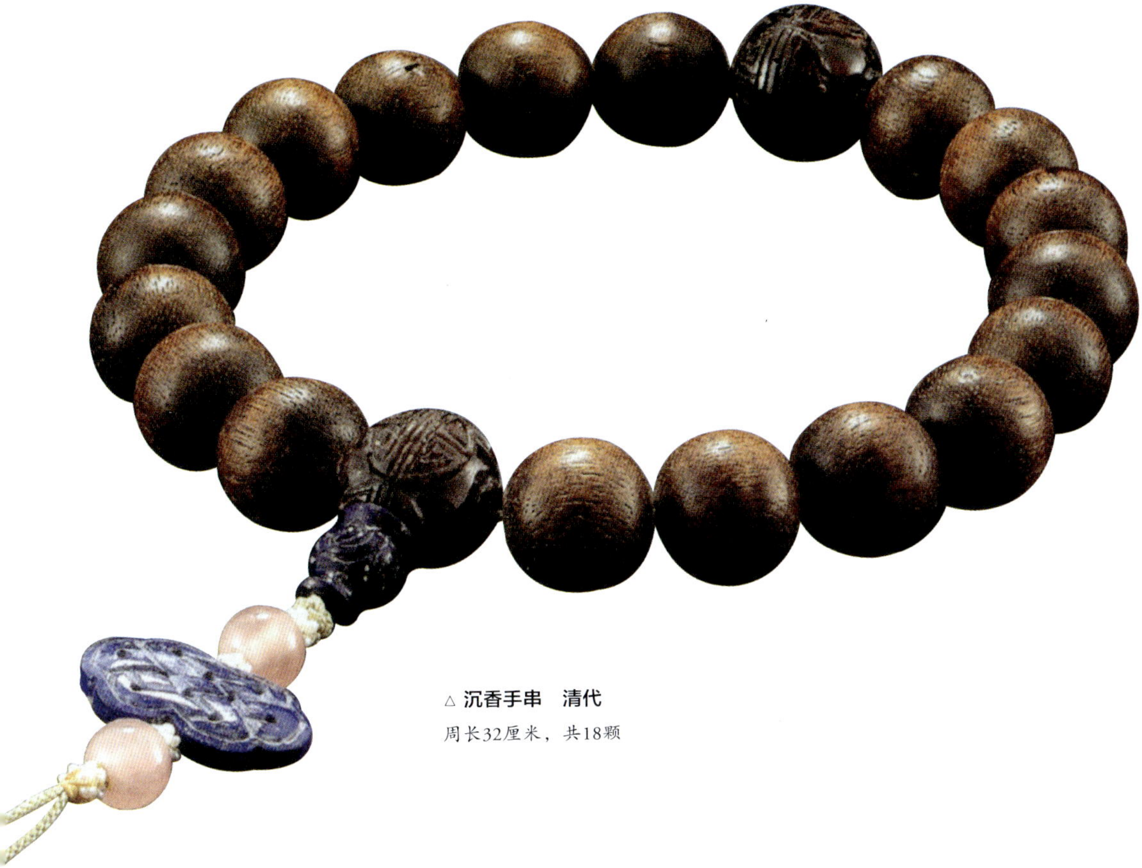

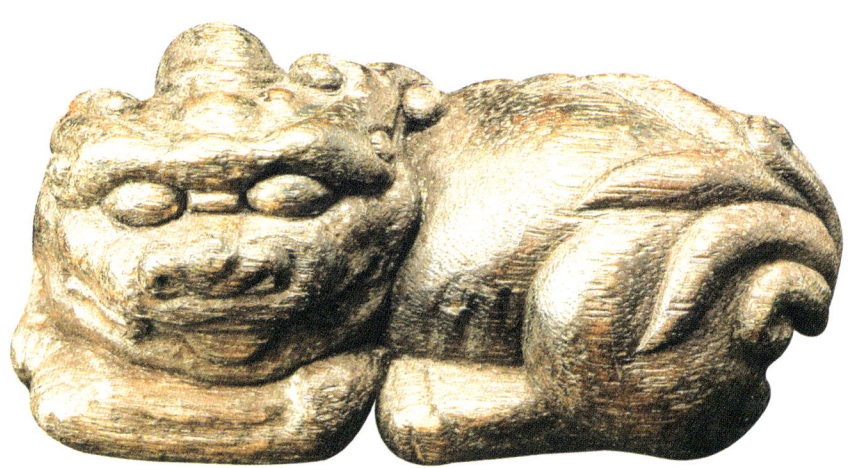

△ **沉香手串 清代**

周长32厘米，共18颗

△ **沉香雕少狮摆件 清代**

长8.4厘米，宽4.6厘米，高3.4厘米

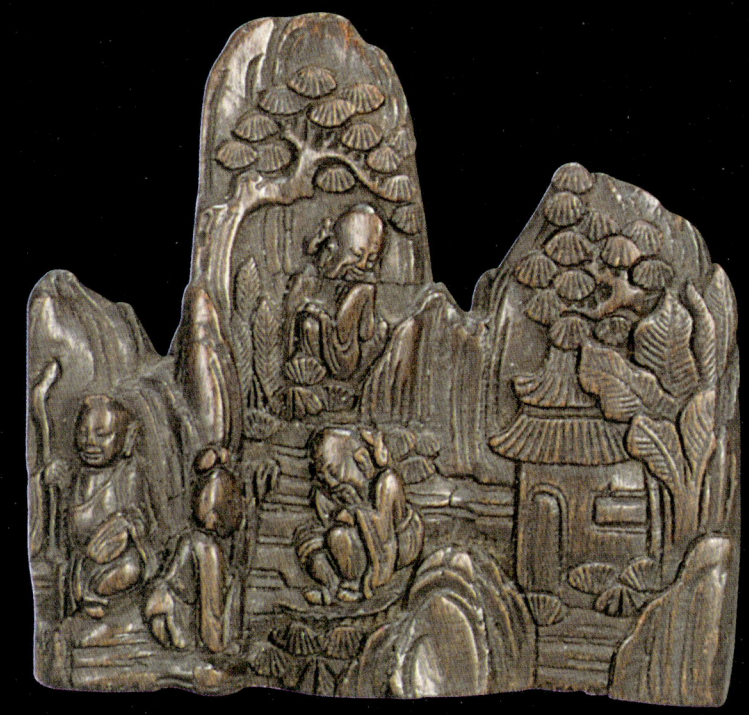

△ 沉香雕松山高士纹笔架　清早期

长7.2厘米，重37克

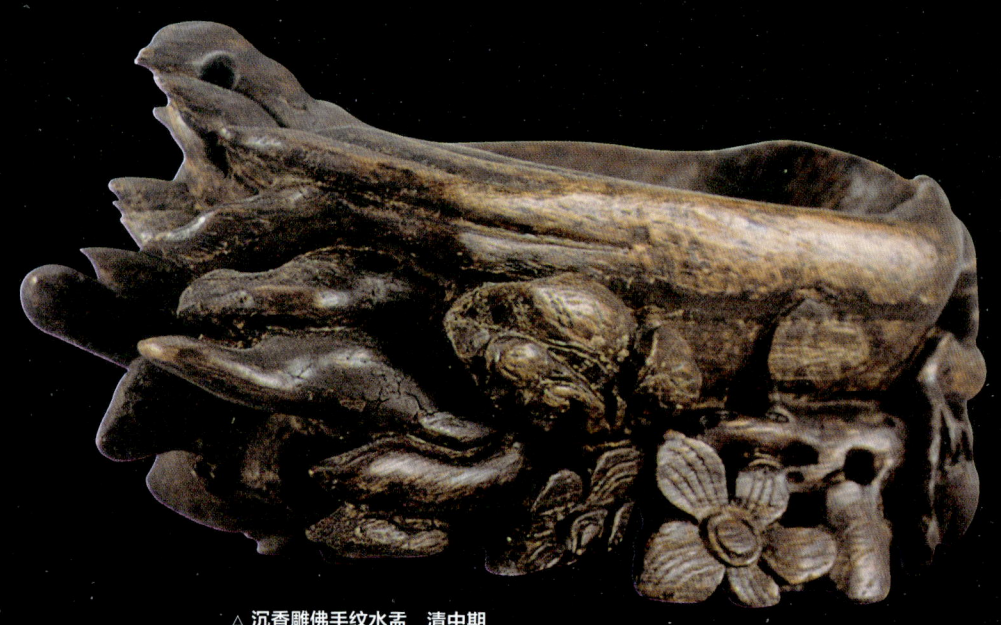

△ 沉香雕佛手纹水盂　清中期

长11.6厘米，重104克

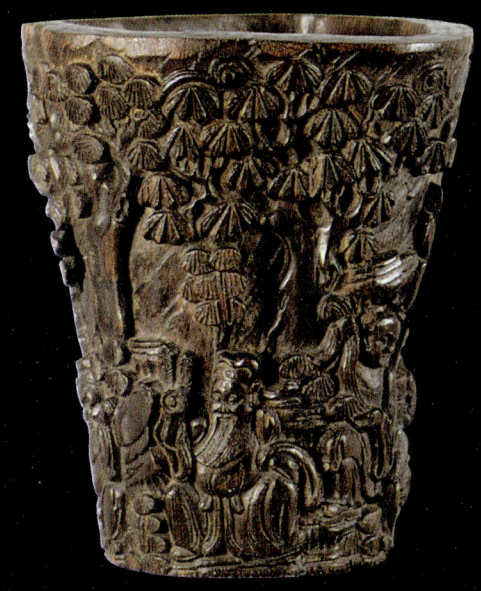

◁ 沉香雕太白醉酒纹笔筒　清晚期
高11.5厘米，重202克

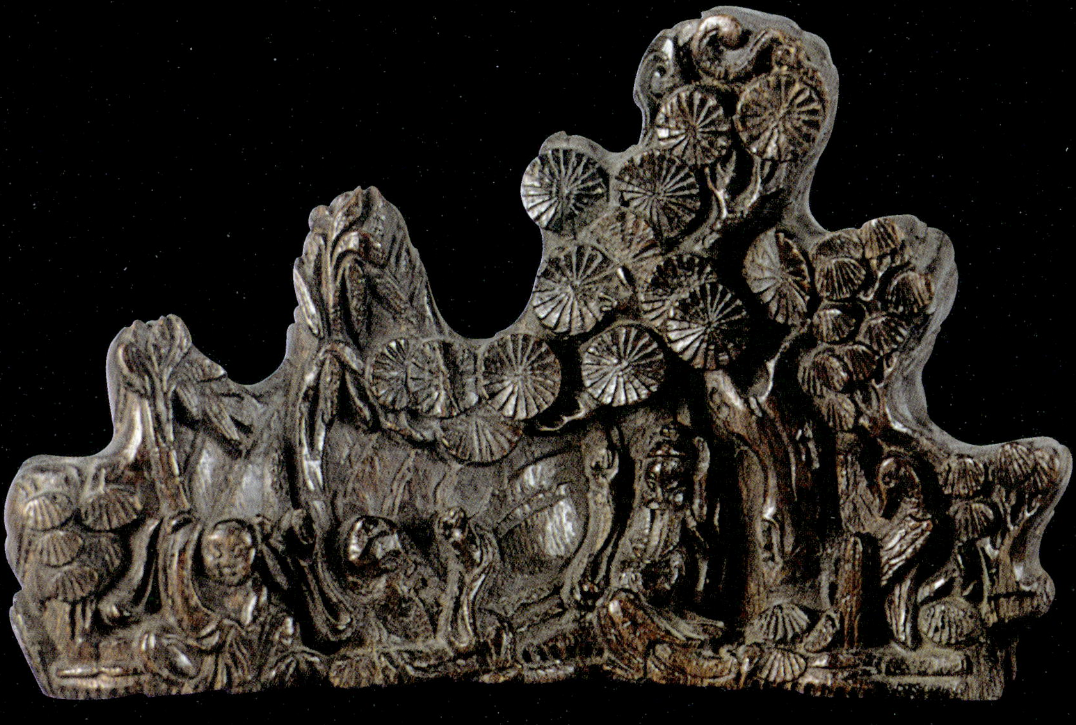

△ 沉香雕松下高士纹笔架　清晚期
长13厘米，重84克

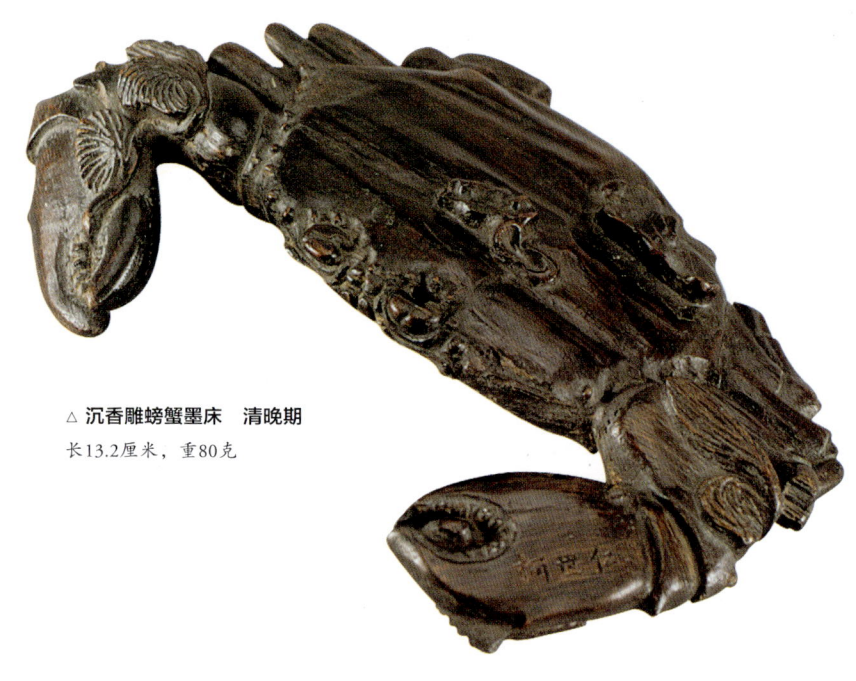

△ **沉香雕螃蟹墨床　清晚期**

长13.2厘米，重80克

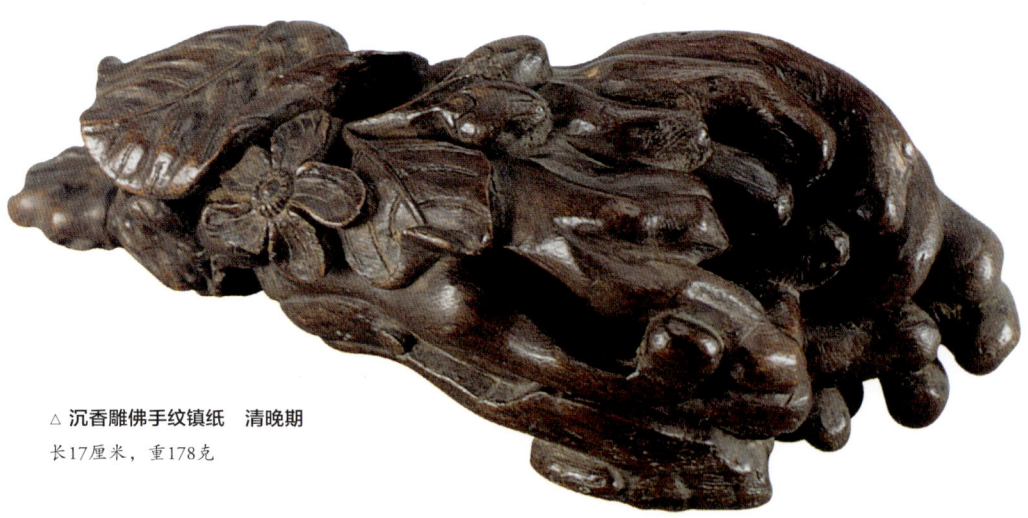

△ **沉香雕佛手纹镇纸　清晚期**

长17厘米，重178克

三
沉香与沉香木

有很多新手觉得沉香就是沉香木，沉香木就是沉香，这是完全错误的说法。沉香跟沉香木是两个截然不同的概念。先说一下沉香木，沉香木是指沉香的宿主，是一般的瑞香科乔木树，这种树有些地方直接叫沉香树，有些地方叫风树。这种树生长在亚热带，成长速度快，密度低，一般用来做中药，或者造假的不法商贩用来泡药压缩冒充沉香，对于这种树中没有结成油脂的那部分叫沉香木。

再说一下沉香，沉香是当沉香树的表面或内部形成伤口时，为了保护受伤的部位，树脂会聚集于伤口周围。当累积的树脂浓度达到一定的程度时，将此部分取下，便成为可使用的沉香。然而，伤口并不是树脂凝聚的唯一原因，沉香树脂亦会自然形成于树的内部及以腐朽的部位上。沉香的价值视等级而定，高等级的价值极高。这似乎是天地万物之间一种微妙的平衡，沉香这种天地能量的精华竟然在一种质地疏松而无价值的树木中形成。

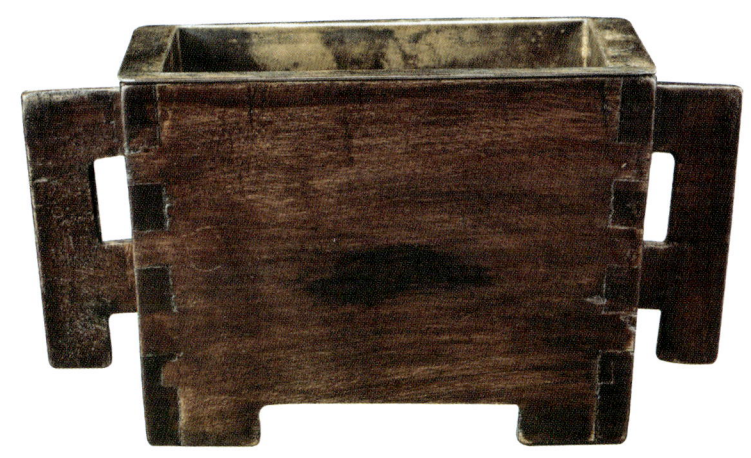

△ **沉香马槽型炉**

宽13.8厘米（含耳），高6.8厘米

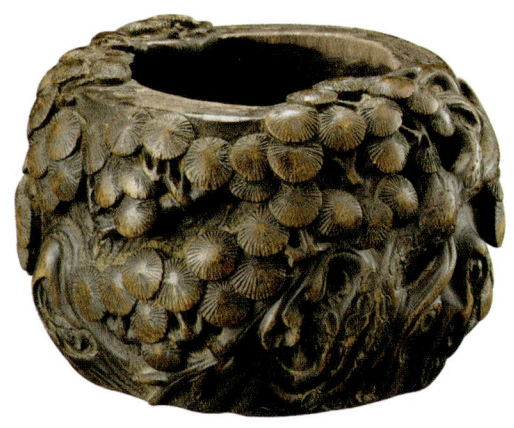

◁ **沉香雕松枝水盂**

高7.8厘米

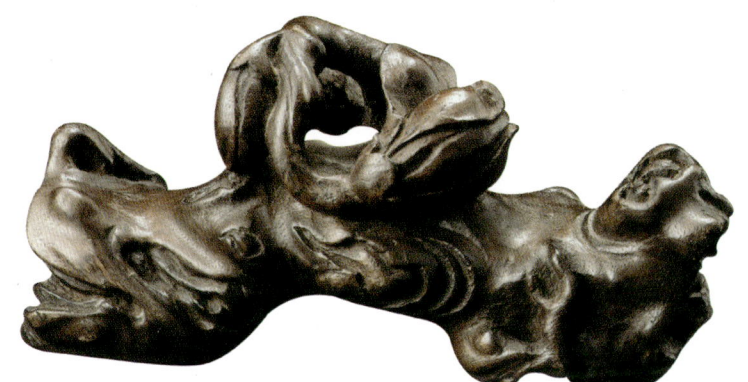

▷ **沉香雕笔架　清代**

长4厘米，宽12厘米

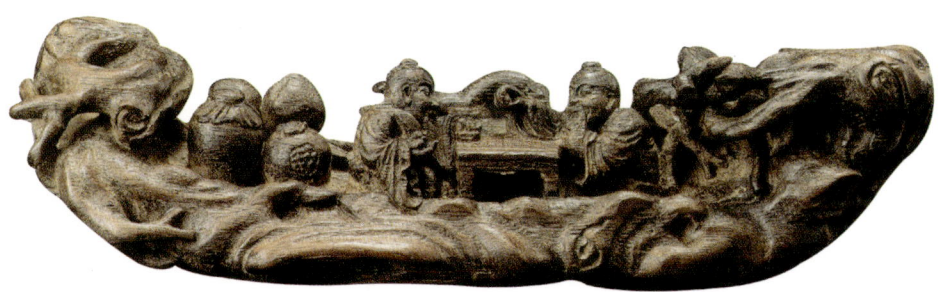

△ **沉香雕仙人乘槎摆件　清代**

宽5.8厘米

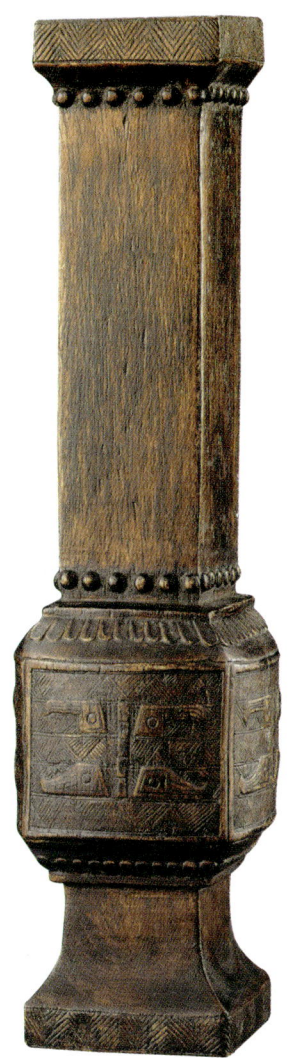

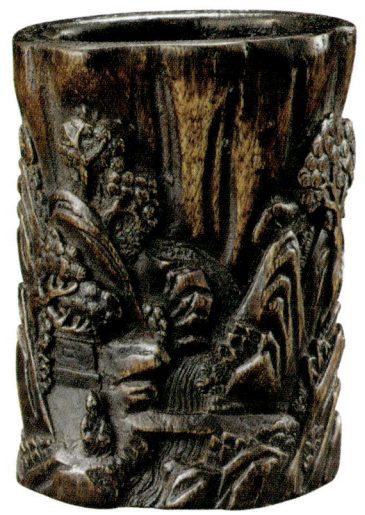

△ 沉香雕山水人物纹杯　清代
高10厘米

△ 沉香雕乳钉纹方瓶　清代
高27.3厘米

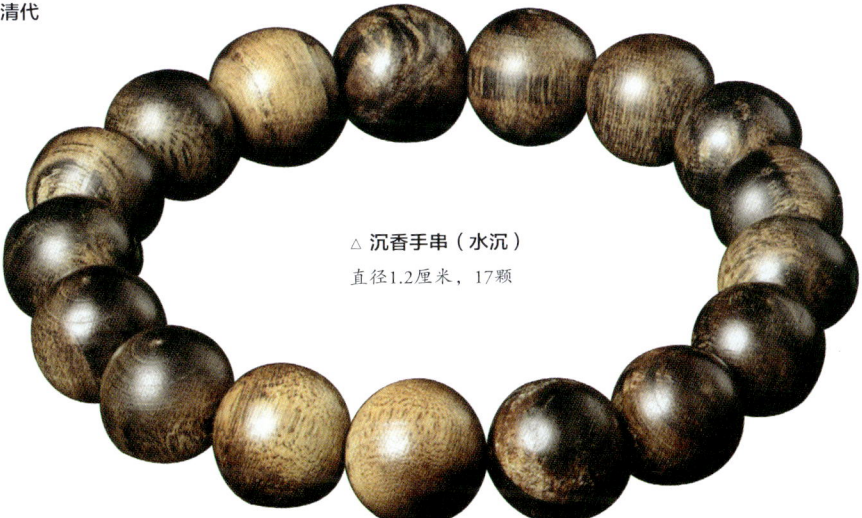

△ 沉香手串（水沉）
直径1.2厘米，17颗

❀四
沉香的作伪

　　沉香是世界上公认的最为美妙的香味。用它煮水是天下最好的香水之一，用它泡酒是古人所说的琼浆玉液，用它制成精美的艺术品又是最高规格的辟邪物之一。作为低调奢侈品的沉香在消费的顶端人群中越来越为人认识，以致大力追捧，几百万元人民币买一件沉香雕件已不足为奇。然顶级沉香的形成需上千年，或逢天灾，或逢人祸，面世沉香越来越少，物以稀为贵，人们便趋之若鹜，沉香的供给也几近枯竭。于是有一些不法商人趁机在商场上兜售假沉香，或以低劣沉香以次充好，鱼目混珠，蒙骗消费者。

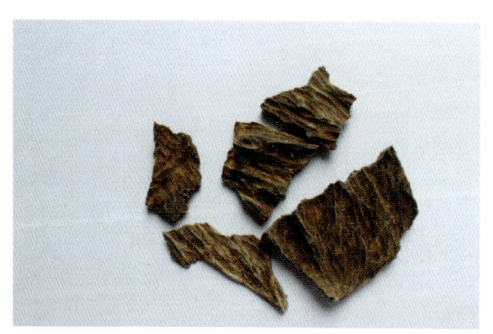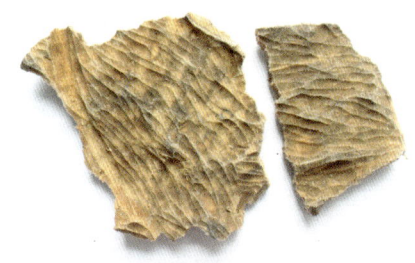

△ 伪品沉香

　　沉香的作伪方法很多，以下是几种较常用的方法。

1 | 高压锅蒸煮法

　　取质量较差的沉香，放入注水的高压锅内蒸煮，待水沉释放出大量油脂香味后，加入其他配料混合物，同时将一如黄檀木或等级较低的沉香木置入高压锅内蒸煮，使其将先前水沉的油脂香味吸收．然后制成圆柱形或不规则棒状，再浸芭蕉油，染色以充上等沉香出售。近期市面上还出现用高压锅压制的"沉香珠"灌油后，有些人将一两粒假沉香混于真沉香之中作为手串，鱼目混珠，难以分辨。

2 | 人工培植代替天然

　　人工培植的"生结"沉香木，有人叫它"活沉"。沉香种植六七年后，树干直径达15厘米时即可人工造香，若树龄能在50年以上取香质量相对会更好。有些商人急于获利，便匆匆在沉香树干上凿洞，砍槽喷酸，使树干受伤。经过一段时间，伤口附近的木质部分会分泌出油脂物质，数年后结香成黑棕色。我国海南、广东省以及印度、东南亚诸国都有许多人工培植的沉香。这些沉香的特点是香脂含量低，不沉水，不燃时基本没有香味，制成的艺术品不会快速形成包浆，与天然形成的沉香自然是不能同日而语的。

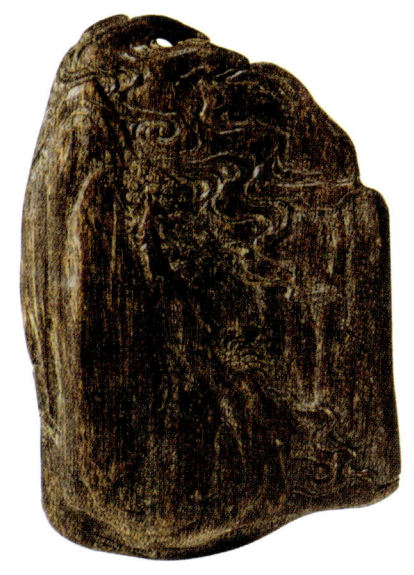

△ 阳刻"赤壁夜游"挂牌
　　产地为加里曼丹
重约35克

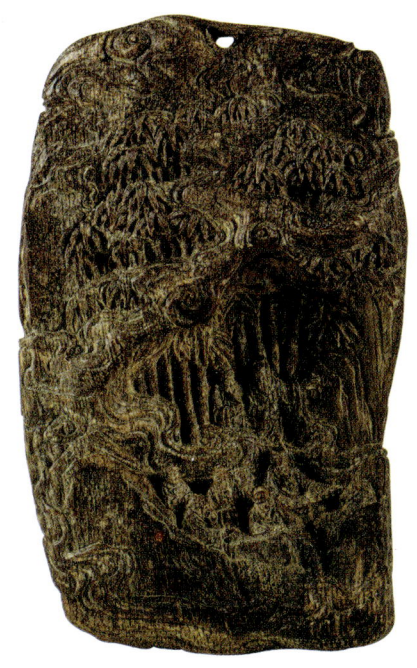

▽ 阳刻"竹林七贤"挂牌
　　产地为加里曼丹　沉水
重约39.8克

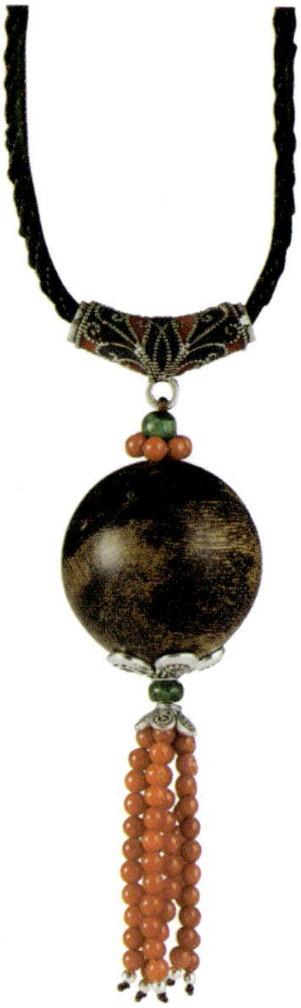

◁ 圆珠挂件
　　产地为加里曼丹　沉水
约2.7厘米，重约22克

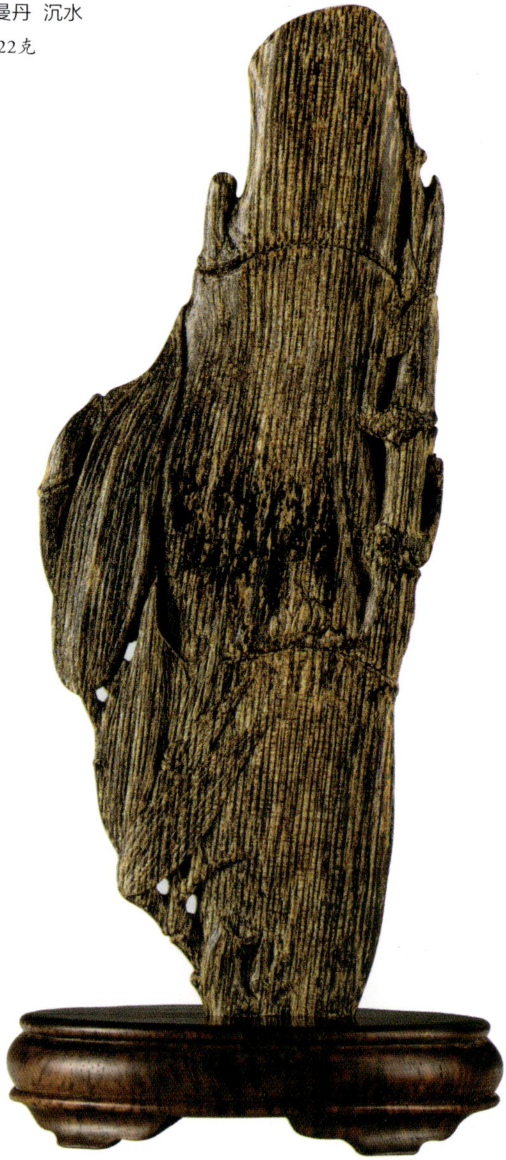

△ 沉香劲竹
　　产地为达拉干
重约31克

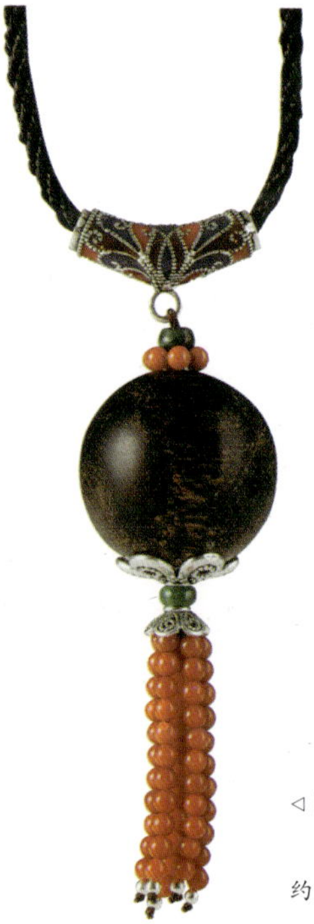

◁ 圆珠挂件
　　产地为加里曼丹　沉水
约2.6厘米，重约22克

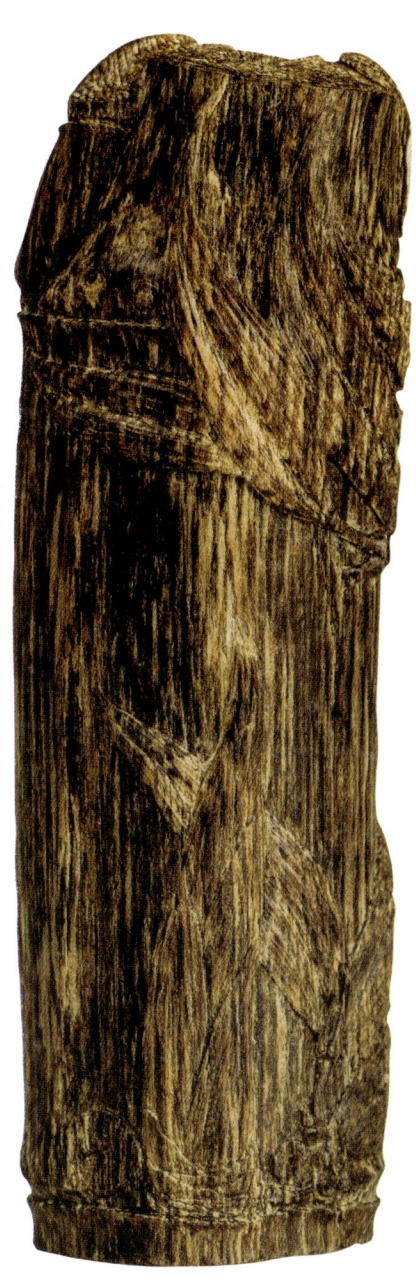

△ **竹报平安**
　产地为加里曼丹
重约58克

3 | 伪品沉香

随着沉香身价的飞涨，许多人刮目相看，然而又对沉香的知识了解甚少，只要一提到沉香，他们便会肃然起敬。于是有人利用这种心理，干脆以裸子植物柏科等略有香味的木材略作加工做成多种工艺品混迹市场，公开叫卖，欺骗消费者。

如何闻香识贵是当今沉香爱好者最关心的事，那么究竟如何鉴别真伪沉香呢？沉香专家是这样说的："要走进沉香，与沉香玩，必须要了解沉香的历史、品相、等级等相关知识。天然沉香因产地不同，它的香味也不同。有乳香味且香味稳定的顶级沉香；有清凉香味的特级沉香；有在25℃、相对湿度50％左右自然发出香味的一级香；有新切片方能闻到明显香味的二级香；只有燃烧方能闻到香味的三级香。细细品，慢慢闻，沉香便会成为你的知己"。若要急于分辨真假沉香，可取大碗，盛入温水，将沉香放至水中几分钟，木上油脂脱落，木之颜色渐渐变淡，一股重鼻的气味迎面而来，我们便可断定它是劣质沉香了。反之，平和无大变化，却明显发出清雅香味的，就是真品。沉香真伪的最直接判断当以品其香味为准，真香闻之，沁心而安定，假香犯上而冲头。

沉香贵如金，在选择沉香之时，我们必须谨慎待之。

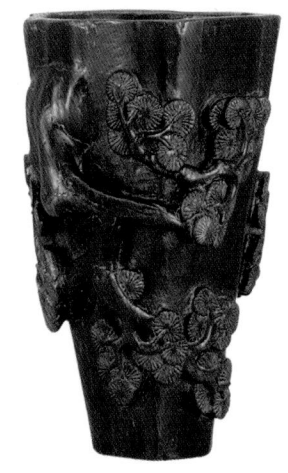

△ **沉香雕松纹杯　清早期**

高11.5厘米，重91克

以沉香雕刻而成，材质厚重。敞口，杯身呈不规则形制，采用浮雕技法雕松纹，枝干攀于杯身，雕工精湛，松纹清晰流畅，松枝苍劲有力，古朴拙雅，实为精品。

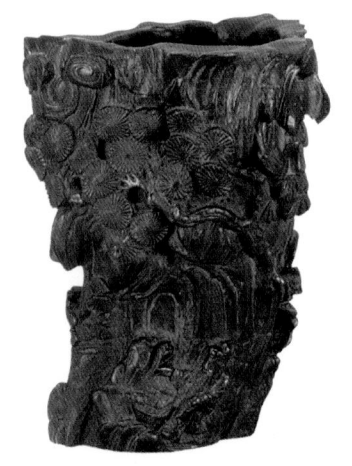

△ **沉香雕松下对弈纹笔筒　清早期**

高13厘米，重215克

此笔筒用沉香木独木为材，造型厚重，束腰圆筒形，笔筒外高浮雕松下高士意境。苍松危岩下，高士或设棋局对弈，或悠然赏画，松声琴韵，竹炉惠泉，格调高雅。此器雕工细腻，意味清雅，为文房佳器。

五
真假沉香鉴别

首先，要先看它的纹路（即油线）是否清晰，色泽是否雷同。因天然沉香不可能没有瑕疵，色泽不可能均衡雷同，油线分布不可能规则。而人造假沉香往往油线分布规则含糊，且颜色统一雷同，绝大部分为黑色。

其次，用手去揉擦沉香的表面，若是真的沉香，表面会带油黏感与冰凉感，假的沉香是不具备的。再就是衡量它的重量，看其含油量与实际重量是否成比例，含油越高重量越重、含油越少则重量越轻。

最后，天然的沉香是大自然给出最真至纯的香，产地不同香味会有所改变，纯天然沉香的香味用现代高科技是无法复制的。假沉香绝大多数是用沉香汁或化学香精，用压、榨、灌、蒸等方法加工而成，所以它的味道始终不是唯一的自然清香。天然沉香用鼻子闻它的味道，是越闻越想闻，假的沉香则反之。

经过以上三个步骤还无法去辨别真假的话，那我们可用明火直烧的方法去闻它的味道，或用电熏香炉取其小片直接熏闻，那真假必立刻辨明。假沉香表面往往是涂揸香精或别的化工原料等，所以其味特别刺鼻难闻。

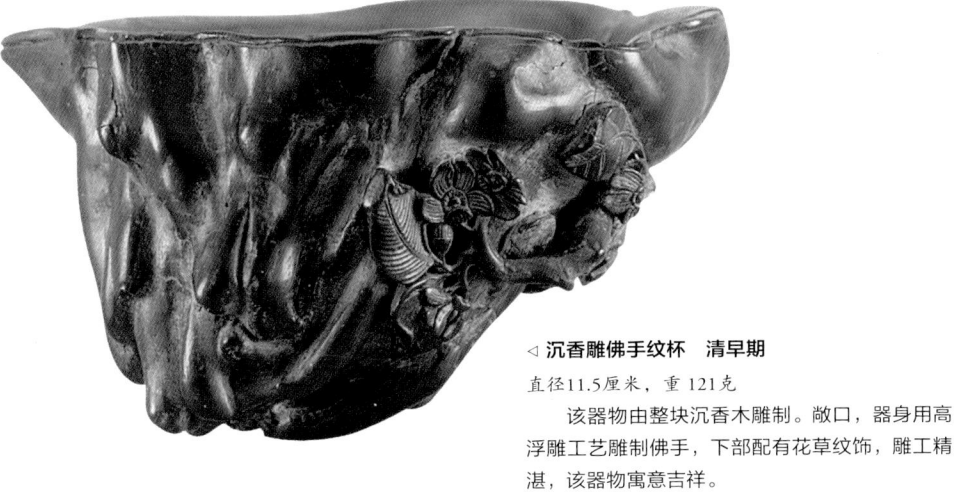

◁ **沉香雕佛手纹杯　清早期**

直径11.5厘米，重121克

　　该器物由整块沉香木雕制。敞口，器身用高浮雕工艺雕制佛手，下部配有花草纹饰，雕工精湛，该器物寓意吉祥。

▷ **沉香雕松山高隐纹杯　清早期**

直径10厘米，重221克

　　此杯以沉香整料制成。杯身以高浮雕刻山水图景。山石之上，一棵老松曲折遒劲，枝叶错落有致，直入杯内。山石错落间有洞隐于其中，其下是潺潺流水，一幅隐居闲适的画面。杯身小巧，雕刻细致，纹理清晰，刀工精湛，将山水的动静刻画得淋漓尽致。

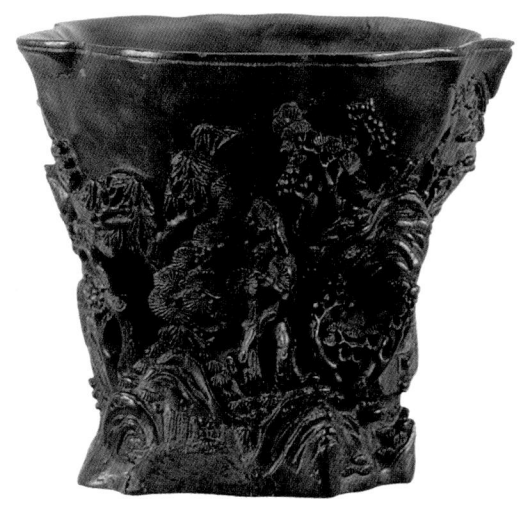

◁ **沉香雕松山高隐纹杯　清早期**

高9.6厘米，重152克

　　此杯为沉香整料浮雕而成，杯身浮雕山水图画。崇山峻岭间有苍松翠柏呈盘虬卧龙之势沿山而上，可谓层峦叠翠，又有凉亭隐匿其间。此杯木质优良，雕工精湛，意境深远。

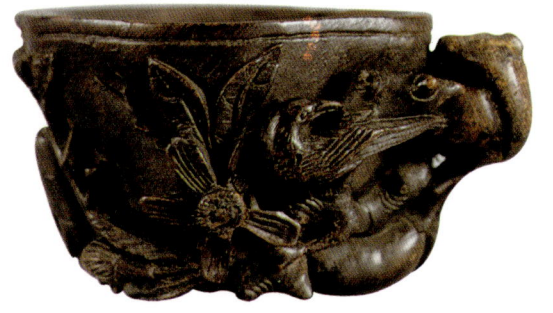

△ **沉香雕喜鹊登梅纹小杯　清早期**

长7厘米，重33克

　　此杯为敞口，造型小巧，沉香木整料雕制，佛手型。九爪木、五指橘、佛手柑。其果实色泽金黄，香气浓郁，形状奇特似手，千姿百态。此杯雕工精湛，杯身上高浮雕花鸟纹饰，花卉绽放，小鸟立于枝头，活泼可爱，透出一股古朴典雅之气。

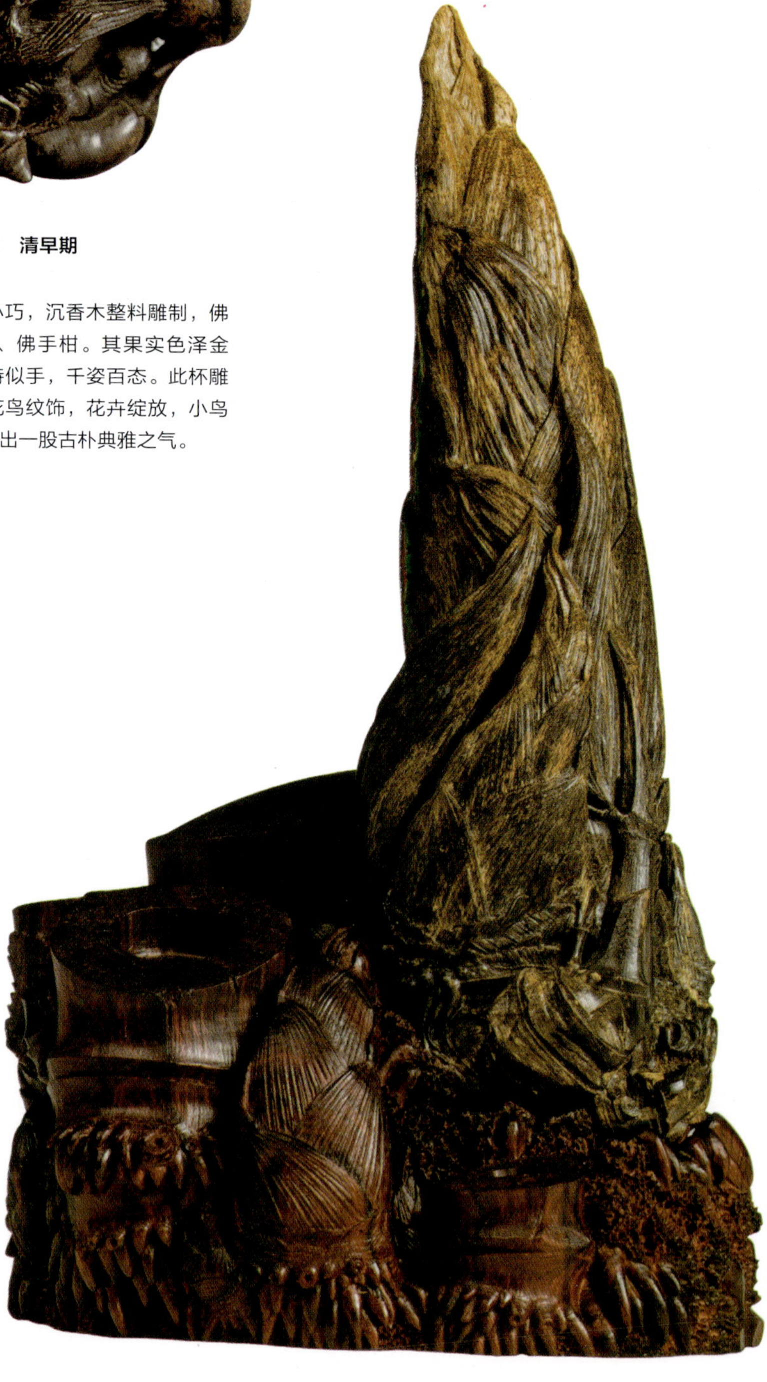

▷ **竹报平安**

　　产地为达拉干

重约797.7克

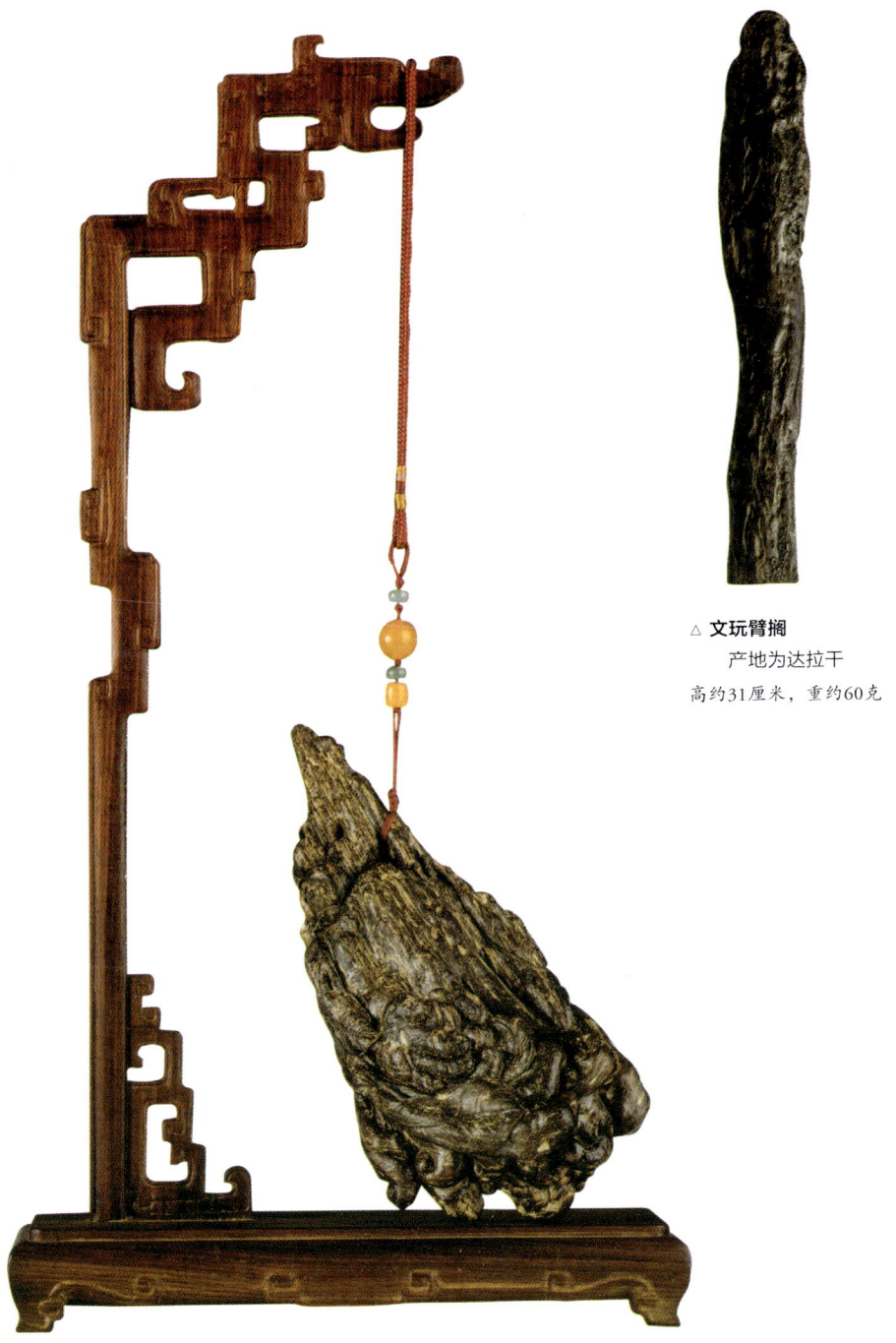

△ **文玩臂搁**

产地为达拉干

高约31厘米，重约60克

△ **佛手摆件**

产地为加里曼丹

重约262克

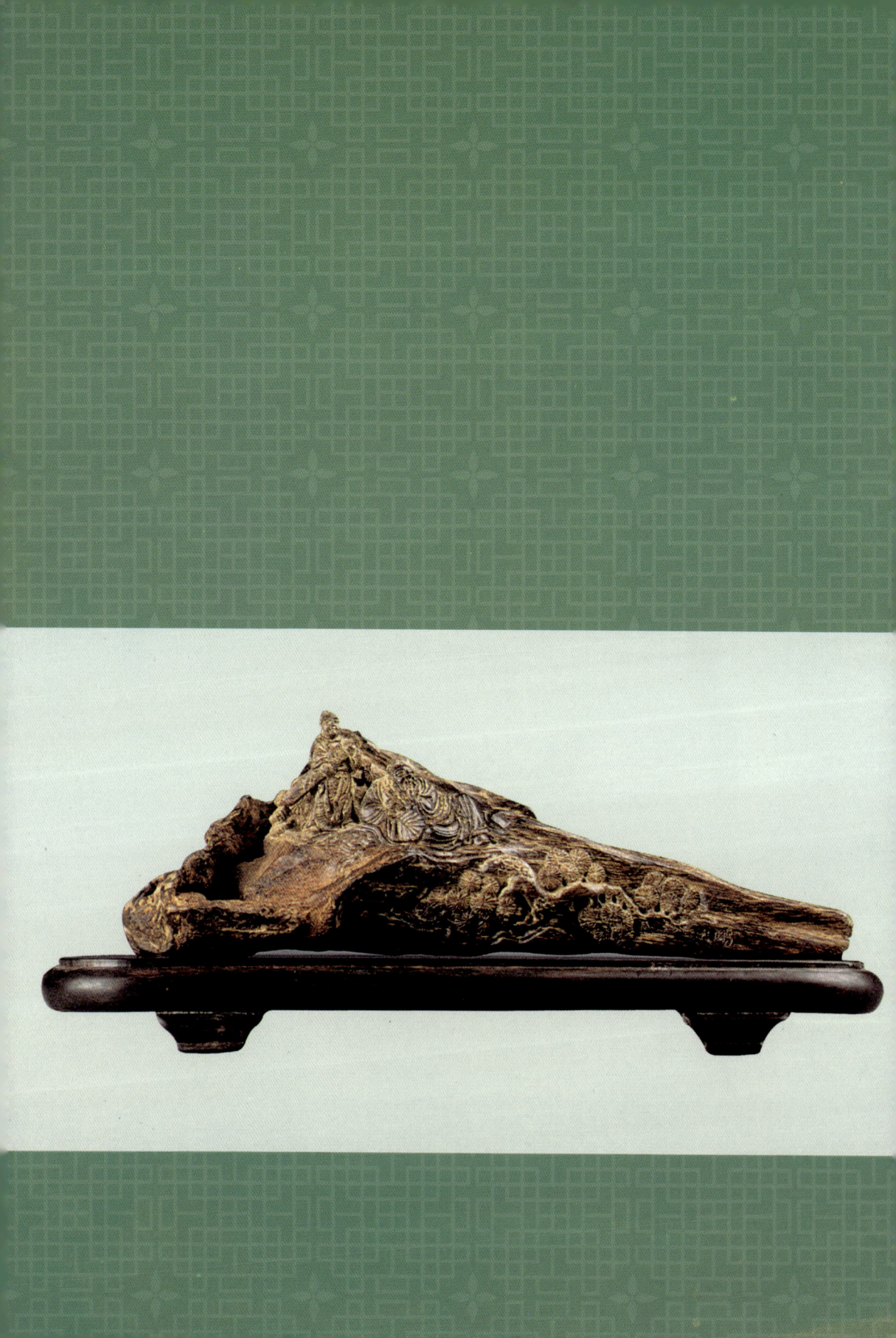

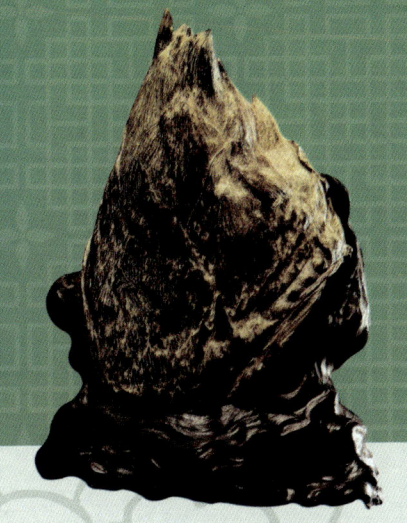

沉香的市场行情

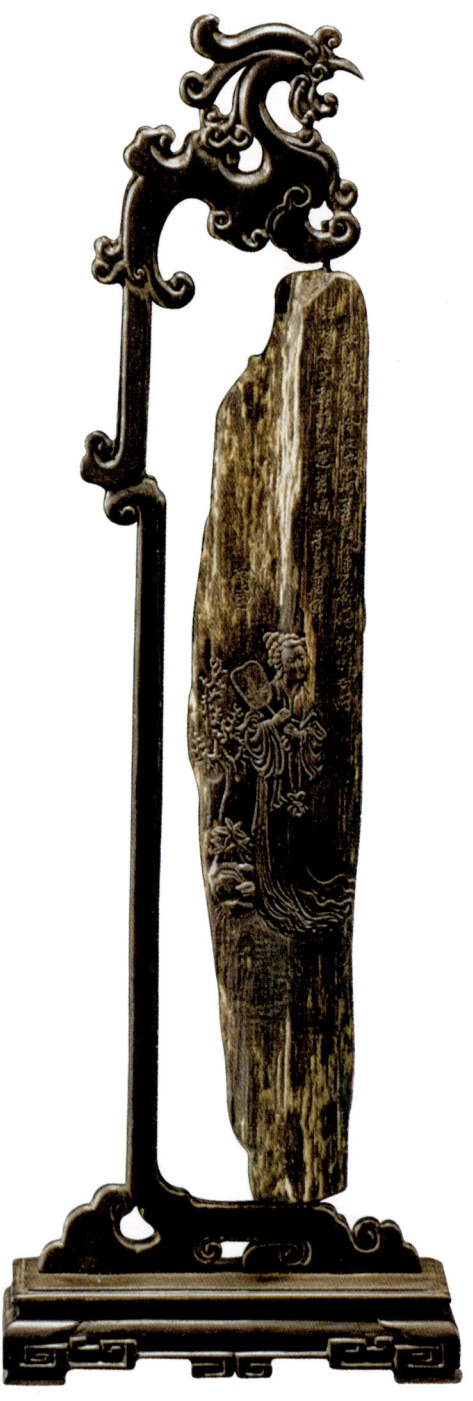

1 | 好的沉香是价值很高的收藏品

沉香被誉为树木中的"钻石"。高品质的天然沉香的形成，需要上百年甚至数千年。沉香历来就是皇室、富贾、礼佛的重要藏品和香料，也是雕刻的顶级材料。

近年来，沉香逐渐成了收藏界的宠儿。沉香收藏爱好者表示，沉香是自然界中极为稀少、极为珍贵的珍宝物质，其原料珍稀，功效确切，香品高雅，极其难得。每克沉香的拍卖价格从数千元至上万元不等，最高时价格曾超越每克数万元，且还在不断上升中。作为香料使用，沉香自古以来即被列为香中极品。

◁ **仕女图**
　产地为东马软丝
高40厘米，重72.5克

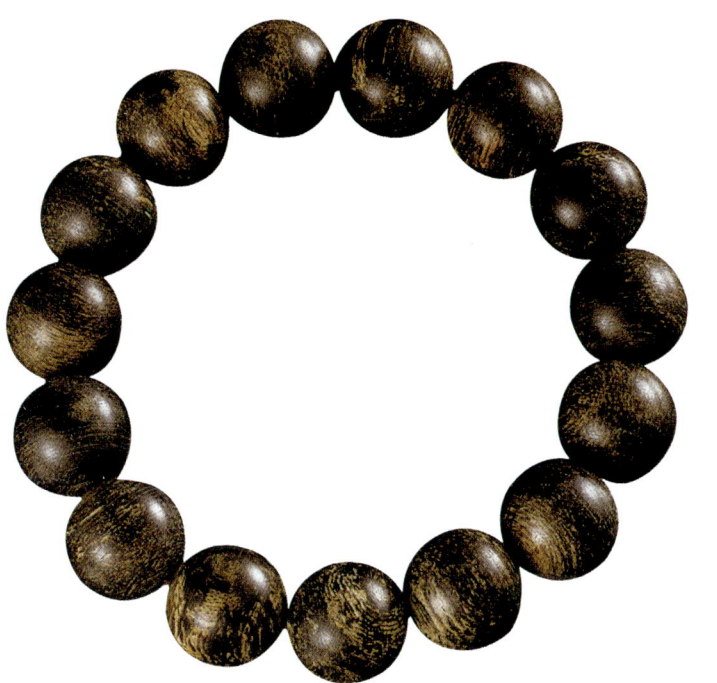

△ **手串（15粒）**
每颗直径1.4厘米

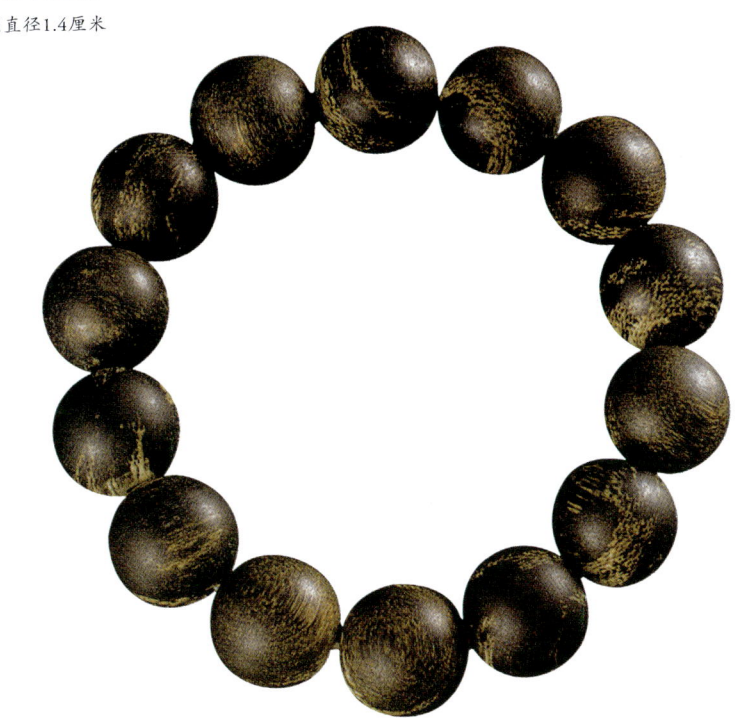

△ **沉香手串（14粒）**
每颗直径1.6厘米

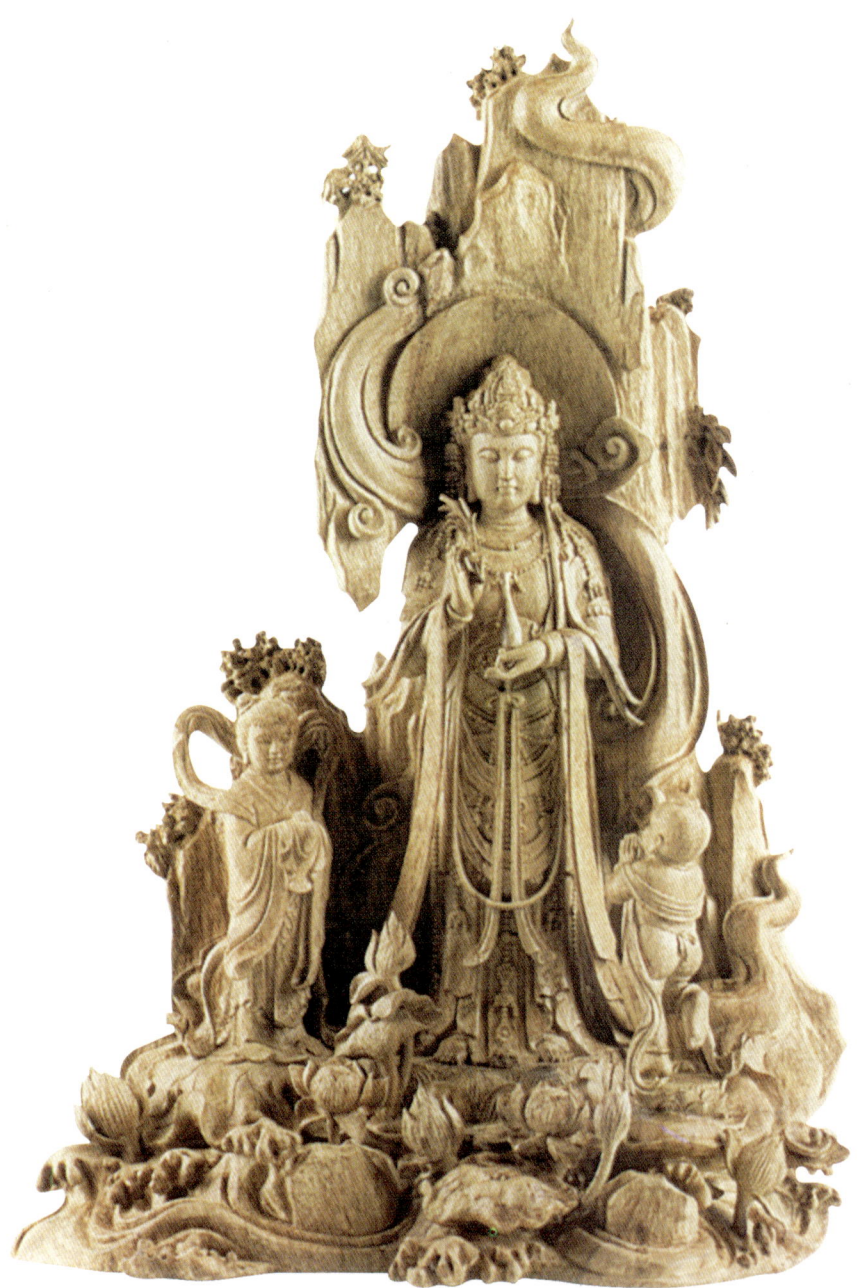

△ 净瓶观音

产地为印度尼西亚

长78厘米，宽23厘米，高96厘米

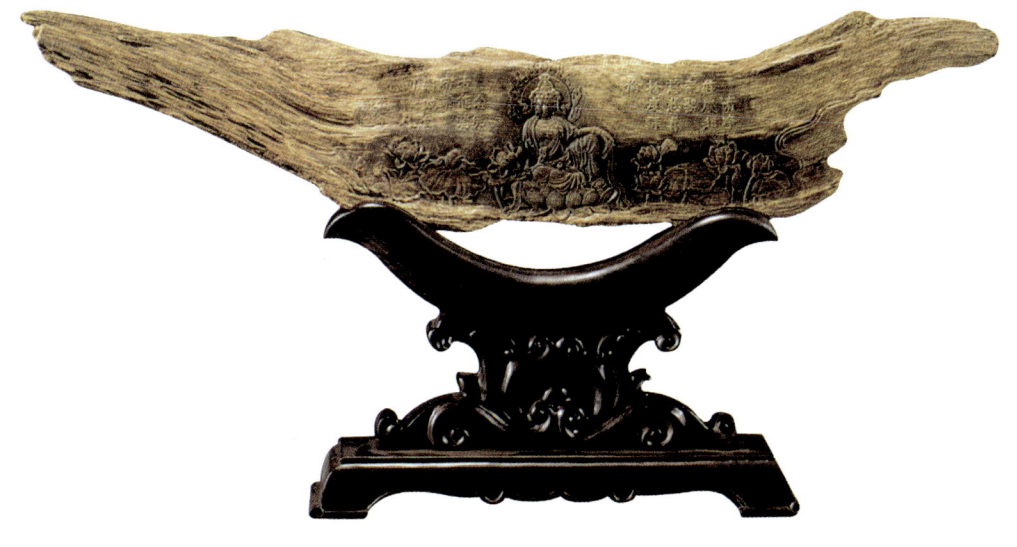

△ **莲花观音雕件**
产地为越南红土
长59厘米，重128克

　　每件天然而成的沉香木都是大自然鬼斧神工的杰作，都是十分珍贵的艺术品，形态和特质千差万别，都具有很高的艺术鉴赏价值。沉香木是历经百年吸收大地精华，而自有其灵气及强烈磁场，自古便被视为驱虫避邪的圣物。如此珍贵难得的宝物，又经数千年的腐蚀，其浑然天成的曼妙风姿，奇形怪状、千姿百态，各具风味，而且好的沉香木已经很难获得，所以收藏爱好者竞相珍藏、观赏，更视其为供养、镇宅的吉祥物。

　　自古以来，沉香一直受到极为尊贵的礼遇。除香道中品香、焚香等所需的香品外，历来沉香收藏爱好者们都是更多地将注意力集中于可以陈置、佩戴的沉香雕刻艺术品的收藏。自沉香融入宋代人的精细生活当中以后，明、清两代的皇室显贵、文人士大夫阶层及富裕百姓均崇尚用沉香制成造像、文房器物、佩饰等。因为沉香生成状态及结构的特异性，用于雕刻可完成的大件沉香雕刻品特别罕见，所以在沉香收藏市场上，可见的大多是一些制作精良的沉香小件。

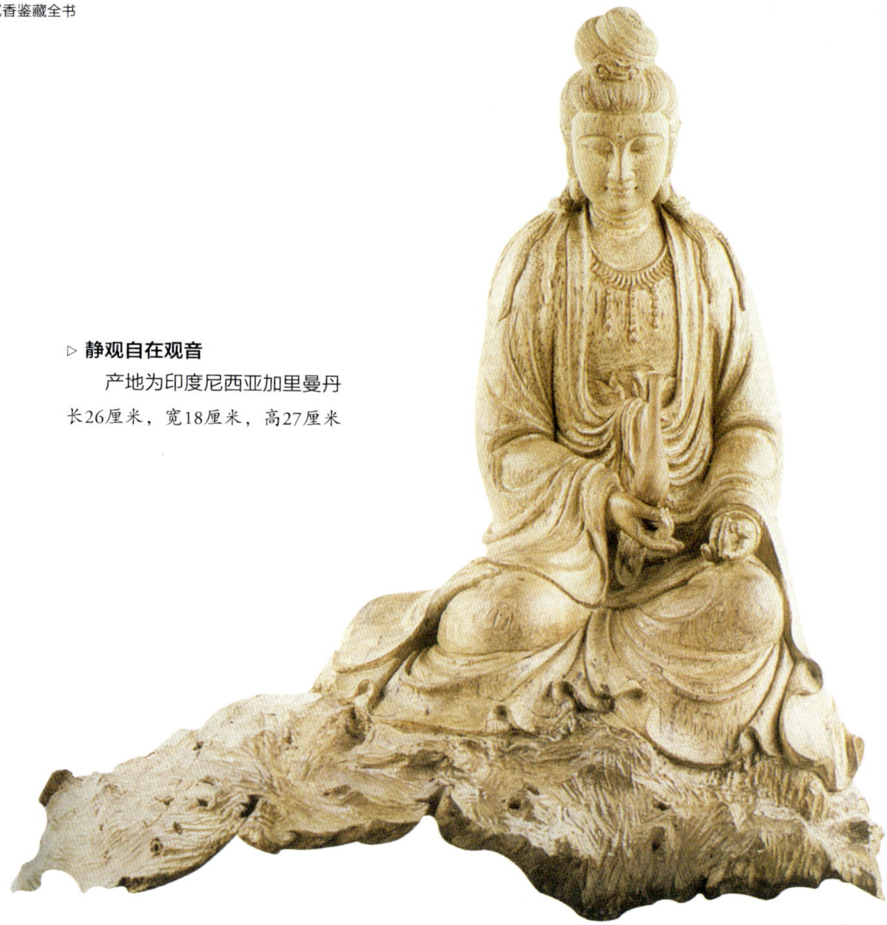

▷ **静观自在观音**
　产地为印度尼西亚加里曼丹

长26厘米，宽18厘米，高27厘米

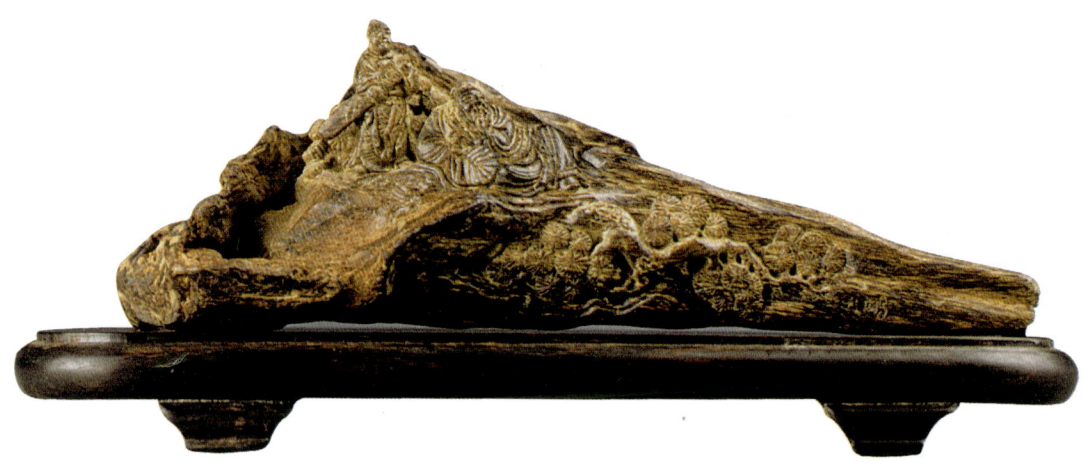

△ **携琴访友图**
　产地为加里曼丹

长28厘米，重74克

近年来，沉香也走进了拍卖行，进入了拍品的行列。国内外举办的拍卖活动中，沉香拍卖的成交率均较高，而且成交价格往往是估价的数倍至数十倍。据报道，世界上盛产沉香的越南，2012年全年的高品质沉香产量仅有18千克。在艺术品拍卖市场上，苏富比、佳士得等国际拍卖公司均推出过沉香拍品，而国内的瀚海、嘉德、古天一均成功推出沉香艺术品及香文化艺术品拍卖，有的还推出了沉香专场拍卖，均取得了喜人的成绩。其中，北京市古天一国际拍卖公司自2006年以来，多次推出的沉香拍卖都取得了100%的成交率，成交价格也是节节攀升，足以证明沉香作为收藏品的价值，已经被越来越多的沉香收藏爱好者认可和接受。

越南产的沉于水中的奇楠沉香（也称奇楠、伽楠）和红土沉香，是沉香中的极品。奇楠沉香又可分为老奇楠沉香和新奇楠沉香两种，老奇楠沉香沉于水，新奇楠沉香则半沉或不沉于水。奇楠沉香能够在不同的温度下散发出各种各样的甘甜浓郁的香气；红土沉香只有在熏烧时才能够发出甘甜浓郁的香味。奇楠沉香和红土沉香的产量极小。据史料记载，早在宋代，奇楠沉香和红土沉香就已经是"一片万金"了，老奇楠沉香更是稀少，更为珍贵。

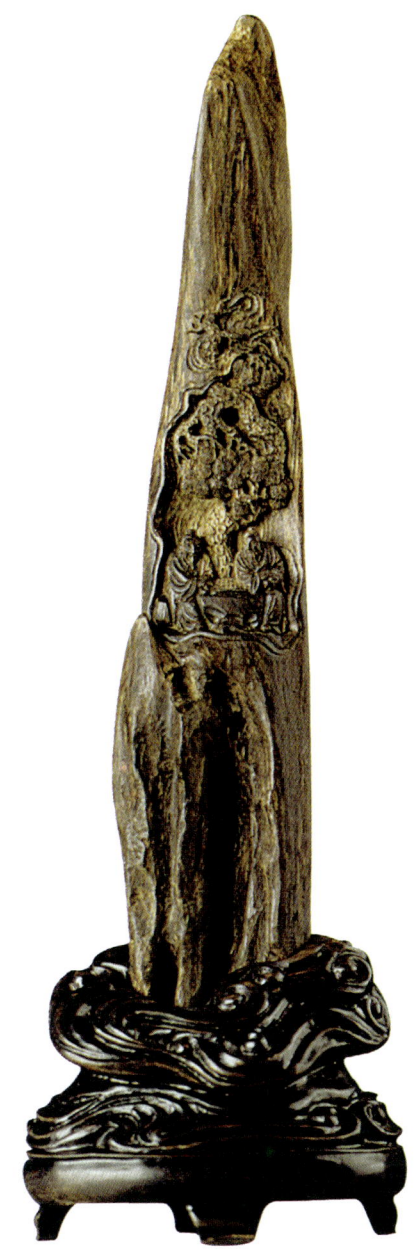

△ 对弈

产地为加里曼丹

高15厘米、重51克

此摆件雕松下二高士对弈，古松参天，道劲挺拔，两高士坐于席间，神态恬淡安详，形神兼备，一场对阵，却赢得赏心悦目，表现了雕刻者的高超雕琢技术。

奇楠香可称得上是人间至宝，共分为四级，分别是一白、二绿、三黄、四黑。就算是属于四级的黑奇楠香，自病态之日起计算，也需数十年至上百年的时间才能真正形成。黑奇楠沉香因为尚未成熟，真菌扩及部分，虽然已经因油脂的覆盖而变黑，然而，其尚未感染的部分却依然是木质的，所以经常呈虎斑状分布。《粤海香话》记载："岁月既浅，木蜜之气未融，是为'虎斑金丝结'。"至成熟为一级白奇楠，往往要经历数百年岁月，其质地较软，不像沉香油脂那样坚硬，甚至可将细屑团成丸状。其油脉很细，肉眼几乎看不到，若用20倍的放大镜观察，会看到每一条纤维中间的空隙有金色毛状油脂腺紧紧地结合在一起。如用小刀削，削下来的香会卷成圈状。

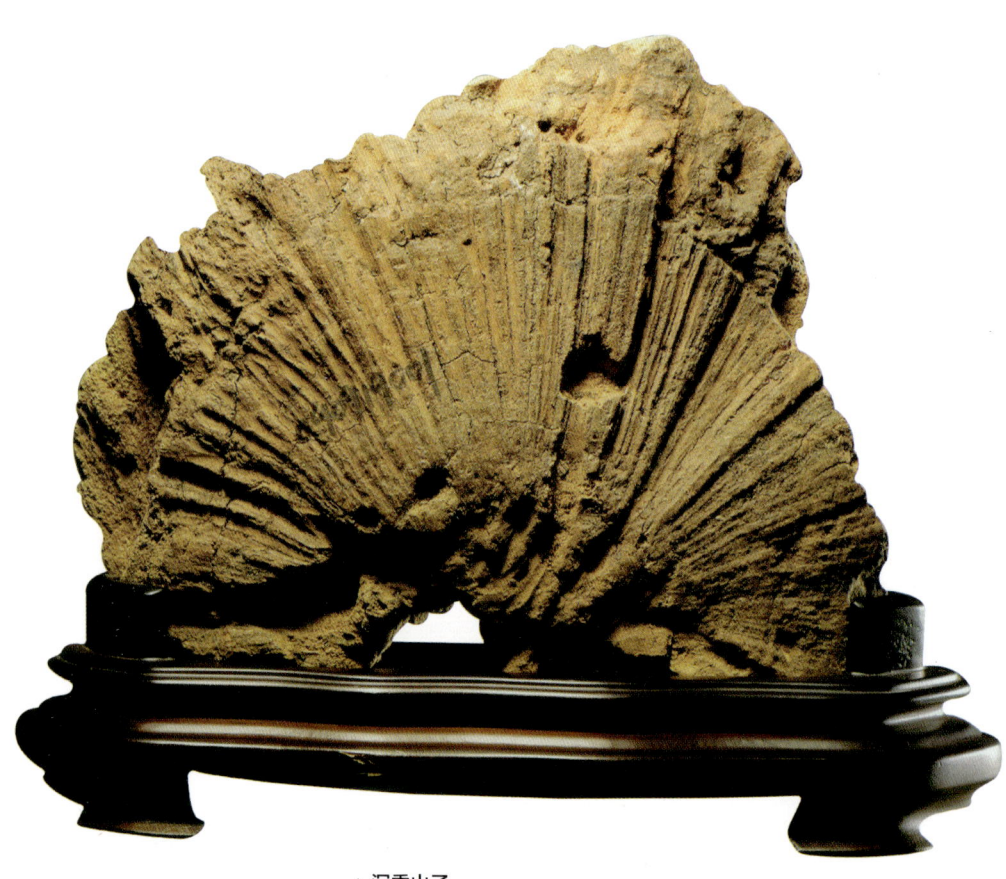

△ **沉香山子**

加里曼丹

高19.5厘米，重约282.5克

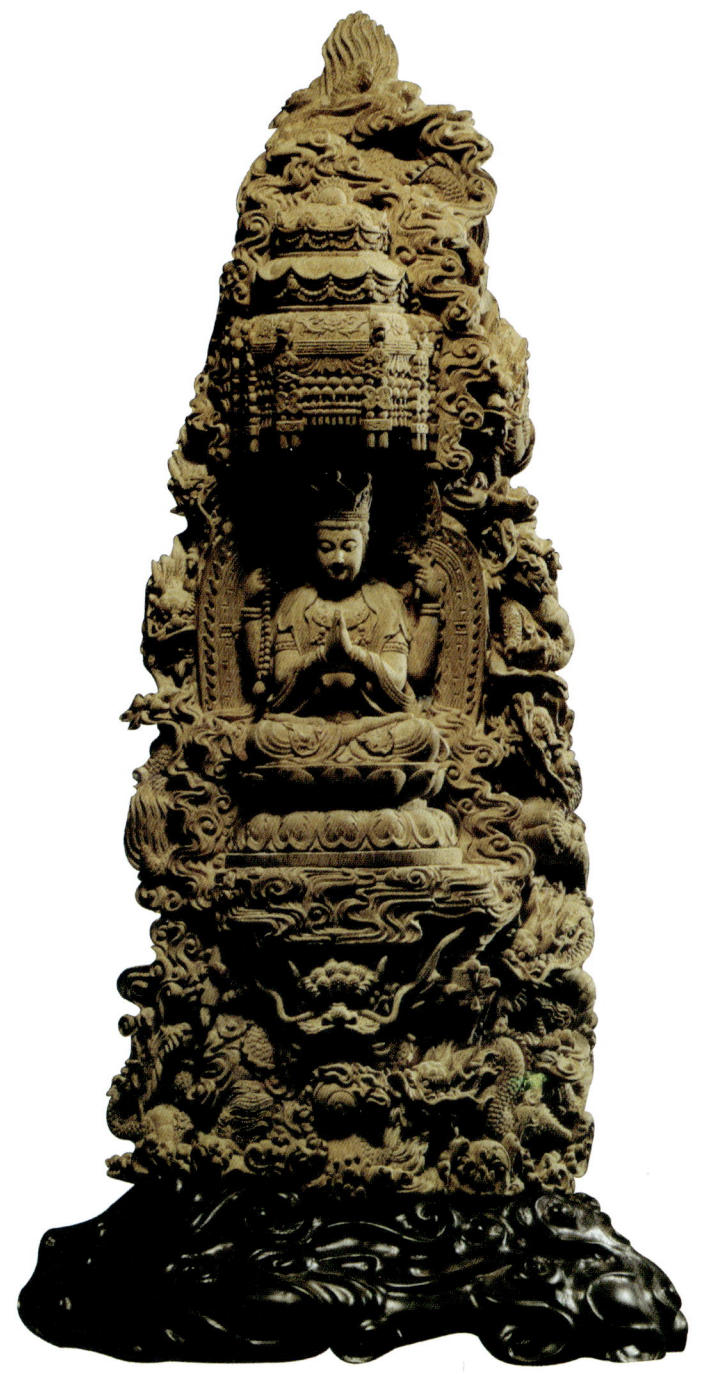

△ 沉香九龙观音像

产地为加里曼丹

高49厘米，重约1381.7克

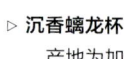

▷ 沉香螭龙杯
　　产地为加布拉
长7厘米，宽5厘米，高13厘米，
重约62.9克

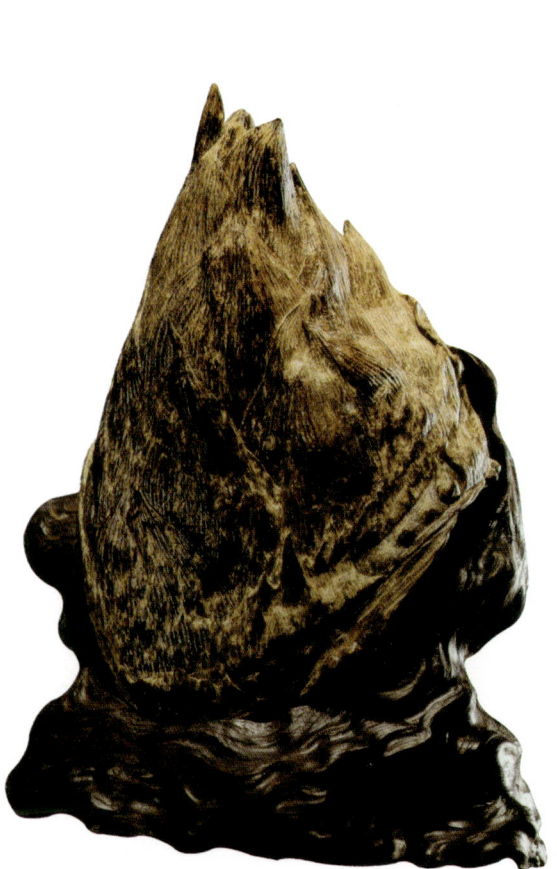

△ 沉香竹笋摆件
　　产地为加里曼丹　沉水
高15.5厘米，重约68.7克

2 | 沉香的商业价值

（1）作为投资品的沉香

　　近几年，沉香收藏风生水起。2012年9月在上海举行的第二届上海香博会，参加的客商数比第一届时翻了一番，参观的人数也激增，销售火爆，有的摊位仅一上午就成交几十万元人民币。有参展商感言，以前，大家对沉香可能不是很熟悉，所以参加展会时看的多，但是出手购买的人比较少。这次已经有很多人开始买一些小东西，表明大家对于沉香已经了解深入了很多。本次香博会上，有一对不过矿泉水瓶大小的极品沉香木，价值高达3000万元人民币，折合下来，每克超过3万元，因此有收藏爱好者称沉香为"疯狂的木头"。随着沉香存世量逐渐减少和收藏热不断升温，原先主要作为药用的沉香从消费品摇身一变成了收藏投资品，10年前仅售百十元的顶级沉香，如今早就已经超过了万元。

（2）极品沉香供不应求

相关数据资料显示，从2009年开始，天然沉香的价格每年都以超过30%的幅度增长，收藏级的沉香原料价格每千克已经涨到百万元以上，而且好料更是供不应求。据资料显示：上海有位沉香收藏家收藏了一株高1.85米，名为"流风"的沉香，业界有位20年沉香从业经验的专家表示："目前大多数沉香原料都用来制作沉香珠串。造型比较奇特的沉香本来就比较罕见，像这么大的，而且是未经加工的天然品，更是稀有。"据介绍，这块沉香是藏家2008年从一位海南人手中买下的，当时的价格是96万元，后来，有一位福建沉香爱好者估价250万元。

据一位从事沉香买卖的商户介绍，近几年沉香价格飙升，3年前每千克才几万元的沉香如今已经卖到上百万元，顶级奇楠更是每克近万元。许多商家同时也表示，现在顶级沉香不担心没人买，就担心没有货可卖。

3 | 沉香的价格年均涨幅30%

近年来，随着收藏爱好者对沉香购买需求的增加，沉香的市场价格更是连年上涨。沉香价格平均年上涨幅度已超过了30%。

在国际拍卖市场上，苏富比、佳士得等均推出过沉香拍卖，曾创下每克超过1万美元的最高纪录，其成交价格是黄金的百余倍。

因为看好沉香未来的价格走势和市场前景，一般情况下，商家和沉香收藏爱好者都不愿将自己手中高质量的沉香出手，从而造成了目前市面上一香难求的局面。另据介绍，最好的沉香是海南软丝紫奇楠，时下每克的叫价已经接近5万元，但依然是供不应求。

可以说，在如今的艺术收藏品市场，在奢侈品消费领域，比如和田玉、白玉、翡翠、红木、紫檀、黄花梨、明清瓷器、拉菲、茅台等，与这些类别相比，沉香涨势更为凶猛。

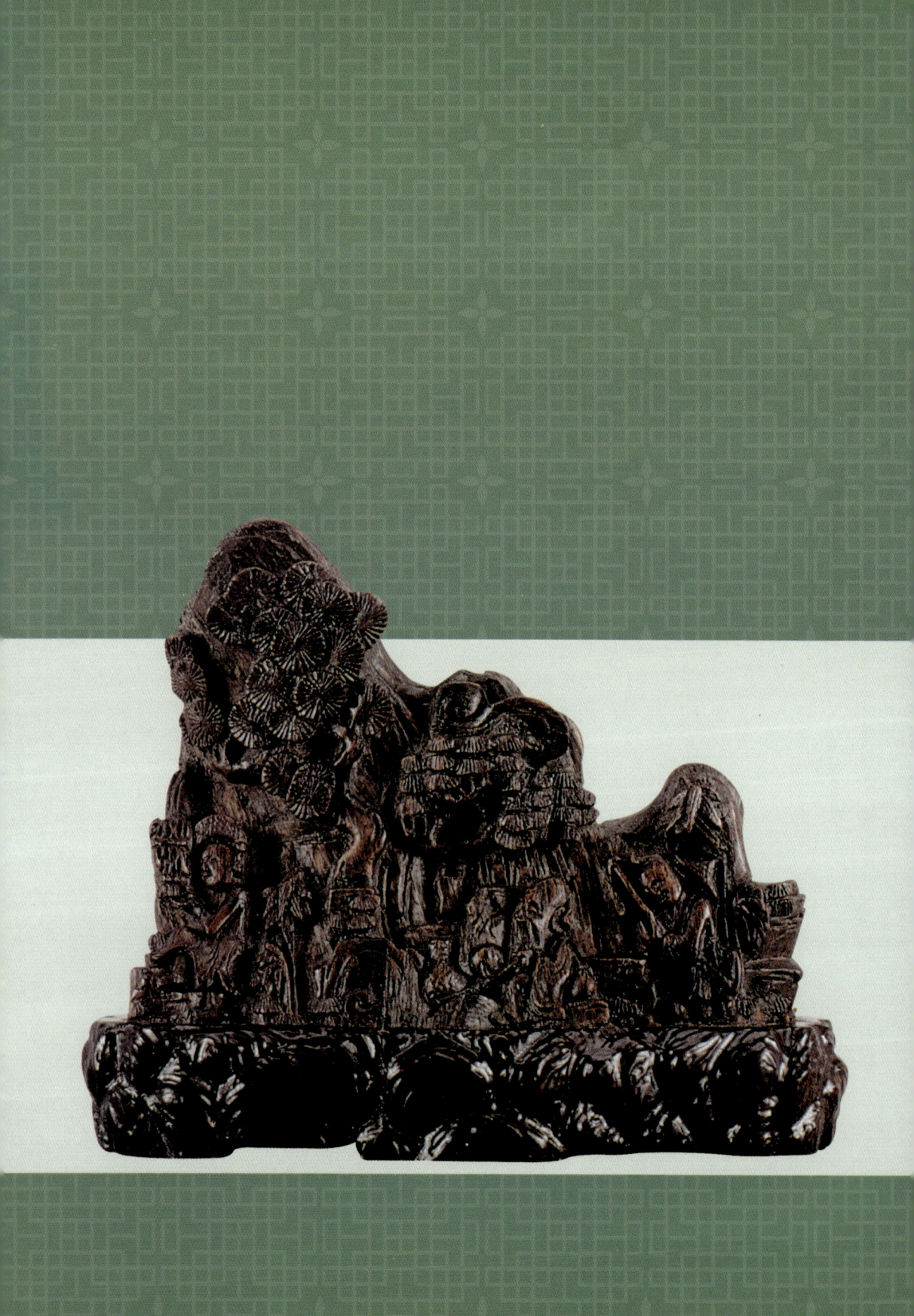

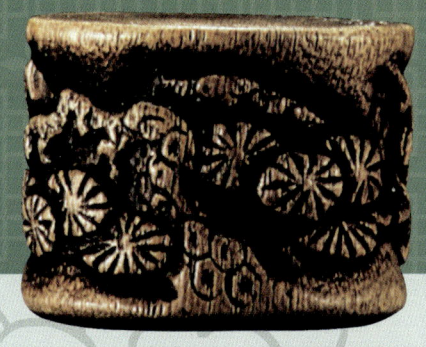

第五章

沉香的收藏与投资

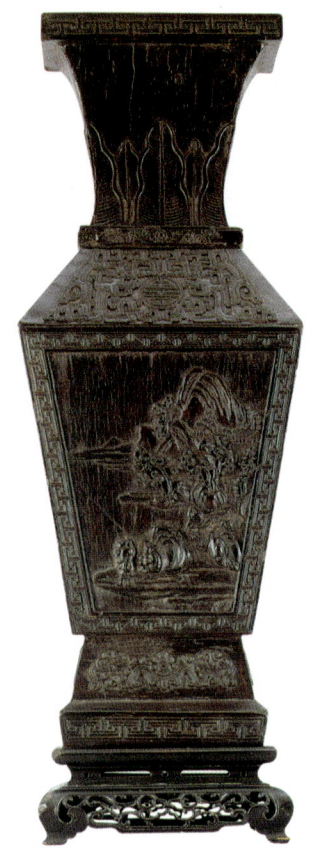

△ **沉香雕松下品茗纹杯　清中期**

高5.6厘米，重58克

杯身用沉香木雕琢而成，配银杯心。器表浮雕饰高士于松下品茶，一童子坐于身侧，山峦起伏，连绵深远。苍松茂盛，人物闲适，图像意境空灵幽静。

沉香投资热

1 | 海南沉香成收藏投资新热点

2012年8月，央视科教频道推出了名为《沉香缘》的专题片。该片一经播出，立即引起收藏界人士、沉香爱好者的广泛关注。有记者针对近年兴起的海南沉香收藏投资热潮，采访了海南沉香收藏协会会长黄奔、秘书长魏希望、常务副会长冯运天、副会长吉承宏等人。黄奔表示，希望更多的收藏界人士、沉香爱好者和普通百姓来一起关注、了解沉香文化。

（1）央视专题片《沉香缘》引广泛关注

央视科教频道推出的名为《沉香缘》的专题片，分别于2012年8月14日、15日分上下两集播出。该专题片以专家、学者、收藏家的视角，对沉香的收藏作了全面的报道，使观众更加了解沉香与中国传统文化及中医药学的历史渊源。

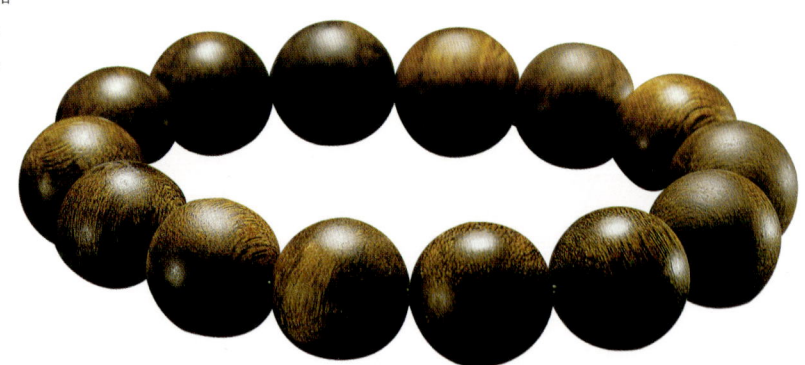

△ **奇楠沉香手串（14粒）**

重约27.8克

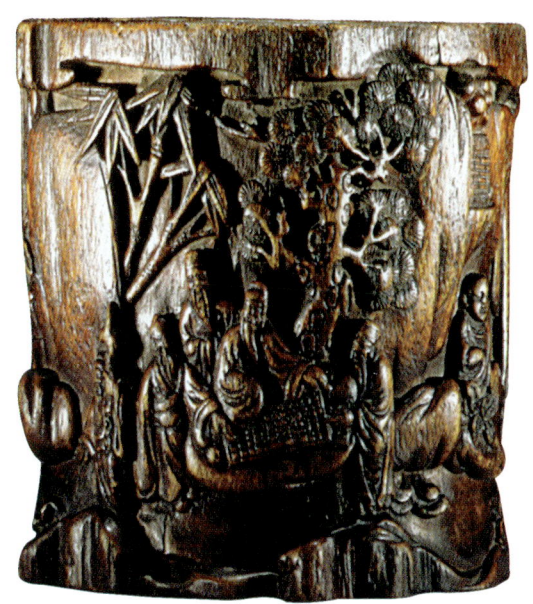

◁ 沉香木雕对弈图笔筒　清代

高12.2厘米

　　笔筒采以浮雕透雕技法而成，筒状。筒身通景式构图，山石矗立其中，丛竹繁茂。松木森然，郁郁葱葱，中部豁然开朗，一处平地上有天然石桌一块。长须老者相对而坐，全神对弈，神态悠然。不远处一童子前来服侍。细观此件笔筒，所用刀法娴熟老练，艺术风格与明末竹刻作品相承继，镂刻处或深挖直削，或层层相继，立体感十足，神游其间如徜徉书画之中，艺术水准高超，为上佳的沉香木刻美品。

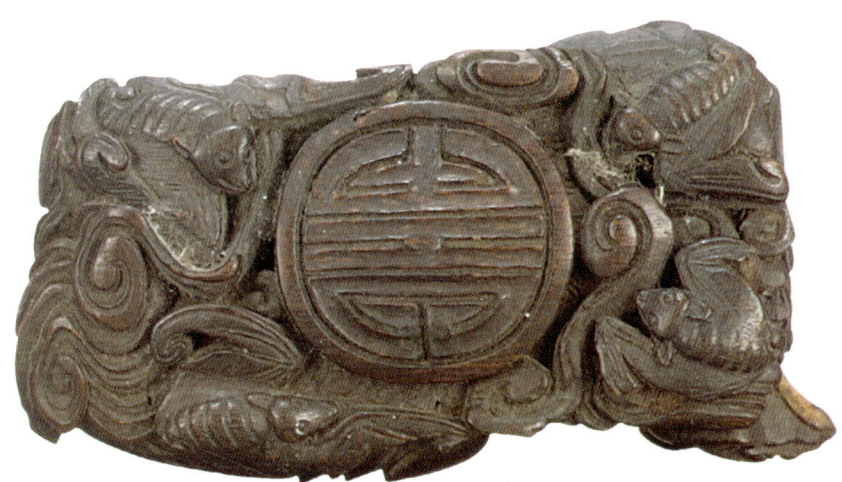

△ 沉香雕福寿纹墨床　清乾隆

长9厘米，重51克

　　墨床用整料制成。两端分别向下卷曲呈条案式。器面正中浮雕圆寿纹，四周雕数只蝙蝠紧蹙，造型别致，寓意"多福多寿"。整器淡雅宜人。

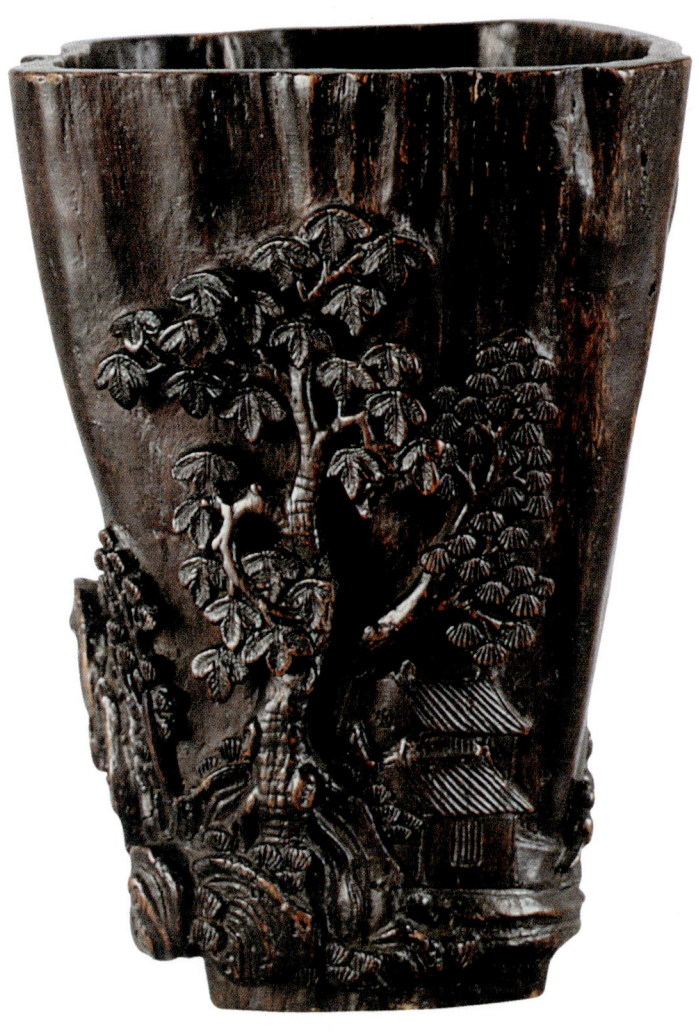

△ **沉香雕携琴访友纹杯　清中期**
高13厘米，重125克

沉香被誉为"众香之首"，有提神醒脑之功效。现今，品香已经成为一种艺术生活享受。沉香背后承载着深厚的历史文化底蕴，已逐渐形成一种"香文化"。

《沉香缘》的播出，引起不少收藏界人士，以及沉香收藏爱好者和普通老百姓的强烈关注。爱好者们在这两期节目中注意到，海南沉香作为各地沉香的代表性产地之一，在节目中得到多角度的呈现，并引起收藏界人士及沉香爱好者的广泛关注。

（2）海南沉香渐受收藏界人士的追捧

在中国，收藏沉香的历史十分悠久，最早可以追溯到距今两千多年以前的西汉，鼎盛于宋代。此后的数百年间，沉香渐渐受到热捧，因其身价贵重而被列入贡品清单，被誉为"香中之王"。新中国成立后，由于种种特殊原因，沉香曾经一度淡出人们的视野。在收藏界，沉香是一个大概念，有产地的差异，海南沉香是收藏爱好者最喜爱、最关注、最认可的。最近几年，海南沉香越来越受收藏界人士的追捧。

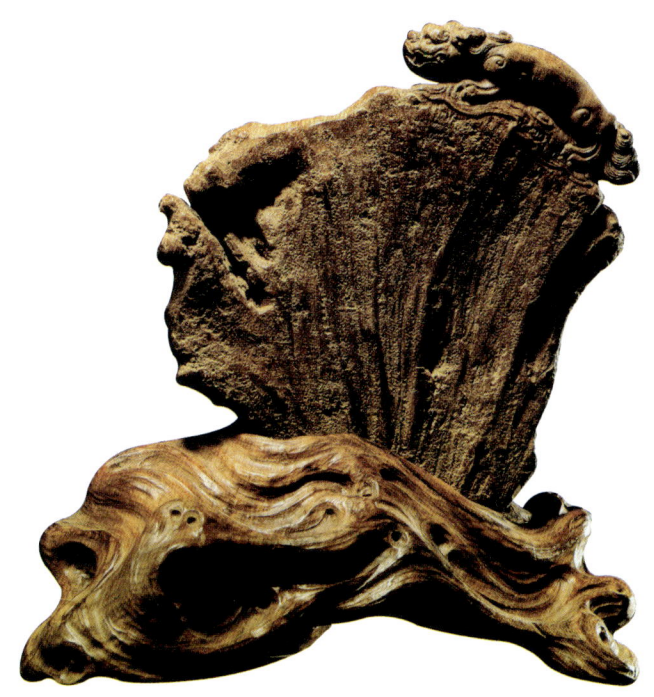

△ 海南沉香摆件

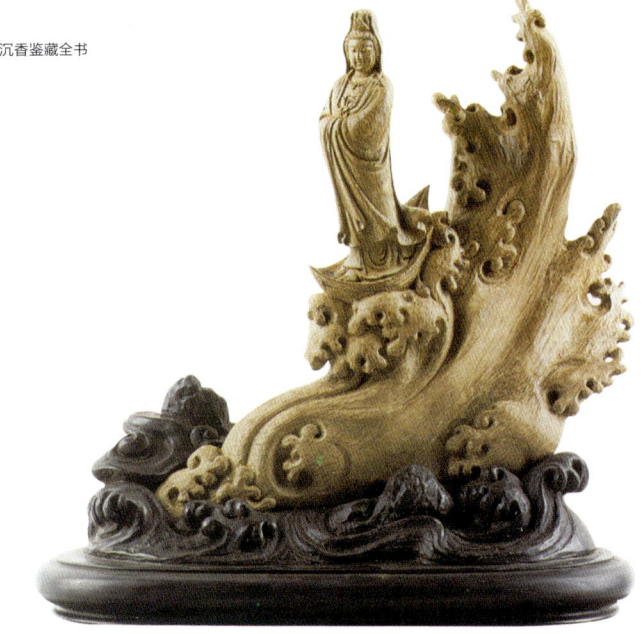

◁ 海南沉香摆件

（3）海南沉香自古被公认为众香翘楚

沉香是南方特有树种白木香树脂液历经百年沉积凝结成香的自然奇观，堪称香木"舍利"，历史上以海南沉香最为珍贵。海南沉香古称"崖香"，又称"琼脂"，自古享有盛誉，被公认为众香翘楚，具有养生、保健、品味等多种功用。

收藏沉香有一个原则："只收藏老香，不收藏新香，不助长盗砍盗伐沉香树的现象。"这样的原则，不单单是由于新产沉香的品质不高，更多的还是缘于一种资源保护意识。

（4）沉香不仅是文化载体，还具有实用性

沉香不仅是一种文化载体，还具有实用性。比如您忙碌了一天下班回家，点燃一根沉香制成的线香，感觉会相当愉悦；再比如您早晨起床吃早餐的时候，点燃一根沉香，那会有一种沁人心脾的感觉。希望能让更多的人能够更加深刻地了解沉香文化。

2 | 20万人携百亿资金涌入沉香收藏投资市场

尽管与书画、瓷器、玉器、钱币、家具等常见收藏品种相比，目前沉香还属于小众类收藏。相信随着时间的推移以及与沉香相关知识的不断普及，沉香也会渐渐成为收藏市场上的热门货。

近年来，古玩市场发生了很多变化，过去有些专卖古玩杂项的店铺，慢慢开始经营沉香饰品，专门经营沉香的店铺也逐渐多了起来。

据业内人士介绍："沈阳现在涉及沉香经营的店铺已有数十家，且成交量也在逐渐增加。"市场上多位沉香经营者都有这样的感觉，近年来，进店走动的顾客越来越多。有的顾客出手阔绰，一次就花费几万元购买沉香及其道具。

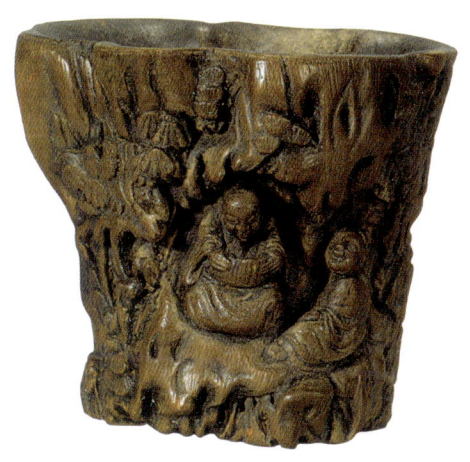

△ 沉香雕花卉人物笔筒　明晚期

高12.5厘米

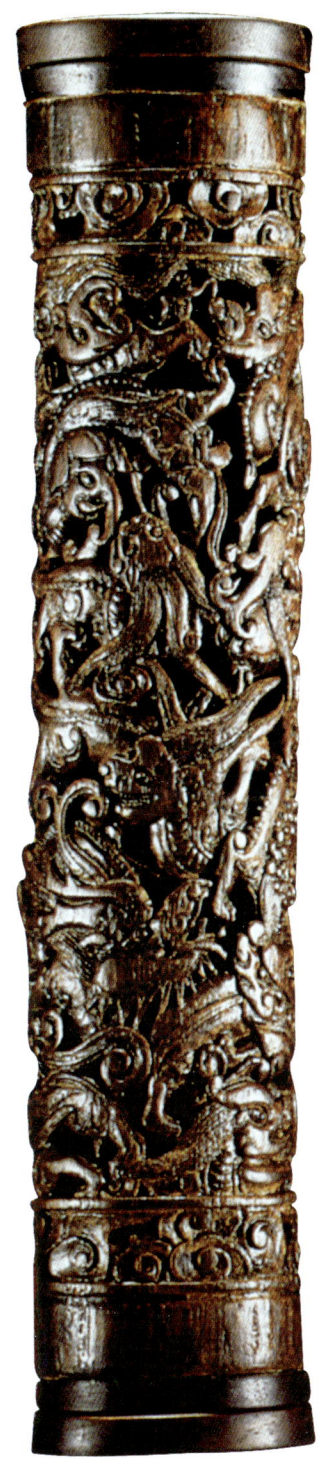

▷ 沉香木雕龙凤纹香筒　清代

高25厘米

此沉香木雕龙凤纹香筒在图案的构成上，非常注重连用疏密、繁简、深浅、动静的对比，也注意运用大小的对比，刻画的对象主次分明，形象生动。雕刻上，刀法精绝，圆雕、浮雕兼配，多种雕刻技法融为一体，纹饰细密精美，线条流畅而整体感强。设计巧妙，造型新颖，既有古韵，又不落俗套，图案纹饰既表现得非常活泼生动，又与吉祥寓意相连。

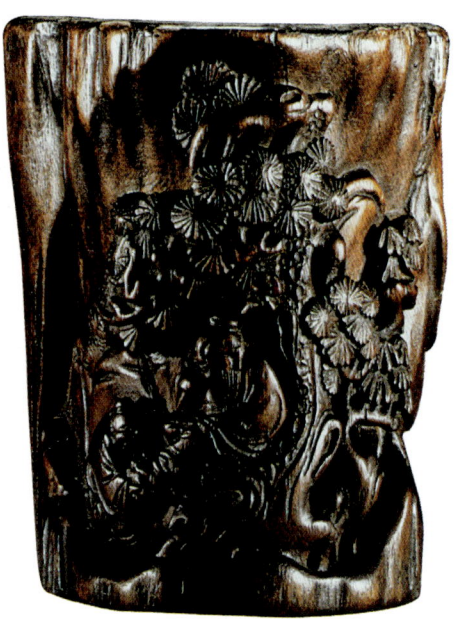

◁ **沉香木雕张良提鞋笔筒　清代**
高12.5厘米

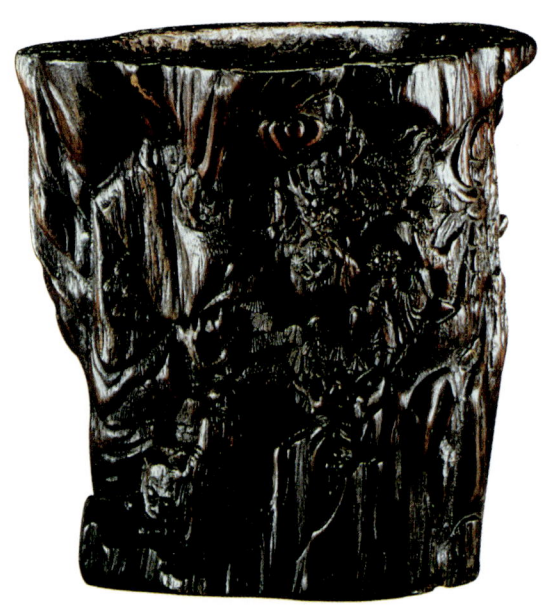

△ **沉香木雕降龙伏虎罗汉笔筒　清代**
高16厘米

　　此件沉香木雕降龙伏虎罗汉笔筒，作者在雕刻的处
理上，依型而雕，运刀流畅犀利，衣带飘逸极富动感，
罗汉神形并茂，极见制者功力；选用上等沉香木为材，
香意古朴；取佛教"降龙伏虎罗汉"故事，主题突出；
充分展现雕刻大师的常年积累的深厚底蕴，极为难得。

"不过，目前真正用熏炉熏香的资深香客毕竟还是少数，这是一种十分奢侈的享受，一般人都是消费相对便宜的线香，线香使用起来方便，可携带在身随时品用。"沈阳古玩城一楼沉香经营店主如是说。尽管沉香价格昂贵，然而作为一种比贵金属更稀缺的资源，却成了人们眼中不错的投资品种。只不过，从只是一味具有历史文化因子的香料，到此番挟不菲身价进入国内的收藏市场，显然，高高在上的价格注定普通的藏家难以进入沉香收藏市场。

据业内人士介绍，目前参与沉香收藏投资的多以商人为主，像沈阳的不少地产、红木家具店、金店以及古玩城的老板都加入了收藏大军。

由于国内优质野生天然沉香基本没有产量，因此，不少人干脆自己跑到东南亚几个产香大国去采购。在东南亚的越南、印度尼西亚、泰国、老挝等国还有少量野生沉香，最上品的优质沉香主要产自越南，不过经过20多年大量挖掘与交易，越南优质沉香资源也已接近枯竭，现在越南已经禁止沉香出口了。

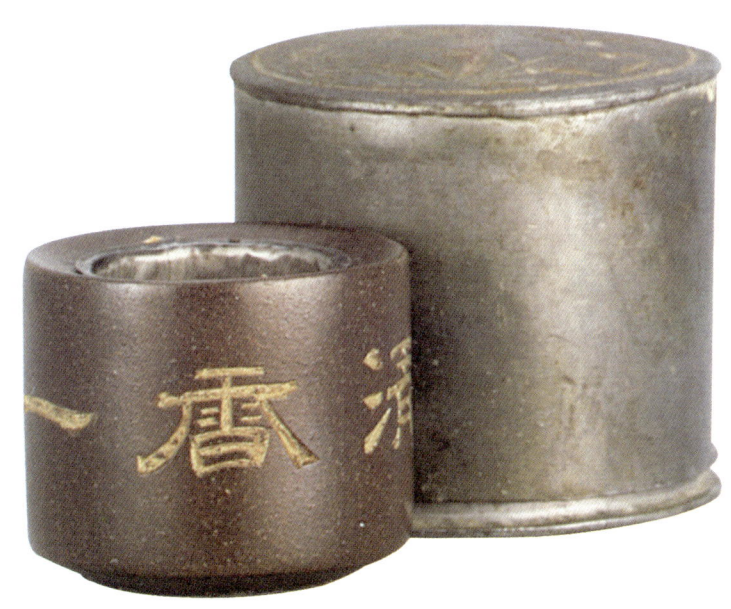

△ **香料雕一指清香扳指　清代**

直径3.5厘米，重22克

扳指以银为胆，外壁一面填金刻"一指清香"，古朴雅致。此器用料考究，形制规整，研磨精细，工艺新颖，是一件可遇不可求的收藏佳器。

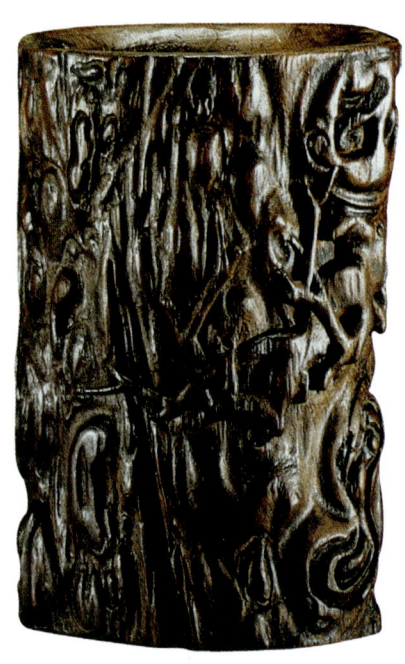

△ 沉香木雕树瘤笔筒　清代
高12.6厘米

据业内人员估计，2007年全年国际香市的正式交易量不足20千克，而2008年全年的产量甚至还不到10千克，此后几年的产量也不会超过这个数。那么，稀缺的沉香在市场里流转，也只能击鼓传花了。

为了得到更好的沉香，许多人将目光盯上了拍卖会上的古董沉香藏品。据了解，在近几年的保利、中国嘉德等拍卖会上，尽管沉香屡屡创出天价拍卖纪录，但最后都是100%成交，而且成交价都远远高出预估价。前不久，最大的一件沉香工艺品乾隆沉香雕仙山楼阁嵌西洋镜座屏就拍出了超过2000万元的天价。

据不完全统计，目前全国约有20万人杀入沉香收藏投资领域。而根据海南沉香收藏协会的不完全统计，进入沉香收藏界的各路资本已近数百亿元。

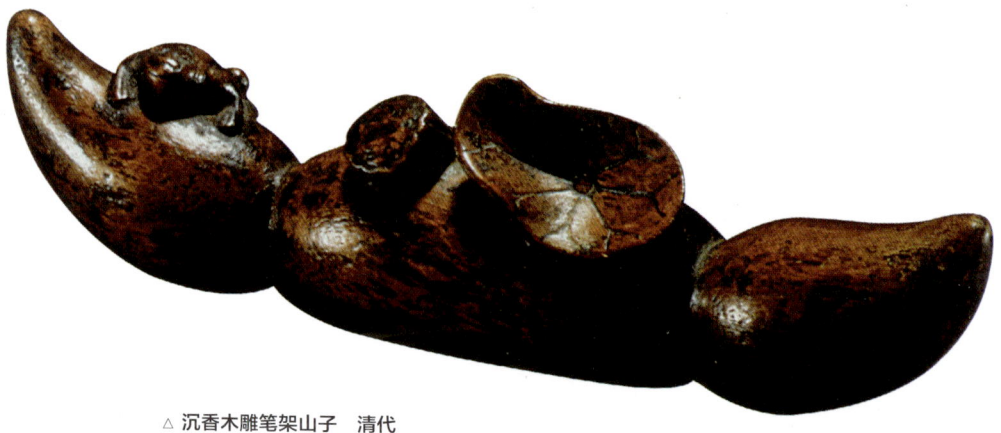

△ 沉香木雕笔架山子　清代
长15.5厘米

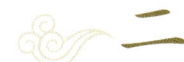

二
沉香的市场现状

　　看起来并不起眼的沉香，为什么其价格仅用几年时间就涨了十几倍，疯涨背后的推手又是什么呢？

　　对此，中国香文化研究会总干事张际辉表示："其实国内沉香市场也是最近几年才火爆起来的。沉香之所以值钱，主要是因为它形成的时间比较长，且产量极低。"

　　据介绍，目前能结香的香树虽有将近20种，但是这类树木结香的时间都比较长，通常需要几十年甚至上百年的时间，而且并不是每棵香树都结香的，其中上好的野生天然沉香更是难得，这就直接导致了沉香价格的不断飙升。

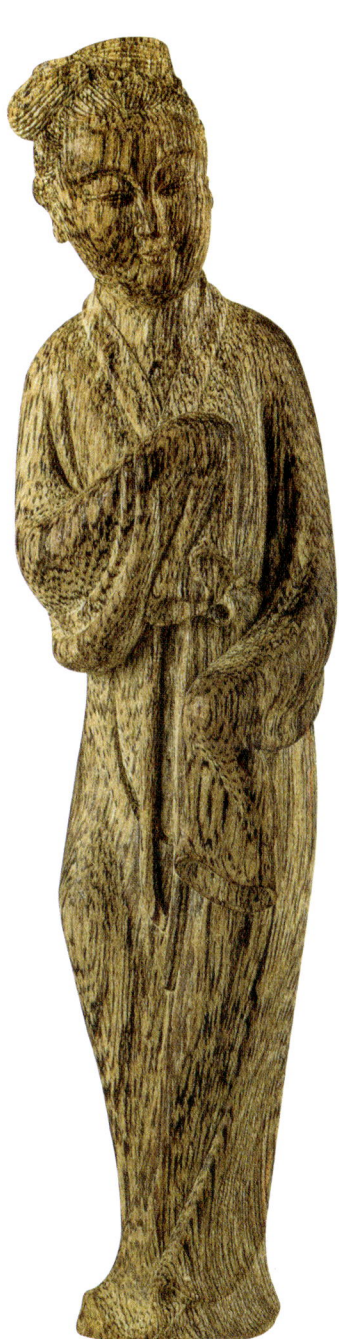

△ 怀袖仕女把玩件
产地为巴布亚
重约18克

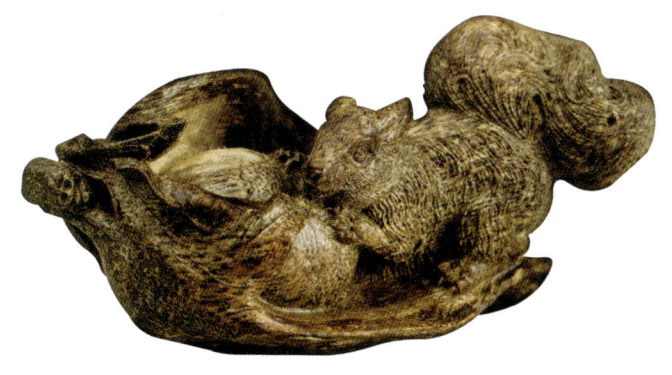

△ 小松鼠把玩件
产地为加布拉
重约31.8克

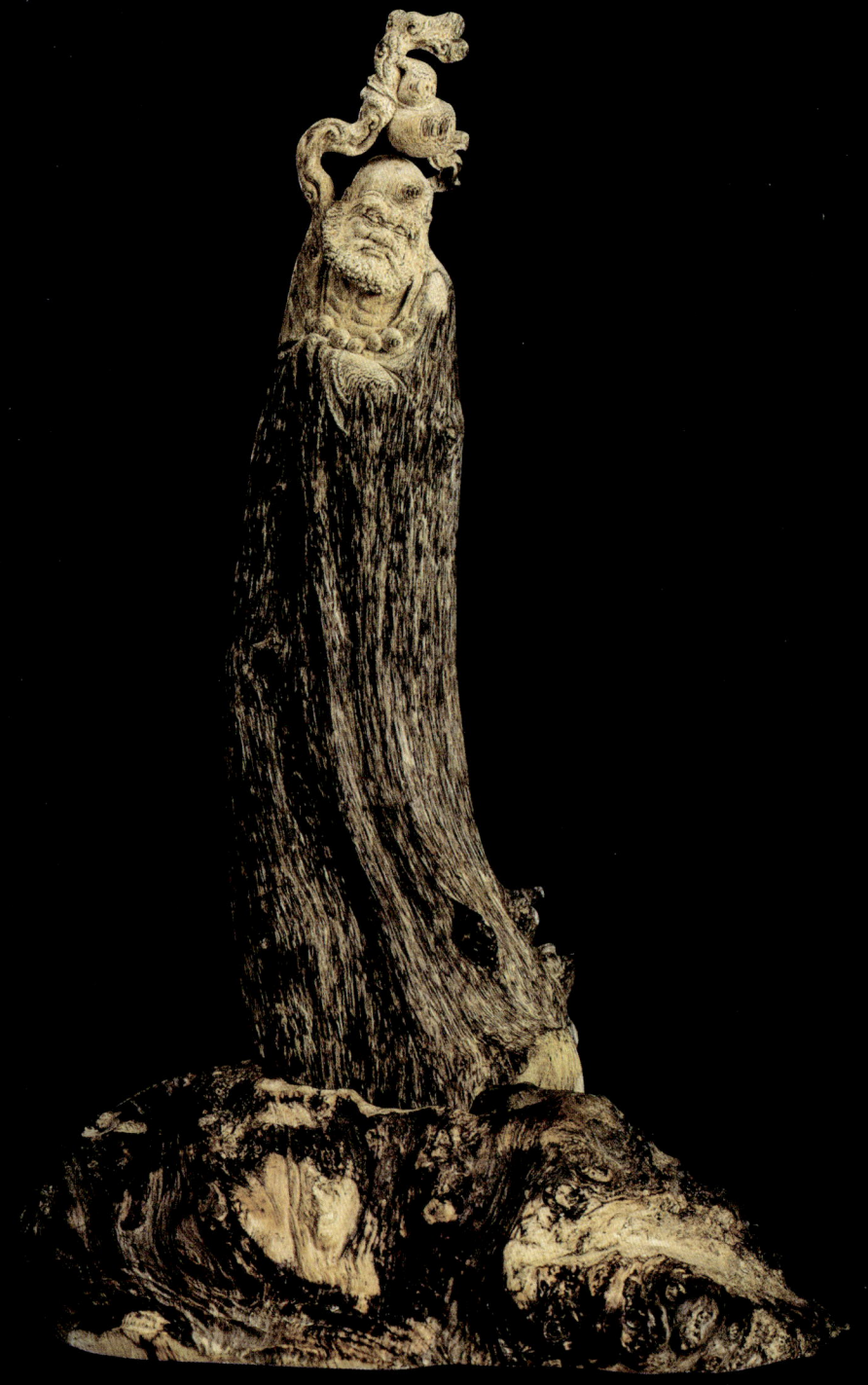

一苇渡江
产地为加里曼丹
重约144.3克

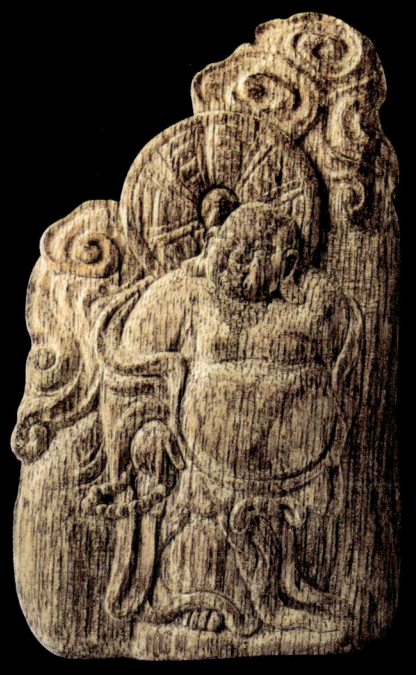

△ "布袋和尚"随形牌
　产地为加里曼丹

重约18.5克

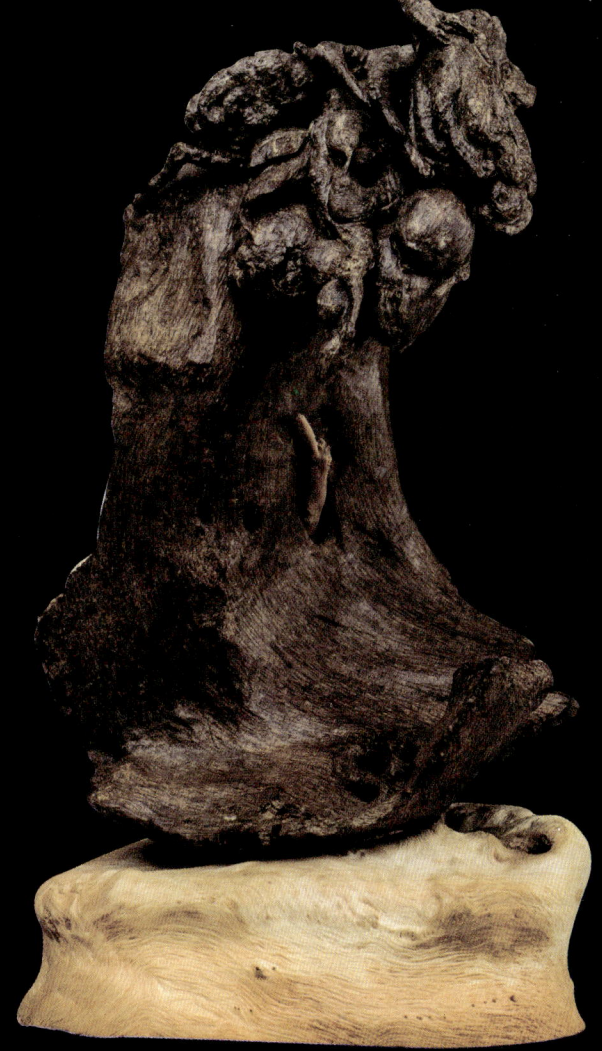

▷ 事事如意摆件

长10厘米，宽9厘米，高18厘米，
重约96克

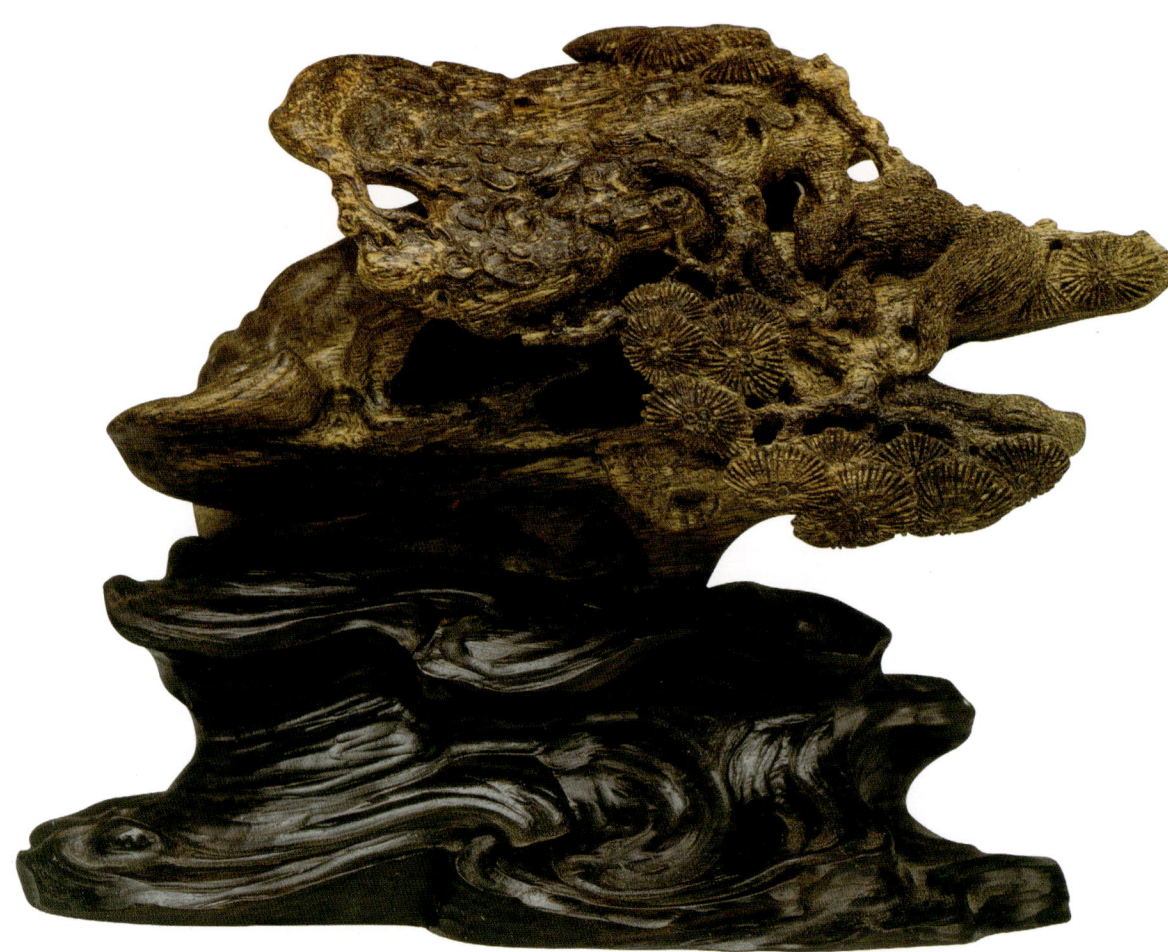

△ **松鼠摆件**
　产地为加布拉
重约69克

　　沉香一般生长于热带和亚热带地区，国内沉香的产地主要在广东、广西、云南、海南；国外主要集中在越南、马来西亚、印度尼西亚等东南亚国家。可是现今，野生天然沉香在中国已经基本没有产量，而在越南，上等的沉香一年产量也就20多千克。联合国已将野生天然沉香划为濒危植物，列入保护范围。目前，在海南等地开始大面积种植沉香，然而要等到结香至少需要5年～10年。一方面，沉香的产量在不断地减少；另一方面，上好的沉香到现在仍无法人工合成，这进一步增加了其升值的空间。

　　特别值得一提的是：沉香还是一味重要的中药，据了解，有百余种中成药物中都含有沉香，其药用价值超过沉香本身的价值。

　　此外，沉香还是一种顶级的雕刻材料，可以制作木雕、文房器物、佩饰以及小巧玲珑的工艺品。从小巧的佩饰、暖手（揉手）到个体较大的笔筒、文房山子，都是利用沉香的稳定和高密度的特性制作而成的。近些年，社会上又流行用各种不同等级的沉香材料做手串、念珠，这也是利用了沉香能散发愉悦身心的香味的特性。

　　还有一点很多人可能不知道，沉香也是制作高级香品的必备材料，在香水制作中起到稳定剂和定香剂的重要作用。

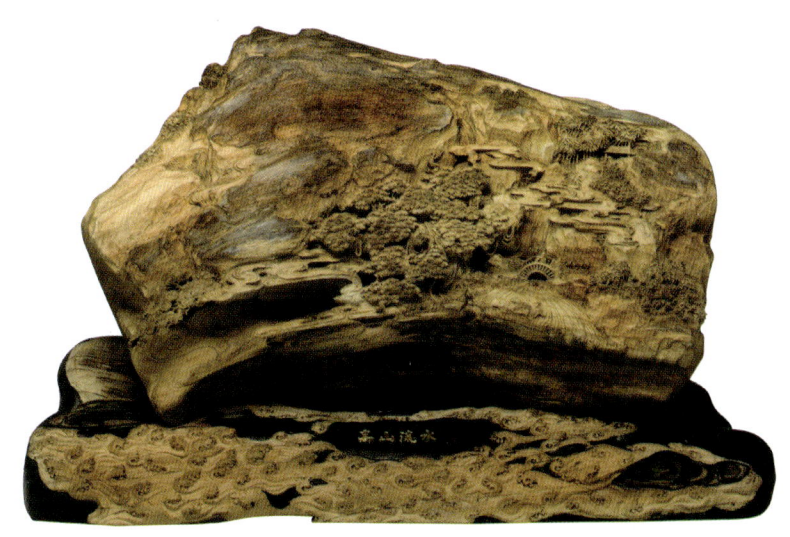

△ **高山流水摆件**
产地为加里曼丹
长50厘米，宽24厘米，高30厘米

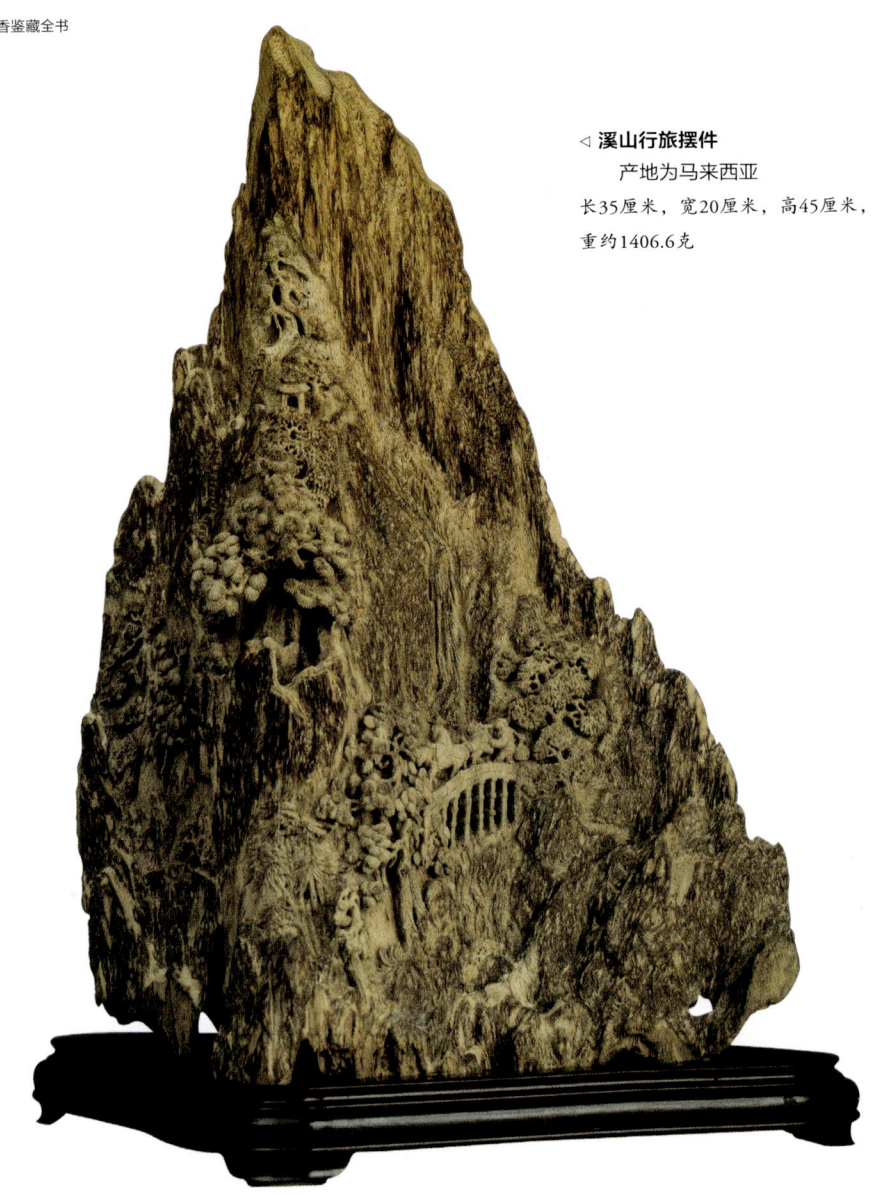

◁ **溪山行旅摆件**
产地为马来西亚
长35厘米，宽20厘米，高45厘米，
重约1406.6克

　　我国已有2000多年的用香历史。沉香作为一种名贵的香料和中药材，在
"沉"（沉香）、"檀"（檀香）、"龙"（龙涎香）、"麝"（麝香）四
大类香材中始终领衔。在宋代，已经有 "一两沉香一两金"的说法，到了明
代，又变成了"一寸沉香一寸金"。

　　尽管沉香在清末以后有所衰落，但自20世纪90年代，它冲破了百年沉
寂，又悄然进入了国内收藏市场，随着大量资本涌向沉香市场，进一步拉升
了沉香的市场价格。

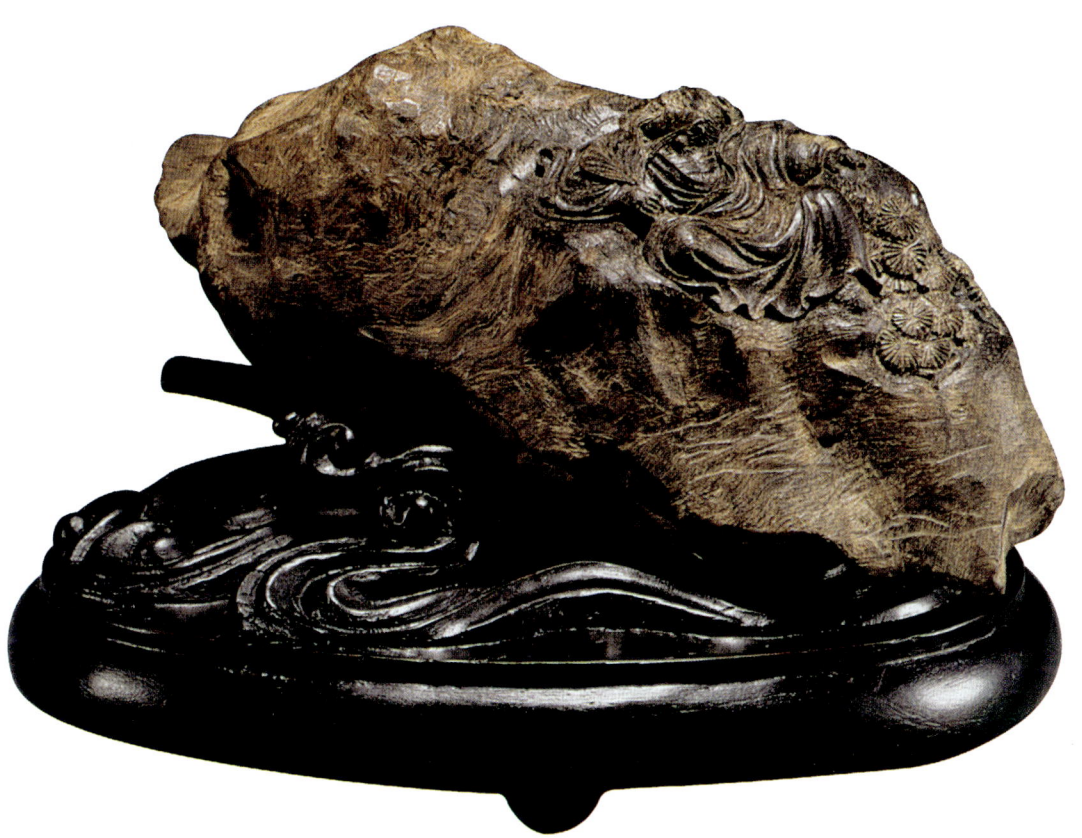

△ **坐观云起摆件**

重72克

　　产地为加里曼丹

　　此件作品雕刻的主题为一松下高士。此高士背面卧于青松之下，宽鼻大眼，慈眉善目。高士怡然自得，沉穆稳重，落落大方，给人以安详超脱的意境。

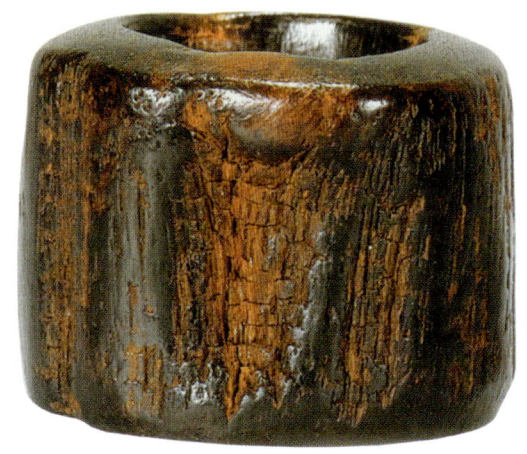

△ 沉香雕扳指　清代

直径3.5厘米

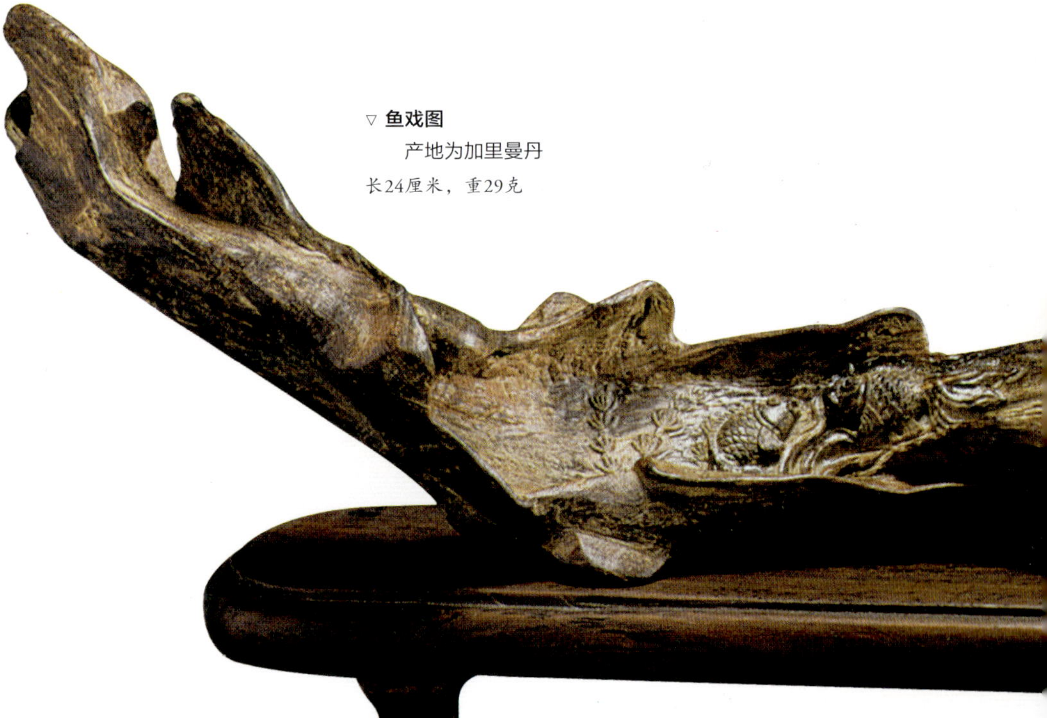

▽ 鱼戏图

产地为加里曼丹

长24厘米，重29克

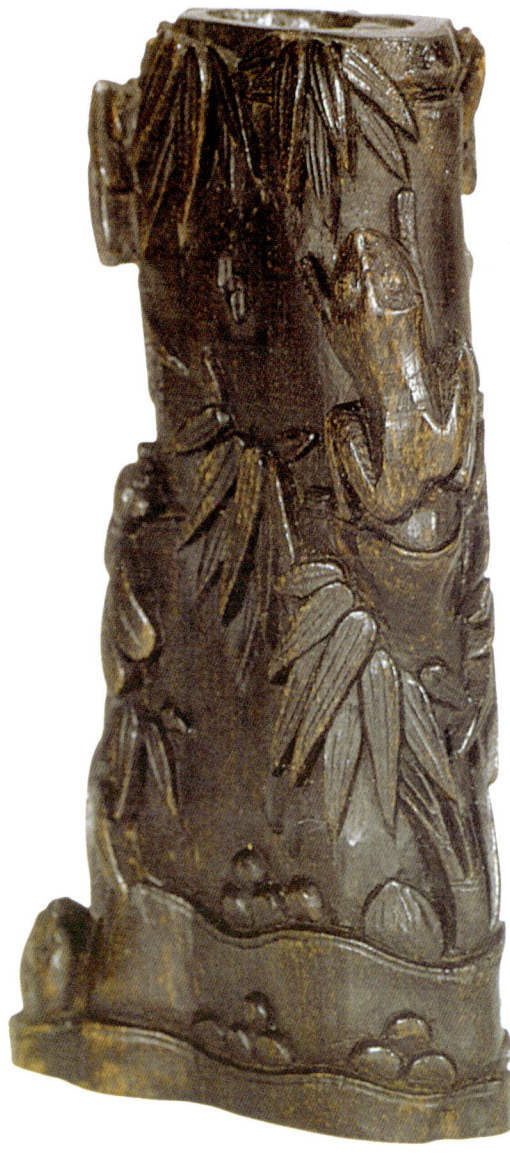

△ 沉香雕竹节蛙纹香插　清代

高7.6厘米

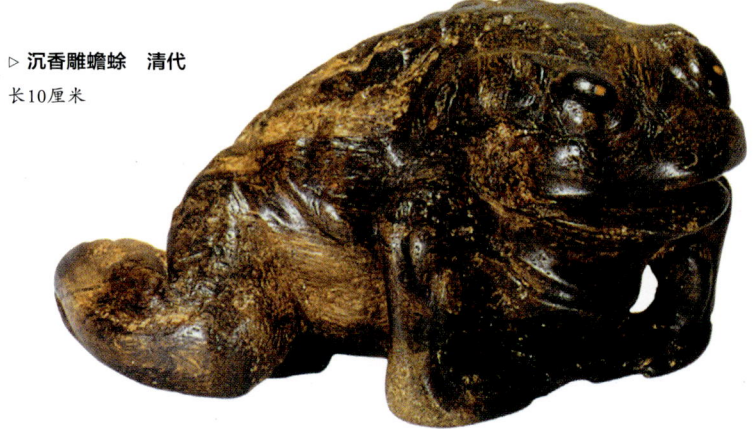

▷ 沉香雕蟾蜍　清代
长10厘米

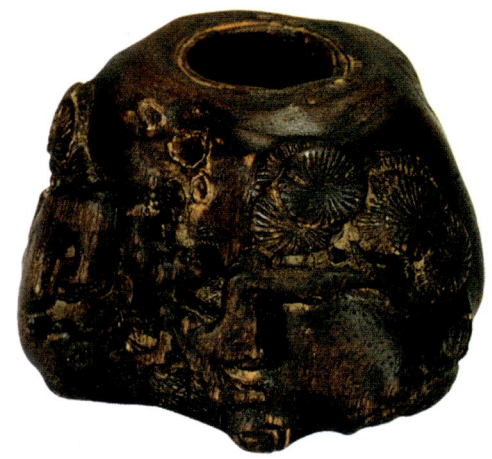

◁ 沉香雕竹节水盂　清代
高4.6厘米

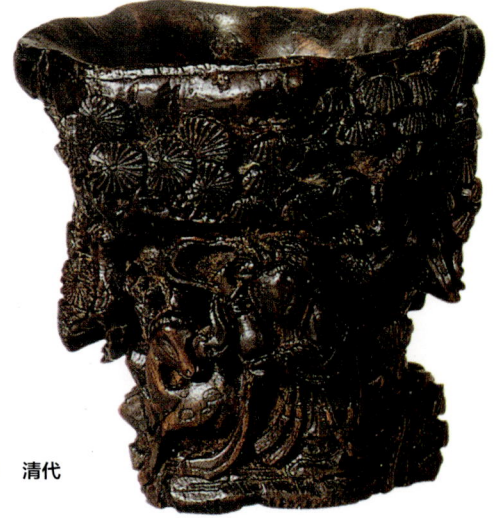

▷ 沉香雕八仙杯（一组四件）　清代
高6厘米

三
沉香的收藏前景

　　沉香自古以来就是非常名贵的中药材和制作工艺品最上乘的原材料。我国唐、宋、明、清几代，宫廷皇室均崇尚用沉香制成各类文房器物。其工艺非常精细，与犀角、象牙制作相同。沉香对雕工的技艺要求很高，因为沉香本身是凝聚了沉香树脂结品和木质的混合材料，其质地软硬不匀，不易雕琢，所以上好的沉香木雕极为珍贵。

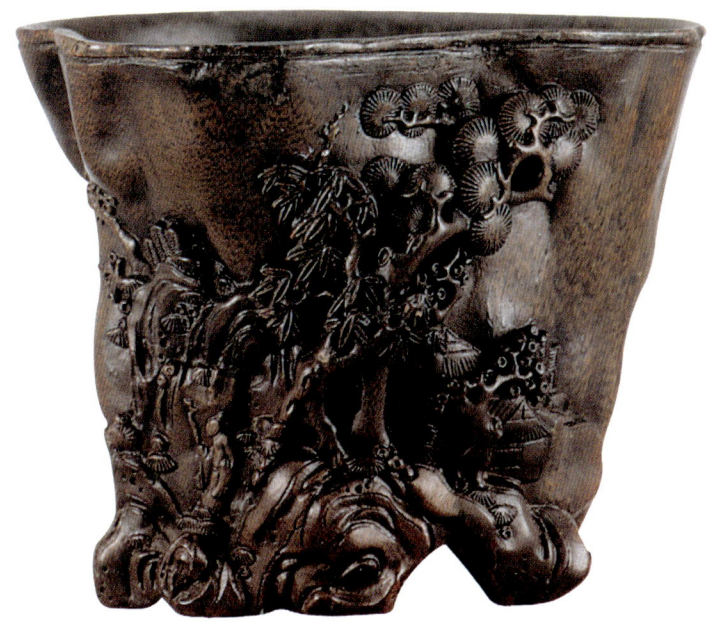

△ **沉香雕松山访友纹杯　清早期**

直径9.4厘米，重134.9克

　　此杯身环刻山水图景，苍松翠柏依山而生，茂林修竹间有人家隐匿于其中。此杯木质纹理清晰，雕刻工艺精湛，将小桥流水人家的惬意之情表现得生动逼真。

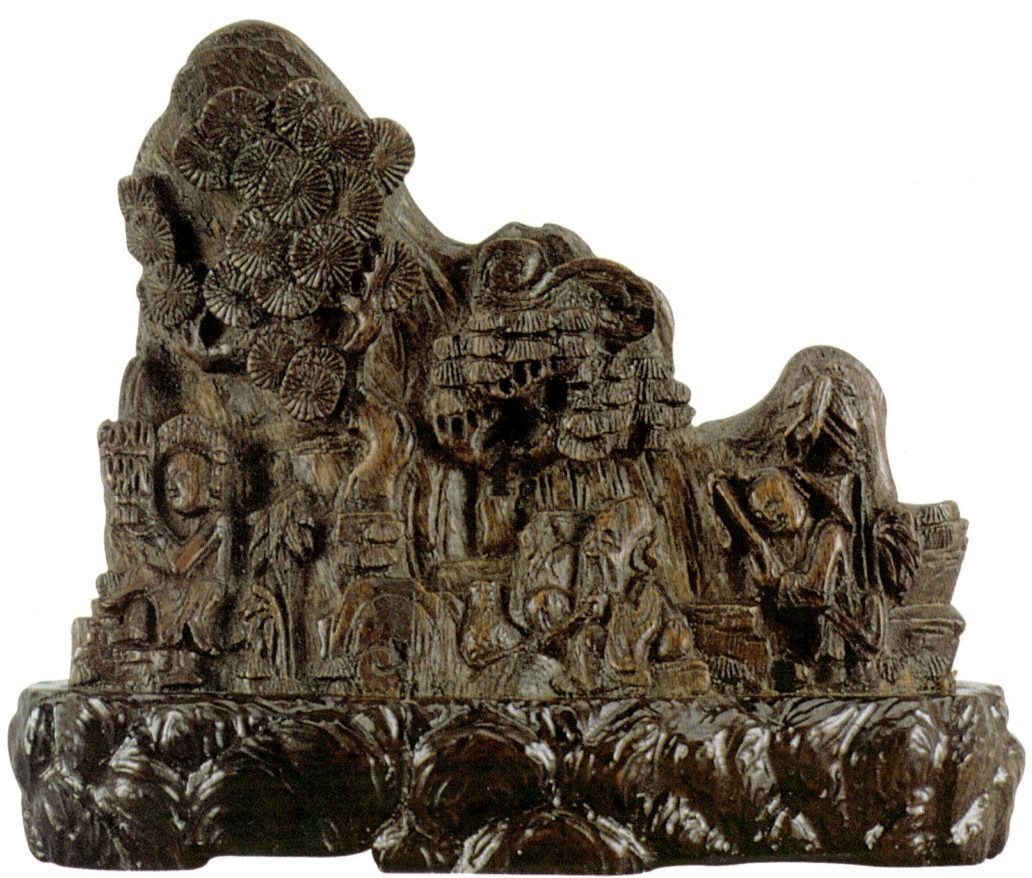

△ **沉香雕灵童献寿纹笔架　清早期**

长12.3厘米，重116克

　　此笔架由沉香木整雕而成，木质优良，纹理清晰，使用浮雕工艺，依形就势雕制人物山水图。苍松翠柏，碧波荡漾，有老翁立杆垂钓江上，旁有两个小童相侍，好不惬意。此景意境悠远，古香古色，纹饰典雅，富有情趣。

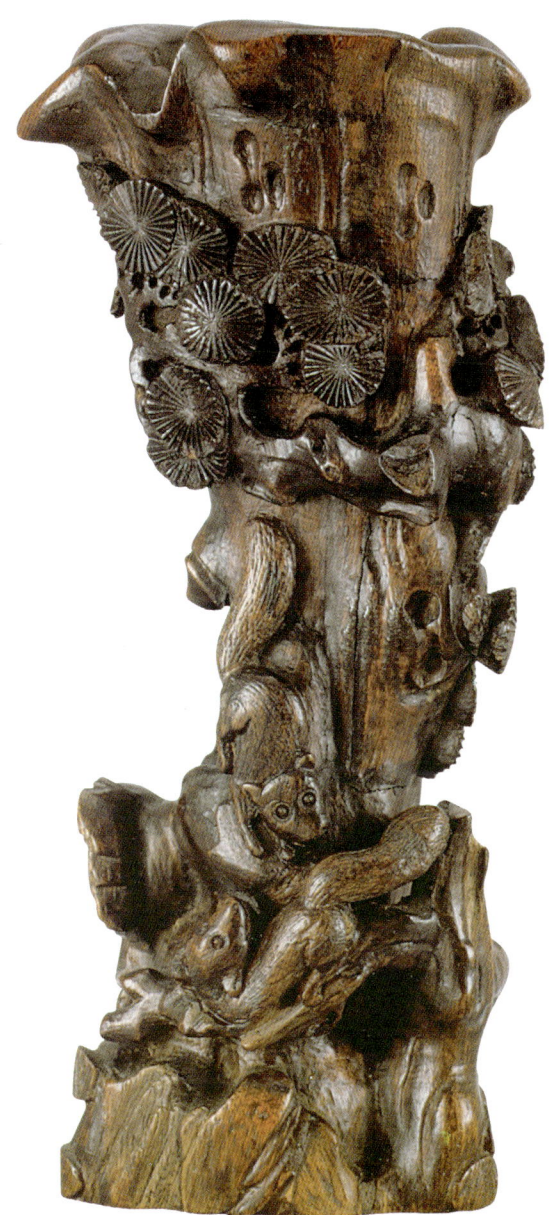

△ **沉香雕松鼠纹花插 清早期**

高17厘米，重209克

　　此件拍品为敞口，取材上品沉香，质地坚实，香气芳郁，色泽沉着。器如老根状，口微外撇，古松虬枝伸展，松枝猫嫩，春意盎然，两只松鼠跳跃其间，一静一动，活灵活现。雕者运刀如笔，挥洒自如，宛若天成，古拙而具奇趣，彰显深厚功底。此器之精涵气韵，余韵悠远，不可多得。

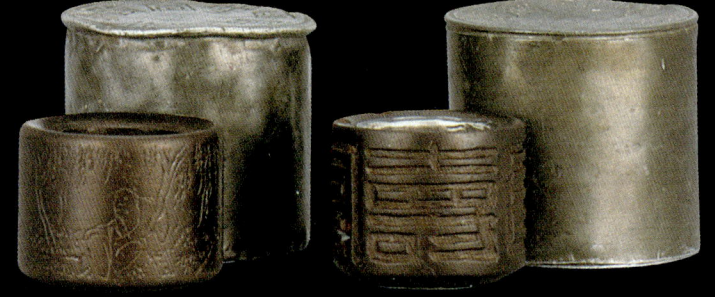

△ **戴春林制香料雕扳指（一对）　清早期**

直径3.4厘米；3.3厘米，重33克

　　这对扳指采用上乘香料制成，丝丝清晰，天然而成，色如深褐，质如炭化。造型素净美妙。其表面一刻诗文，一刻"寿"字纹。

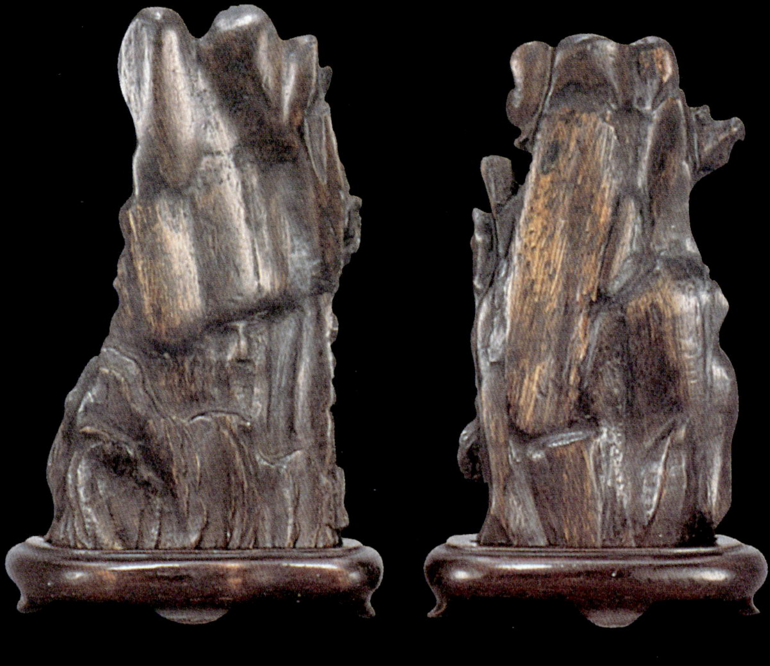

△ **沉香雕松鹤延年纹山子（一对）　清早期**

长9厘米，宽8.3厘米，高2厘米，重73克

　　此山子以上等沉香木制成，质地细密，光泽可人。正面高浮雕，山石陡峭，松树破石而出，松针茂密，下匍匐一只梅花鹿，扬首望天，旁有仙鹤，曲项向后，整理羽毛，背面则为繁茂松枝。古人将长寿看作无上福分，把自然界中长寿之物。装饰器物之上，用来表达美好愿望。此山子上的松、鹿、鹤均为此种寄托长生寓意的题材，合而为一，是为松鹤延年，鹤鹿同春。整器材质精良，雕琢细腻，成对保存。

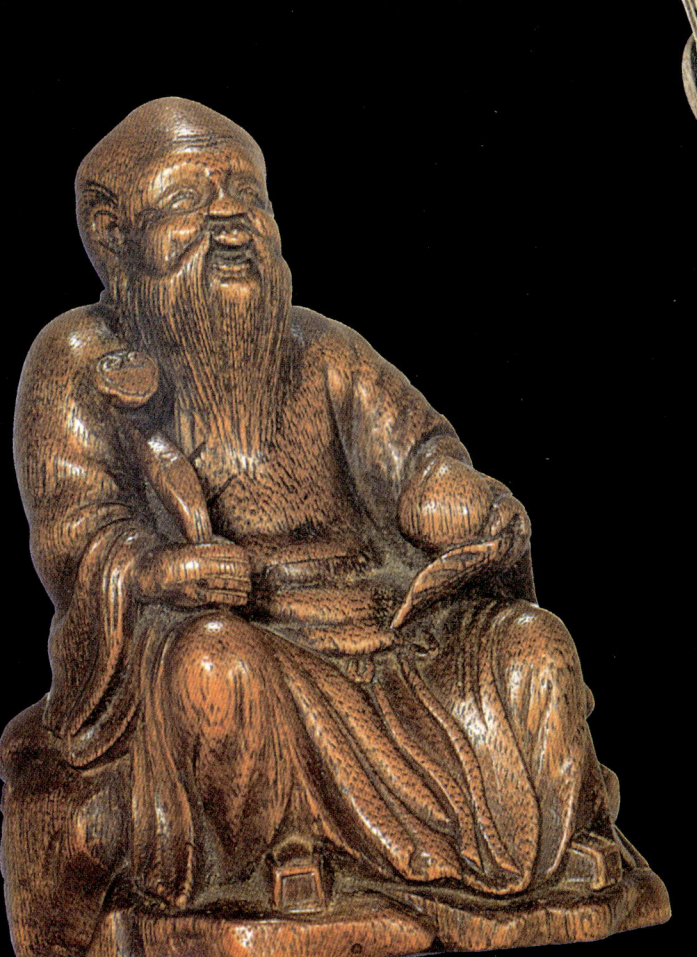

▷ **沉香浮雕龙纹带钩　清中期**

长10.3厘米，重20克

　　这件带钩由沉香整料所制、圆钮，带钩上浮雕龙纹，气势雄伟。龙是我国古代传说中的灵异神物，亦乃万兽之首。此件品相端正，雍容华贵之气尽显。

◁ **沉香雕寿星坐像　清中期**

高10厘米

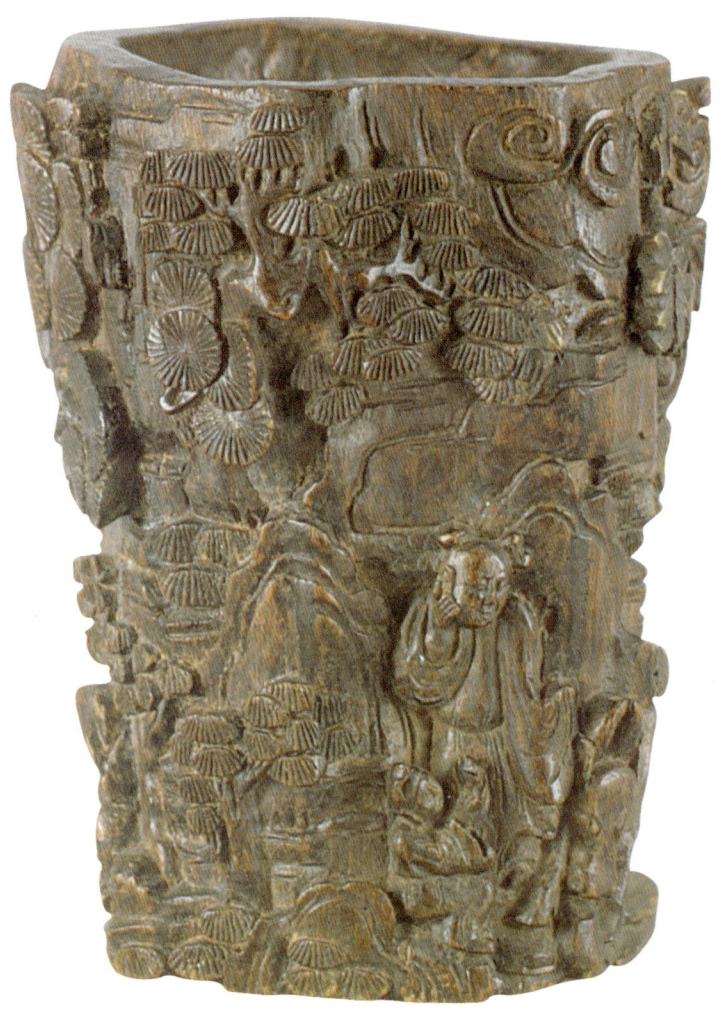

△ **沉香雕松山童趣纹杯　清中期**

高12.2厘米，重186克

　　此杯为沉香木整料所制，木质优良，杯身高浮雕山水人物图案。清风浮树，苍松翠柏，在茂密的山林之间，有妇人携孩童嬉戏，画面生动形象地展示了大隐于山林同生活的惬意。此杯质地上乘，雕工精致，纹理清晰，古香古色。

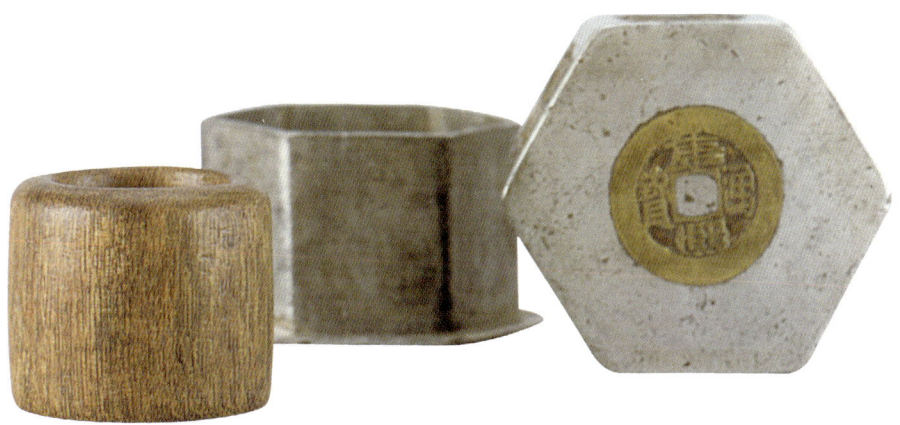

△ **沉香雕扳指　清中期**

直径3.4厘米，重16克

　　这件扳指乃是由沉香木雕琢而成。通身纹理清晰，打磨光滑，另附有镂空六棱性扳指盒，盒盖上方镶嵌仿圆形方孔钱行制图案刻有"康熙通宝"字样。此件质地优良，造型典雅。

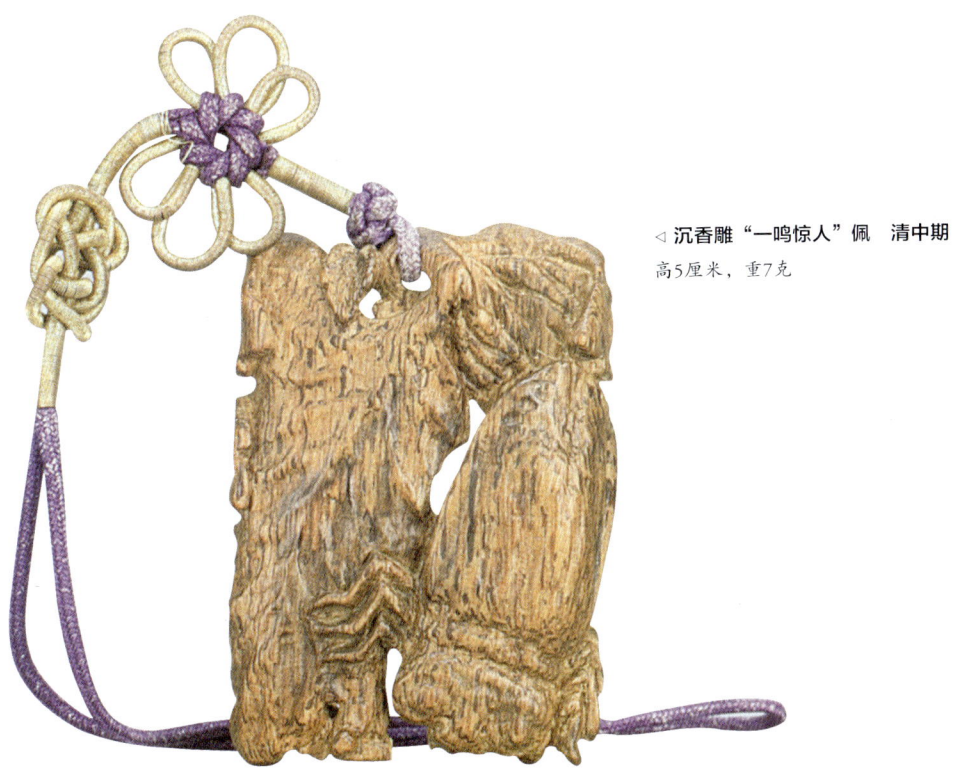

◁ **沉香雕"一鸣惊人"佩　清中期**

高5厘米，重7克

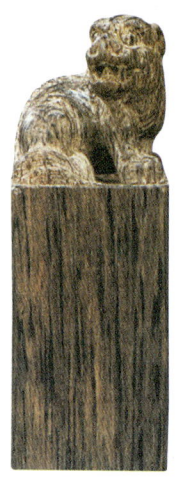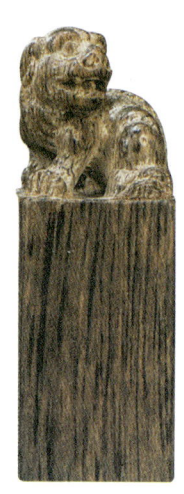

△ 狻猊对章

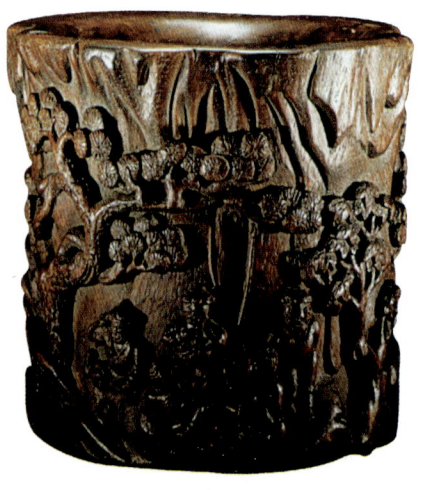

△ 沉香木雕渔家乐笔筒　清代

高16厘米

　　沉香是世界上的珍稀物品，历朝历代深受皇族、士大夫、文人骚客们的热烈追捧，以至于拥有和使用某种形态的沉香物品已经成为标志人们身份、学识、品位的象征。唐宋之时民间即有"一片万钱"之说。早在两汉时期就有了使用沉香的活动。例如：汉代的青铜制或陶制焚香、熏香用的"博山炉"，就是古人用来做香道活动的实用器具。到了隋、唐、宋、明、清时期，收藏和使用沉香更是愈发普及，不仅历代皇室贵族争相拥有，文人雅士、地方官员、富庶百姓等也紧随其后，纷纷崇尚用沉香或沉香木制作佩饰、文房器物，雕刻神像、佛像。在古代早期的国际交流中，作为礼品或赏赐以及海陆贸易活动中，我国生产的沉香也作为贵重物资流传到当时的日本、高丽等周边国家，引起了邻国皇室及各阶层人士对神奇沉香的高度重视，这些在许多国内外史籍中都有大量记载。沉香的使用，在古印度、古埃及、东南亚各国及中东等地区直至欧洲大陆各国，都不同程度地有着各自的悠久历史。

　　沉香神秘而奇异的香味集结了百年天地之灵气，但大多数沉香在常态下几乎闻不到香味，而是在点燃时才香气浓郁，能覆盖其他气味，且留香时间很长。同时，其香味也极其微妙，同一块沉香点燃后竟有数种不同的香气，变幻莫测、浑然天成。正是沉香所具备的这一特质，奠定了它在世界制香业中的特殊地位，成为制造高级精油及香水的高档原料。

　　由于世界人口不断增长和人民生活水平的不断提高，沉香知识的普及越来越广泛，沉香使用量的快速递增，以及不按传统的方法挖香、取香和不计后果的"杀鸡取卵"式的乱砍滥伐等恶劣破坏生态规律的做法，现今沉香树资源在许多国家和地区几乎已经灭绝了。

　　相关国际组织也早已将沉香树列进了"濒临绝种"的物种名单。从目前来看，只有越南、柬埔寨、老挝、泰国、马来西亚、印度尼西亚、东帝汶等国家存有少量天然沉香树，而其他地区大多是近年来人工种植的小树苗，中国也是极少数还存有少量的野生沉香树的国家。

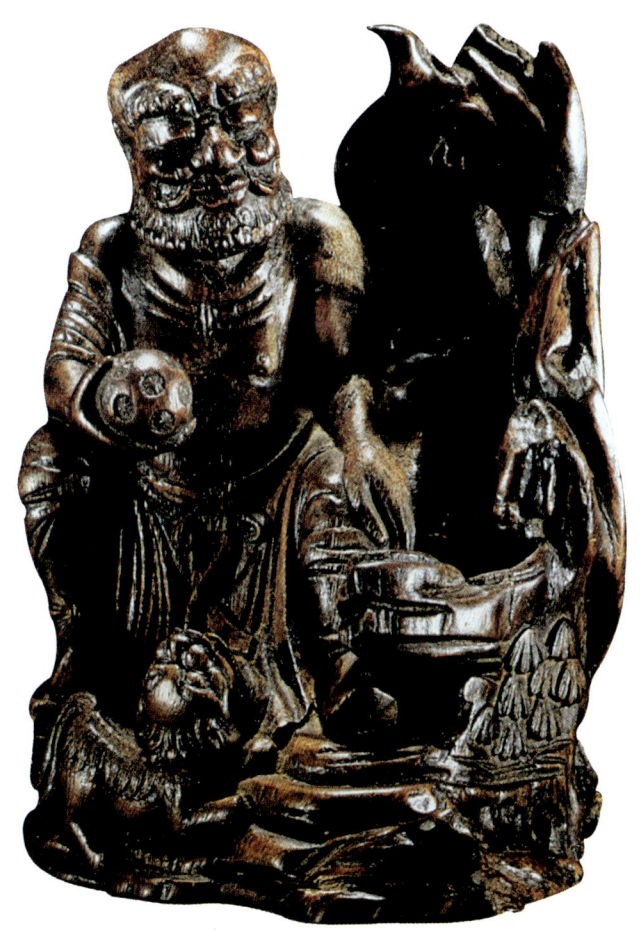

△ **沉香木雕笑狮罗汉　清代**

高25厘米

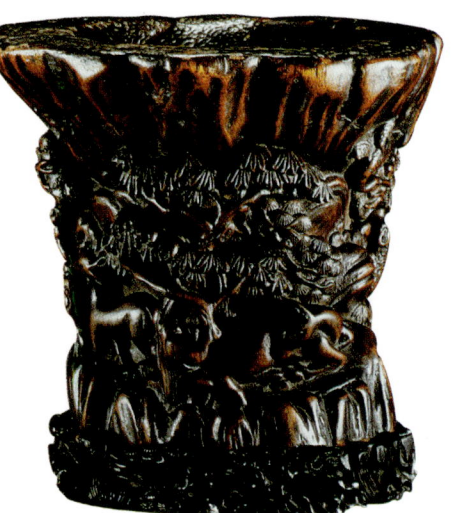

▷ **沉香木雕鹤鹿同春笔筒　清代**
高14.5厘米

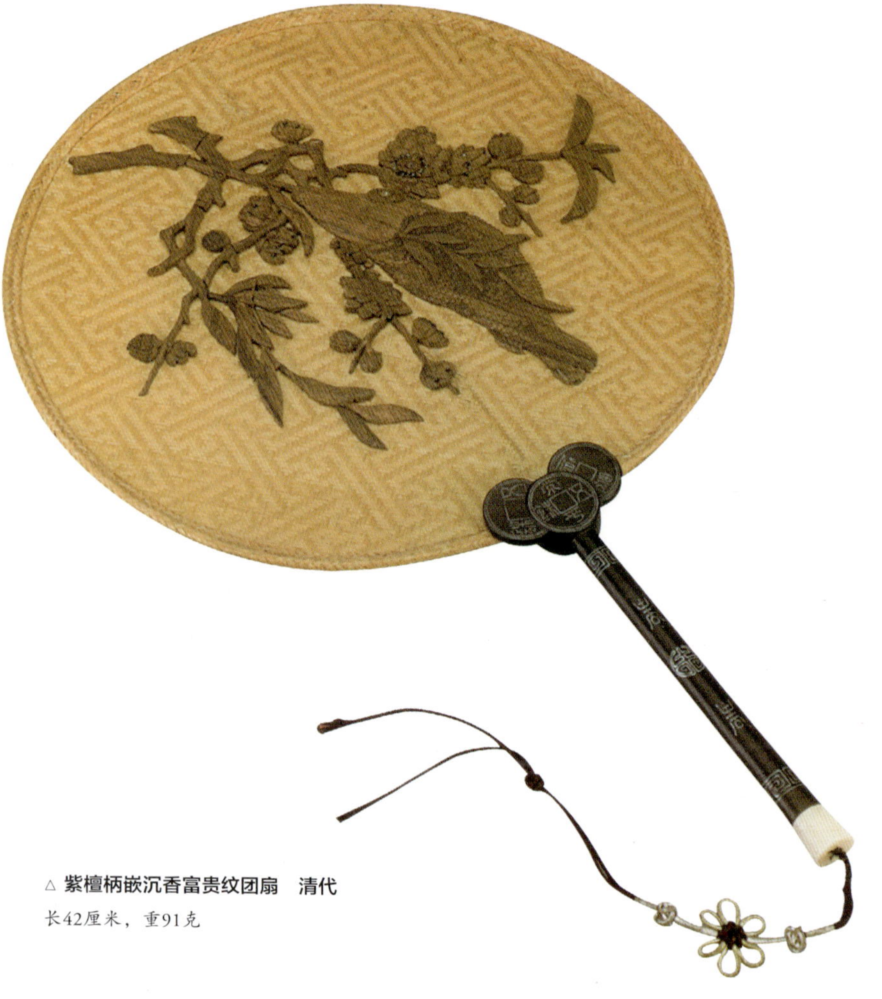

△ **紫檀柄嵌沉香富贵纹团扇　清代**
长42厘米，重91克

在过去的数年间，沉香价格已经从每克十元飙升至如今的每克几十元至数万元，最极品的沉香卖到了每克1万美元，其价格是黄金的200多倍。在拍卖市场上一有沉香制作的大件物品出现，往往会有令人惊讶的高价。

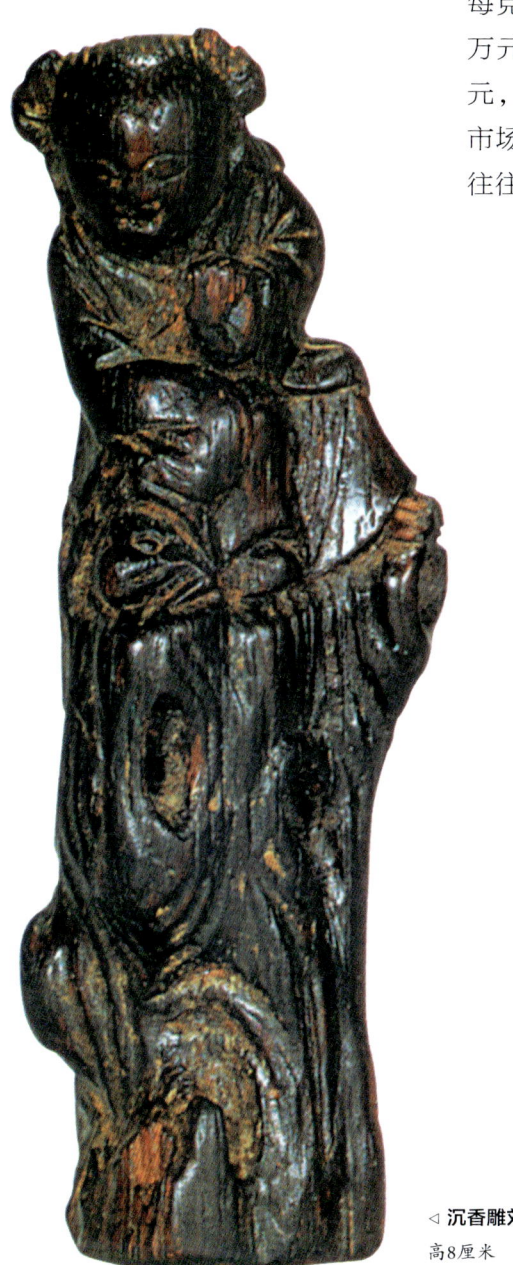

◁ 沉香雕刘海戏金蟾握手　清代
高8厘米

四
沉香的选购

沉香选购，原则上讲，颜色越深，质地越密实，其品质也就越好。具体讲，可从四方面入手判断沉香的优劣，以挑选到佳品。

大致上可从沉香之香味、质地、产地、形态诸方面着手，逐一判断。

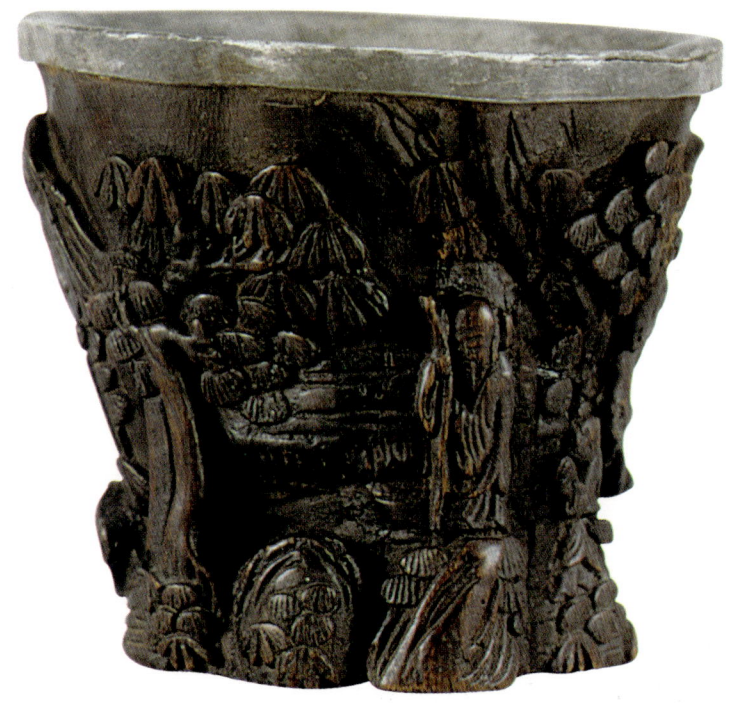

△ **沉香雕松林策杖小杯　清中期**

直径7.5厘米，重118克

　　此杯敞口，壁微斜，内壁包银，器身浮雕岁寒三友纹饰。岁寒三友，指松、竹、梅三种植物。因这三种植物在寒冬时节仍可保持顽强的生命力而得名，是中国传统文化中高尚人格的象征，也借以比喻忠贞的友谊。

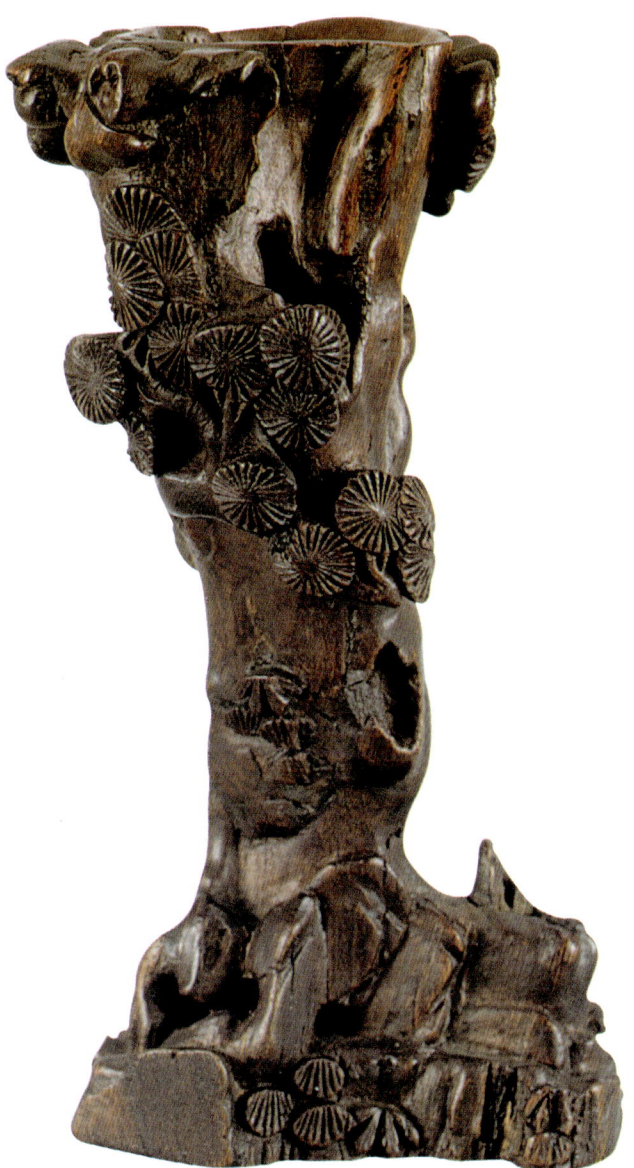

△ **沉香雕松干纹花插　清中期**

高12.2厘米，重75克

　　这件松树花插取材上品沉香，质地坚实，香气芳郁，色泽沉着。器为敞口，壁微斜，器如老根状，古松虬枝伸展，枝繁叶茂，春意盎然，活灵活现。雕者运刀如笔，挥洒自如，宛若天成，古拙而具奇趣，彰显深厚功底。此器之精涵气韵，余韵悠远，不可多得。

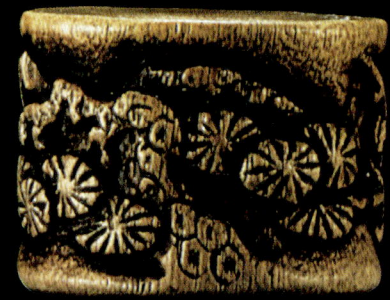

◁ **沉香木雕梅花纹扳指　清代**

直径2.3厘米

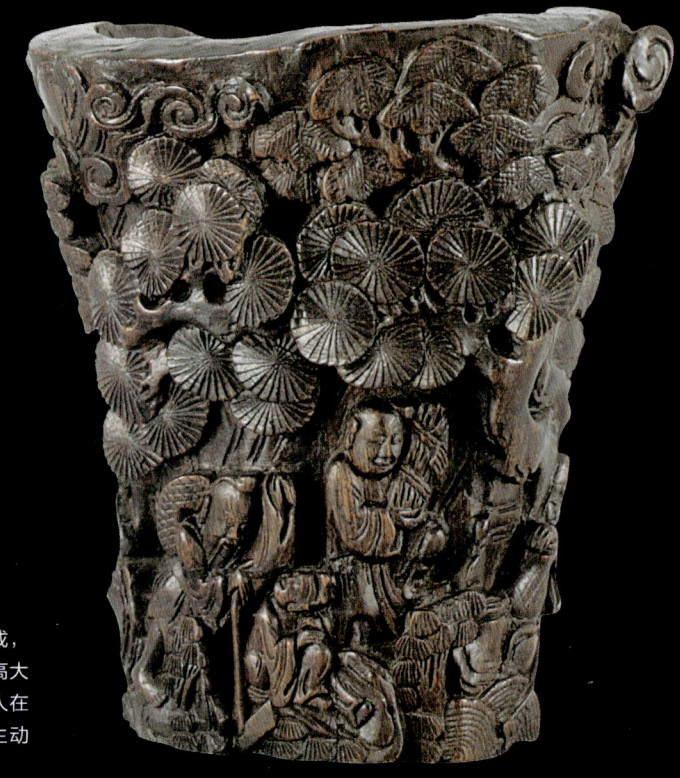

▷ **沉香雕山水人物纹杯　清中期**

高11.3厘米，重173克

　　杯为敞口，由沉香整料高浮雕而成，杯身雕刻山水人物图。崇山峻岭间有高大葳蕤的苍松翠柏，有人牵马而至，有人在路边小憩，构成了一幅安静和谐的生动画面。

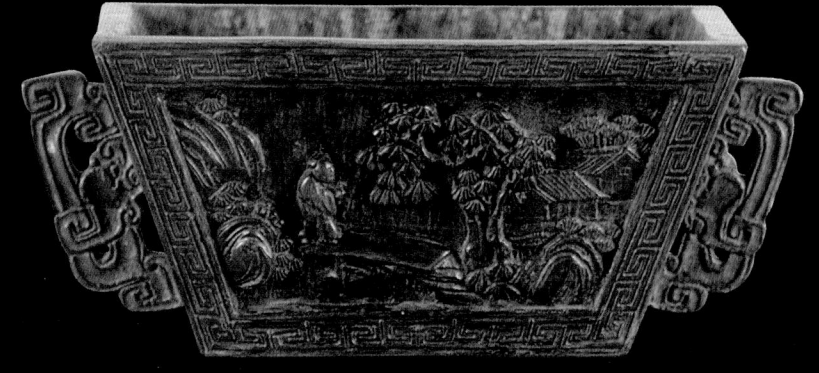

△ **沉香雕开光松山仿友纹螭耳方杯　清中期**

长12.5厘米，重88克

　　这件山水人物杯，长方形口，斜壁，两侧镂雕如意形耳，方圈足，上等沉香木制，纹理清晰，周围环刻回纹。器身雕刻山水人物图，在山石密林深处有人家隐匿其中，清波碧水之上，有人在一旁小憩，实为小桥流水人家的惬意生活。此杯雕工细腻精致，所表达的场景生动逼真。

1 | 闻香味浓醇

　　好的沉香，掩埋在泥地沼泽中，时间越长，自然生出的护伤琼脂越多，其散发出的香味就越浓，那股特殊的香味清香醇甜，瞬间沁入肺腑。有时也会夹带着一些酸腐气，但购买者千万不要被这种现象所迷惑，那是掩在泥地裏时间较长的缘故，可轻轻刮去面上的杂质，一股浓浓的清香便会扑鼻而来，比如奇楠沉香便有如此挥发及透力极强的特点。

2 | 看质地好坏

　　检验一下沉香的质地。品质好的沉香，从表面上看，可以看出透光膏腴厚的油脂，这种油脂含量的沉香往往是天然野生而成。质量高的沉香都能沉水，有的半浮半沉。对骤然下沉的沉香，不妨再掂掂它的分量，闻闻香味，想想是否有杂质掺和，因为灌注沥青、注砂、涂铅粉的沉香比重较大，自然沉水也快。

◁ **达拉干沉香原料**

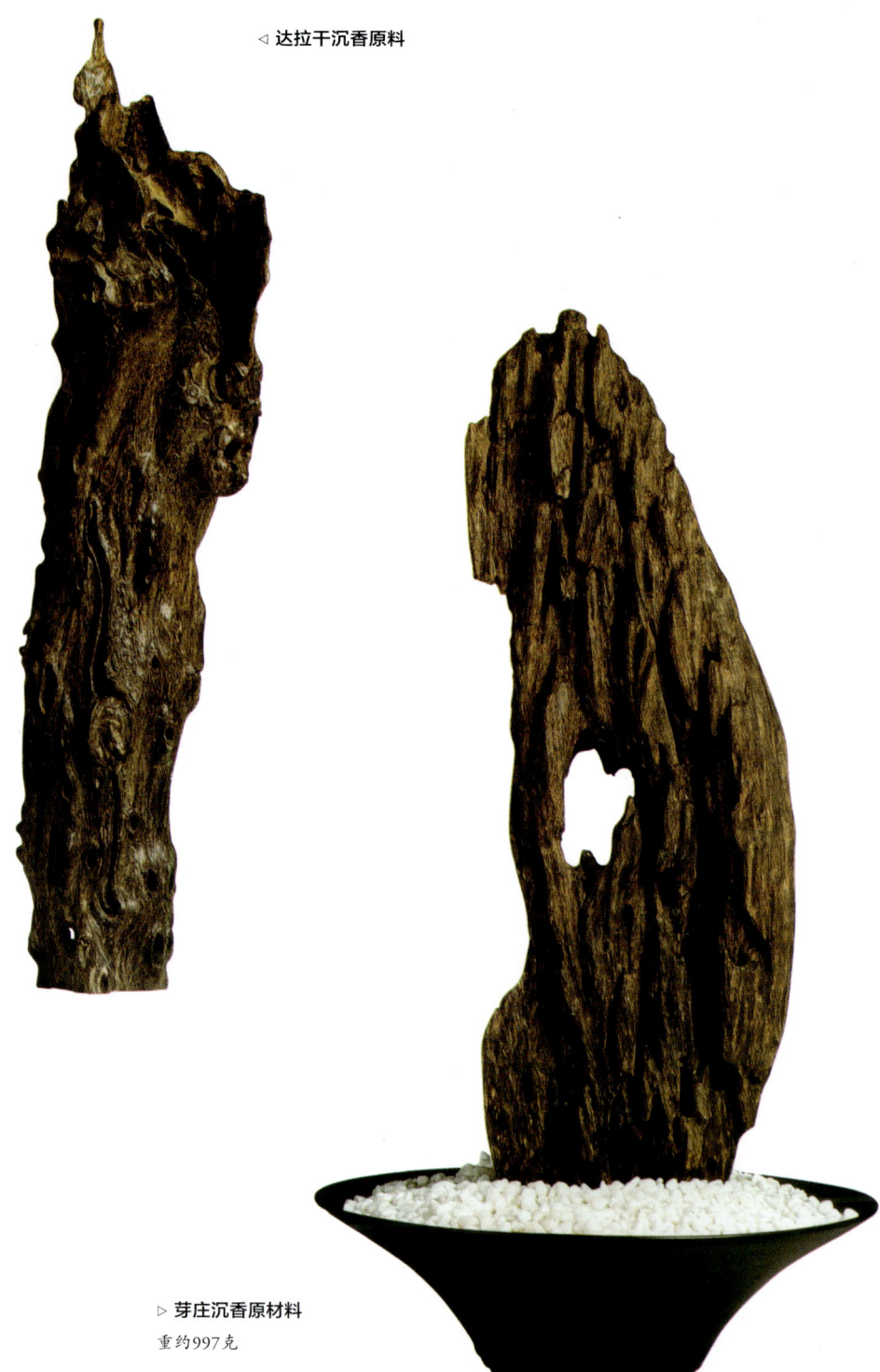

▷ **芽庄沉香原材料**

重约997克

3 ｜ 识产地质量差异

以产地来辨识沉香也不失为一种办法。因为沉香的产地是有限的，它只生长在东南亚热带雨林中，且各个产地的沉香都具各自的特点。中国沉香主要是以广东的莞香树为多，这种沉香以入药为多，收藏价值不是很高。通常可分为三级：一为疏松白质的白木香，有极淡的香味，木打成粉后可作助燃添加物；二是人工沉香，略有香味，很少沉水，可用来配药；三是天然野生的莞香树沉香，它又有绿、黄、白、黑棋的分别。如果收藏到黑棋，可用指甲挑剔，油脂会自然渗出。然而这种天然野生沉香在商场上已少之又少。

老挝沉香棕黑色为多，黑木中有黄条斑纹者为上品。柬埔寨（高棉）沉香在市场上颇受藏家欢迎，其丝纹如老鹰羽翅，剖面呈黄白色，香味甚浓，甜丝丝的略带花香气。柬埔寨的棋楠沉香，小枝薄皮，肉质油脂呈棕褐色，极为少见。越南沉香以"黄土沉""黑土沉""红土沉"最为著名，三色沉香之中，又以"红土沉"尤为贵重。印度尼西亚的鹰木沉香，肉中有一丝丝的黑线，颇像老鹰双翅的羽色，好的沉香有金丝棋楠和红棋楠，其油脂细密，结香硬贵。

一般来说，市场上较被看好的为柬埔寨沉香，其次是老挝及印度尼西亚沉香。以产地选择沉香是个办法，但也不是唯一的办法。

4 ｜ 看沉香形态

至于沉香的形态则是因人而异的，有的人喜欢抽象的，有的人喜欢具象的。反正，浑然天成的沉香造型都具有较高的艺术品价值，沉香的大小也因各人所好而定。如大户人家的客厅较大，可选较大些的沉香置于厅内，既气派又香味浓郁；有人喜欢把玩，佩戴时可选小些的沉香饰品。何况沉香大小价格也不同，这主要看藏者的财力而定，大者大价、小者小价，完全符合市场的运作规律。总而言之，不管是在产地买或者辗转买，必须慎选有信任度的客商谈买。

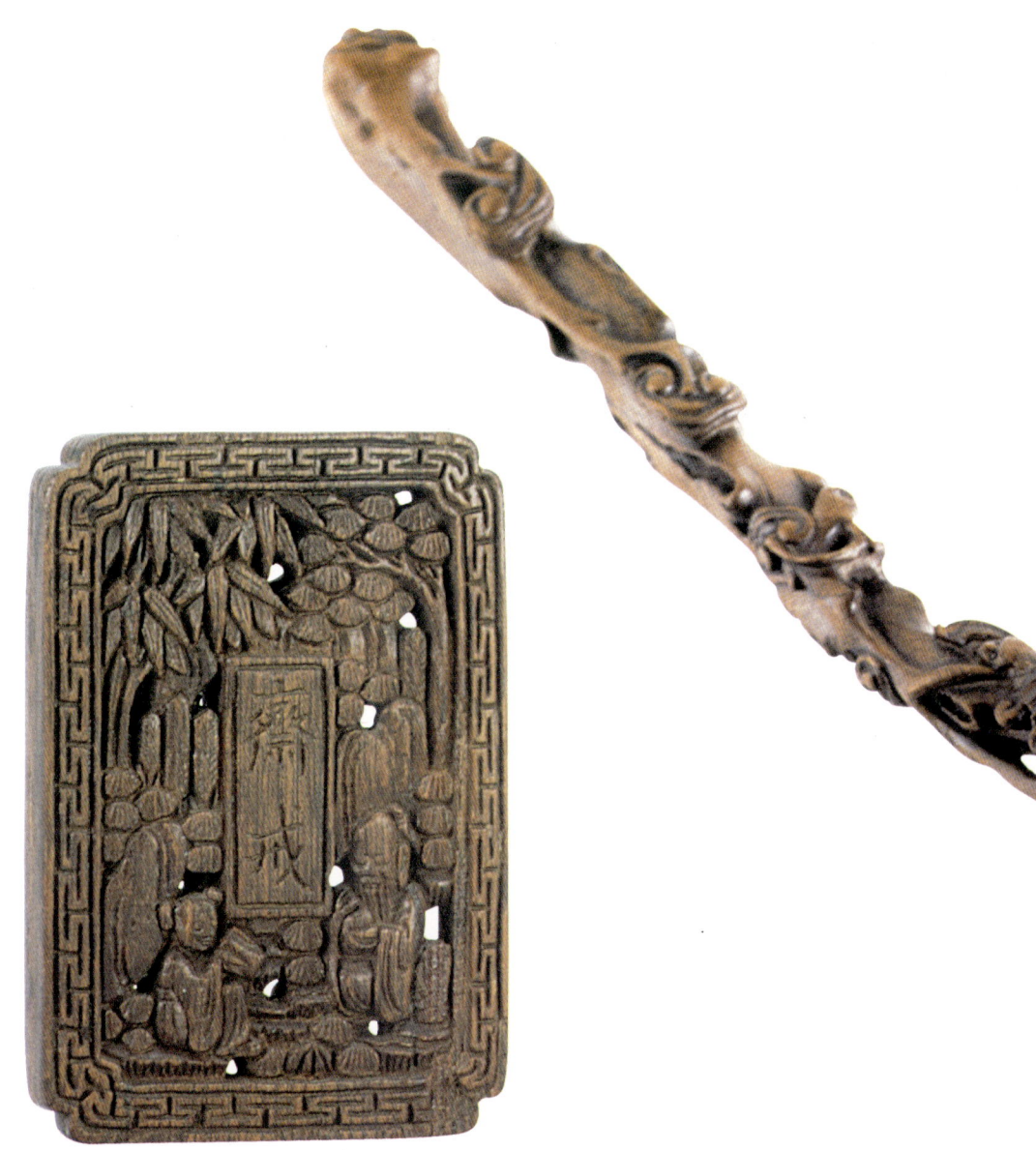

△ **沉香雕松竹人物纹斋戒牌　清乾隆**

长6.2厘米，重20克

　　此戒牌为长方形，由沉香木所制。纹理清晰，雕刻人物纹饰，雕工精湛，线条流畅，苍松翠柏之下，福禄相和，人物面孔栩栩如生，小鹿活泼可爱。

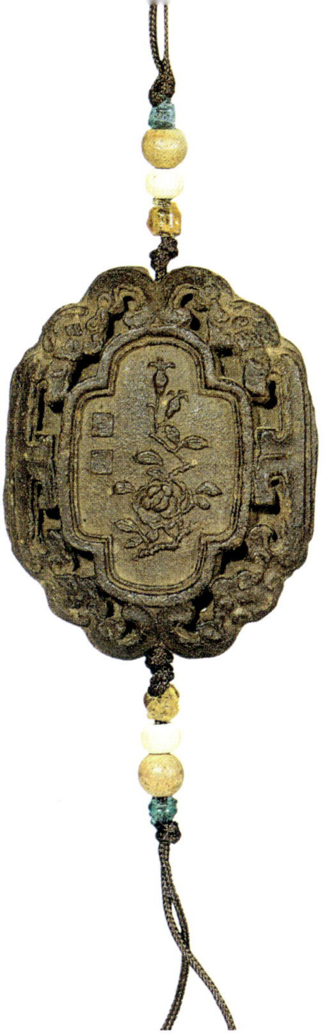

◁ **沉香花卉纹佩　清乾隆**
长5厘米

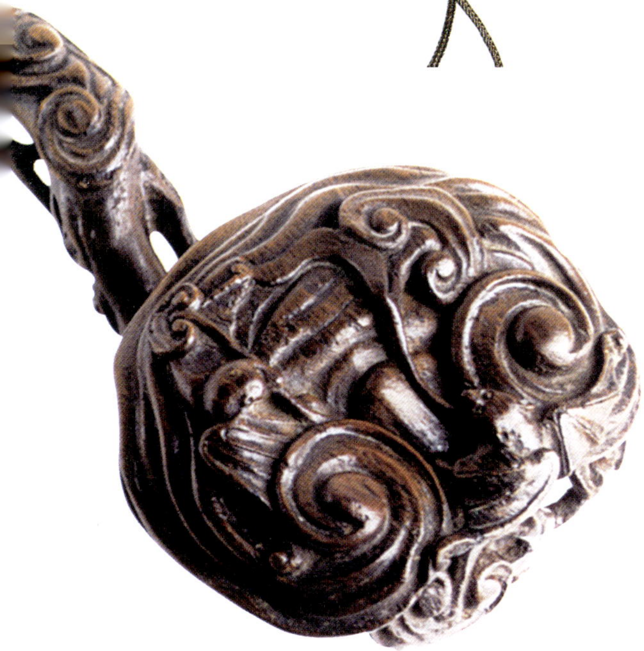

◁ **福在如意　清代**
　　该如意上刻有蝙蝠和灵芝，蝙蝠谐音"福"，是福气的象征。两只蝙蝠栩栩如生，附在灵芝之上，象征好事成双，人生如意。"双"是清代雕刻的显著特征之一。

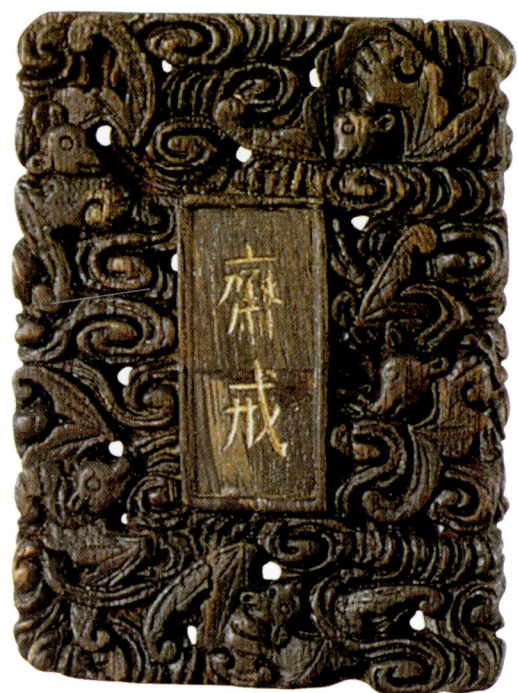

◁ **沉香雕云蝠纹斋戒牌　清乾隆**

长5.5厘米，重16克

　　此戒牌呈长方形，由沉香木雕刻而成。以云蝠纹为主要纹饰，背刻满文，与"斋戒"二字相互辉映，形态小巧。此戒牌的雕刻风格独特，雕工精致。

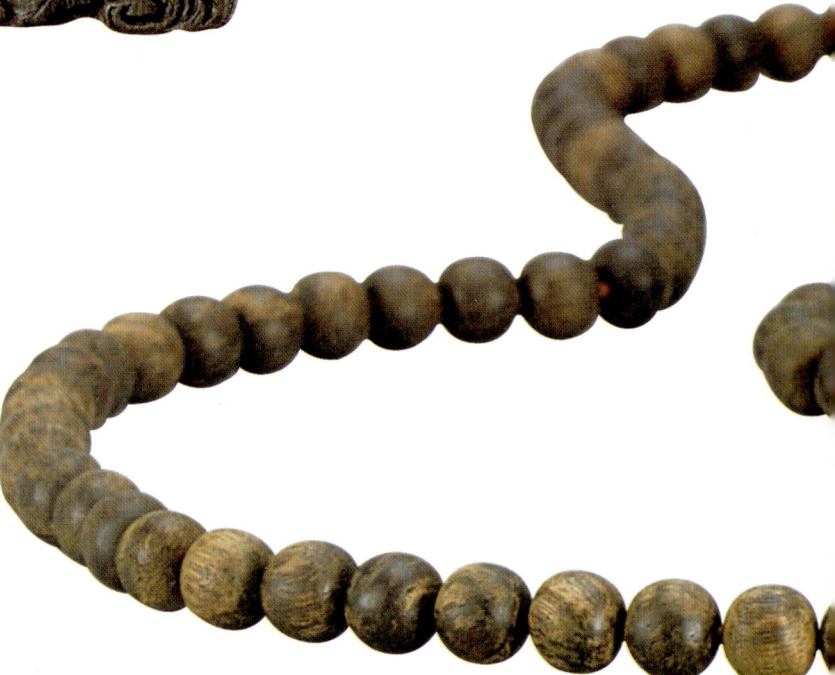

五
沉香手串选购

　　如今不少市民喜欢买沉香手串，戴在手上，对身体健康也有一定好处。但是市面上沉香的品种繁多，真假不一，如何能选购一串物有所值的手串呢。专业人士给出了一些建议。

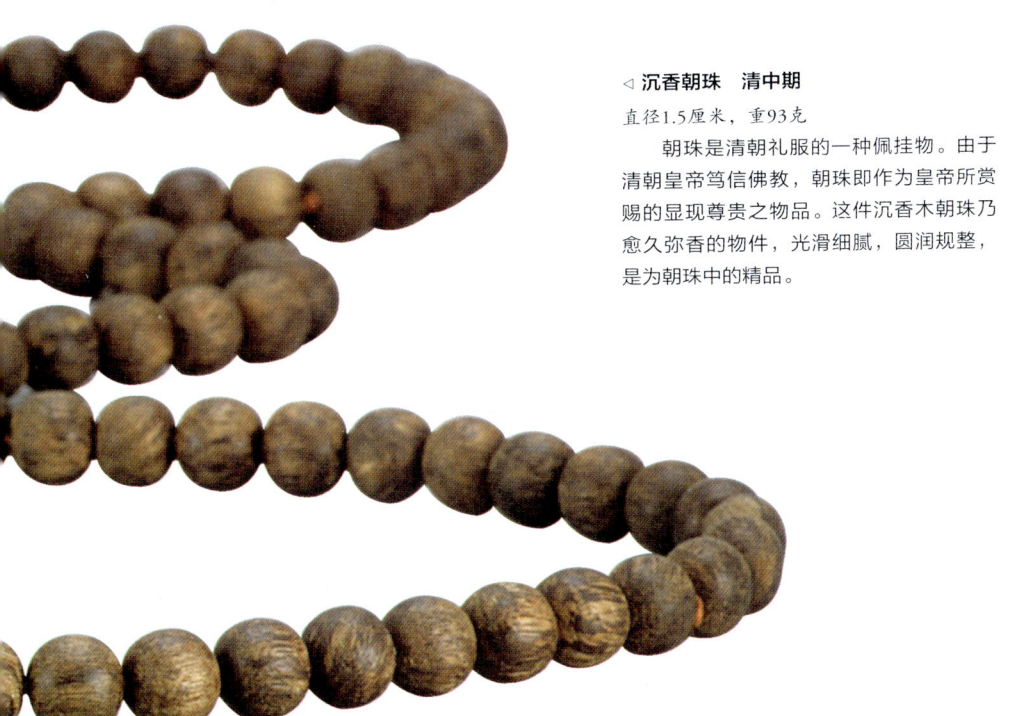

◁ **沉香朝珠　清中期**
直径1.5厘米，重93克
　　朝珠是清朝礼服的一种佩挂物。由于清朝皇帝笃信佛教，朝珠即作为皇帝所赏赐的显现尊贵之物品。这件沉香木朝珠乃愈久弥香的物件，光滑细腻，圆润规整，是为朝珠中的精品。

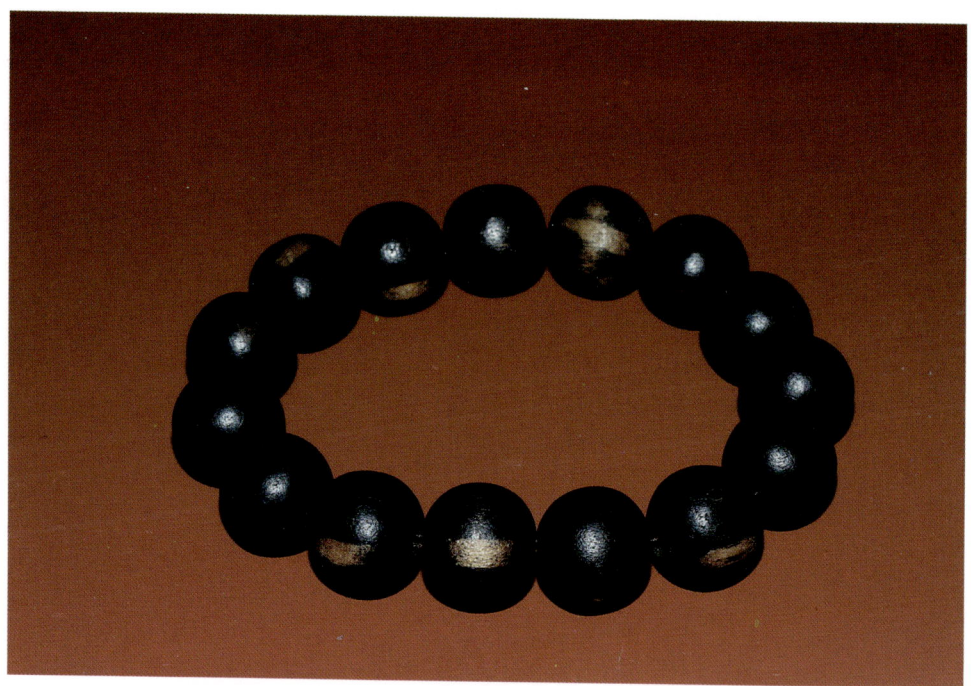

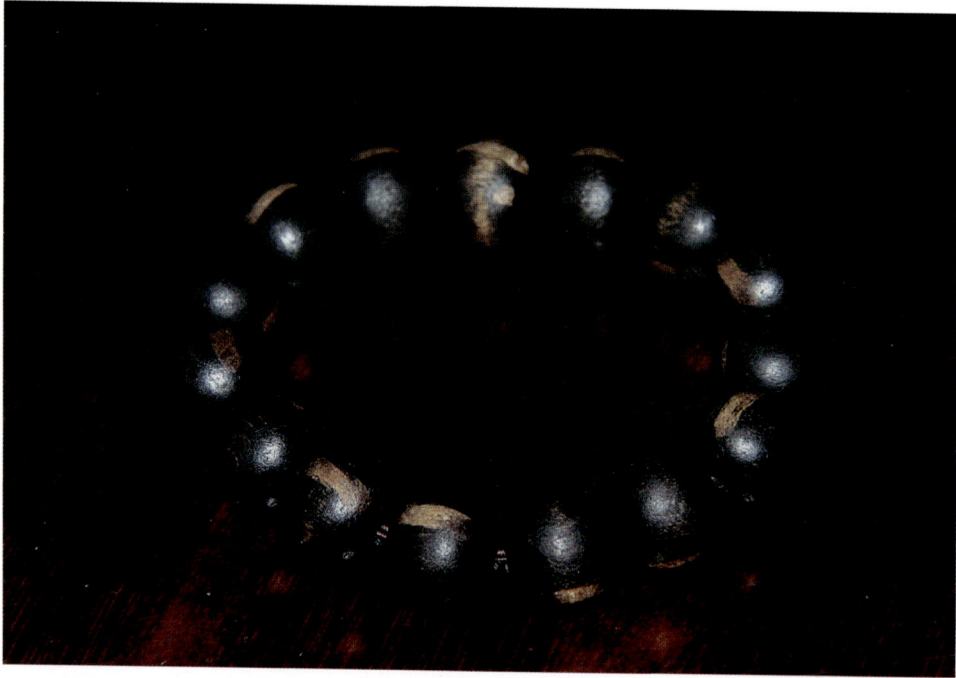

△ **沉香手串**

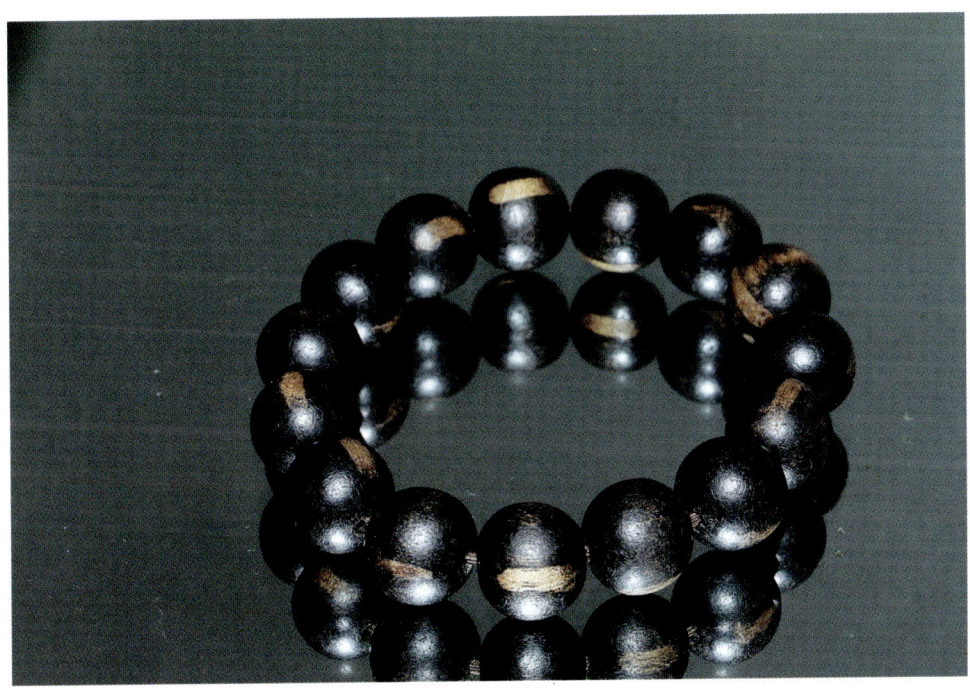

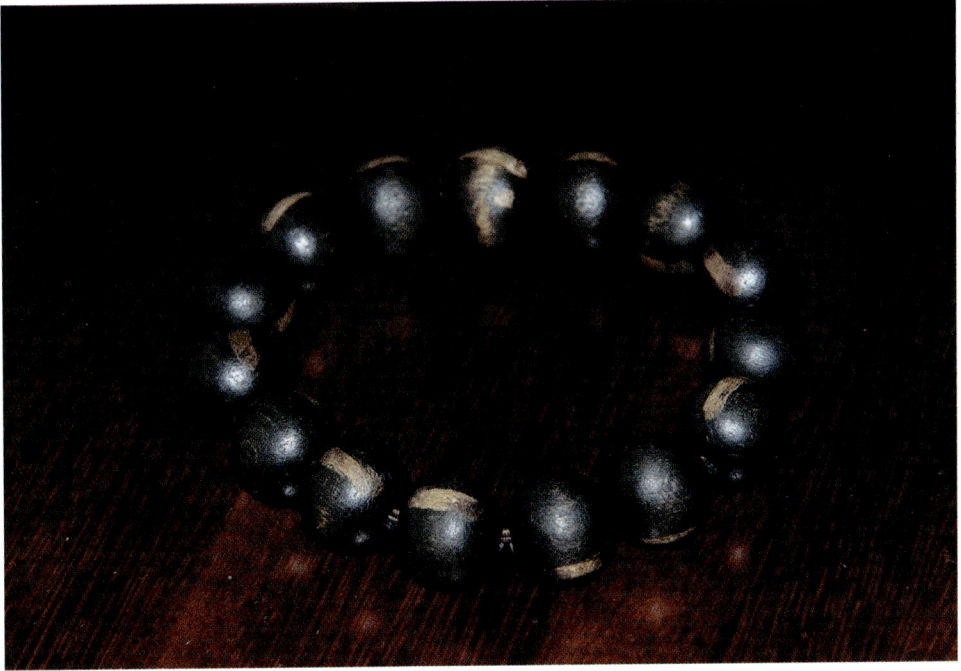

△ **沉香手串**

1 | 嗅味道

沉香品种多，香味各不同，所以要确定一种自己喜欢的味道，也就是说决定买哪个产地的手串。

2 | 试重量

沉香的优劣主要看含油量的多少，而含油量多少与重量成正比，重量越重，含油量越高，其品质就越好。以直径1.6厘米的手串为例，重量在10克～15克的手串为入门级，市场价格在1000元～3000元。如果在3000元以上买到这种手串，就不一定物有所值，除非是一种很少见的沉香品种所致。重量在15克～20克的手串为普通手串，市场价值一般在3000元～10000元不等，具体价格看其产地、香味而定。重量在20克～25克手串为中等以上级别的手串，市场价格在10000元～20000元。这种手串的油腺、纹理都很清晰。香味浓郁，即使长时间佩戴，香味也不会因有包浆而消失。重量在25克～29克手串为上等品，这种手串很稀少，价格在30000元～100000元，用行内话讲有缘才可得到。能做成这种手串的材料也很难得。重量在30克以上即可沉水，这种手串更稀少。这种级别的手串，重量每增加1克，其价格就要翻倍。

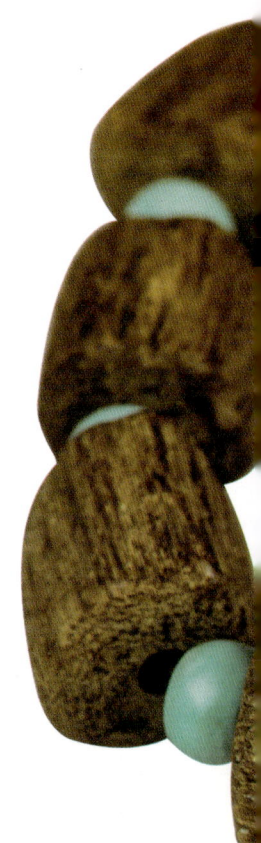

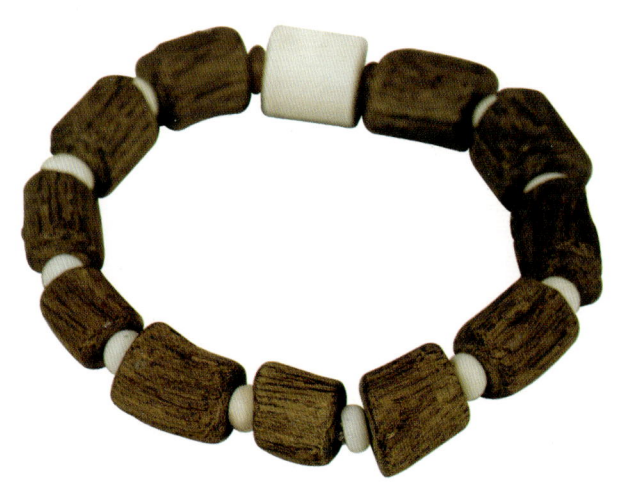

△ **沉香随形手串**

重约14克

▽ **越南富森红土随形手串**
重约12克

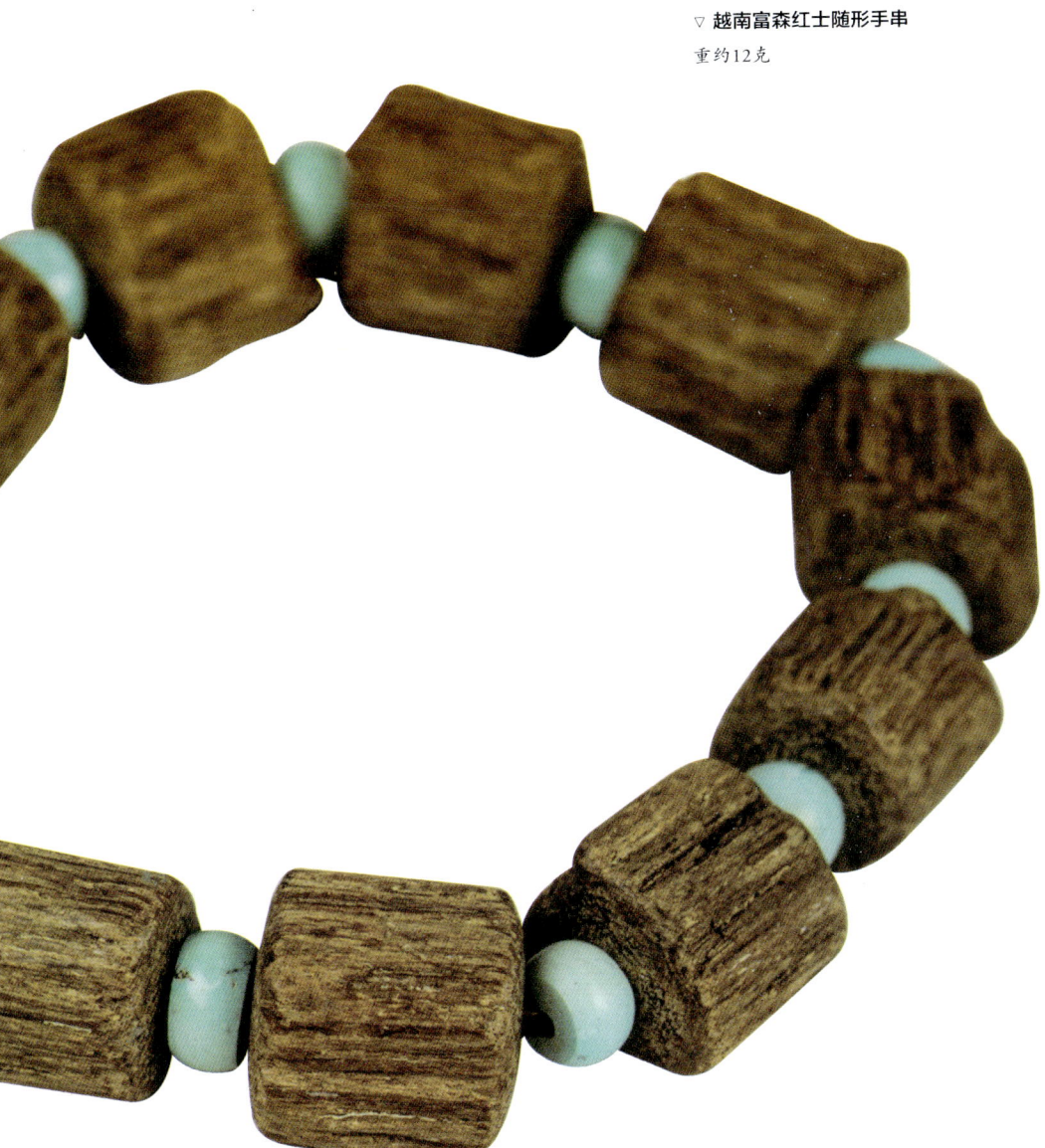

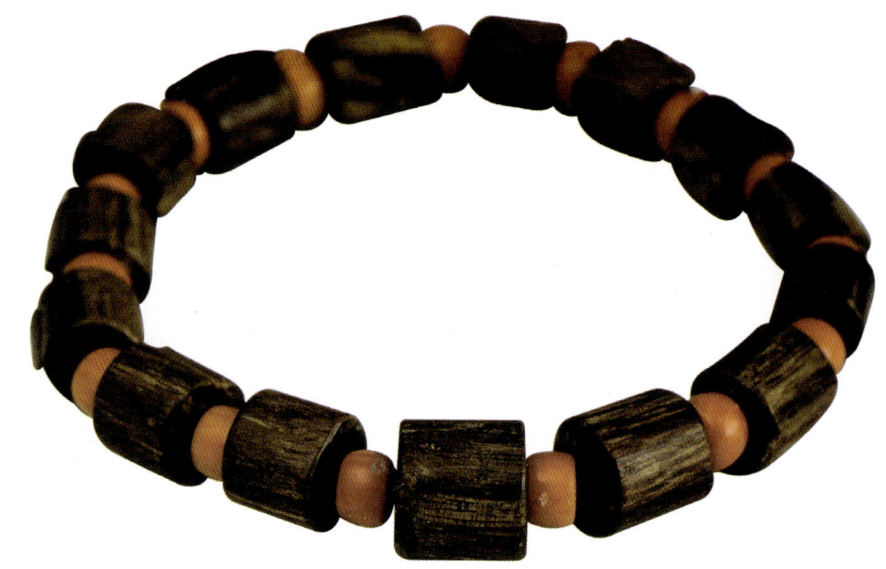

△ 加布拉竹节手串
重约10.5克

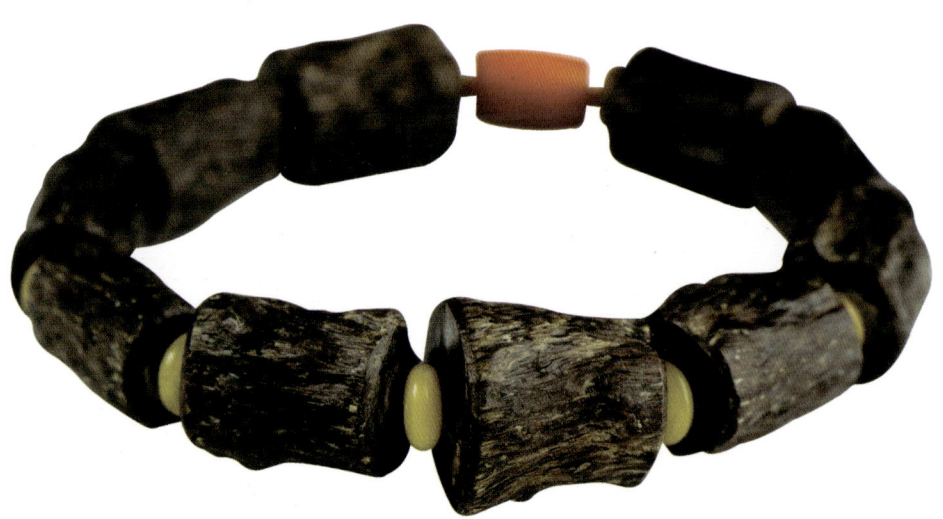

△ 竹节手串
加里曼丹　沉水
重约16克

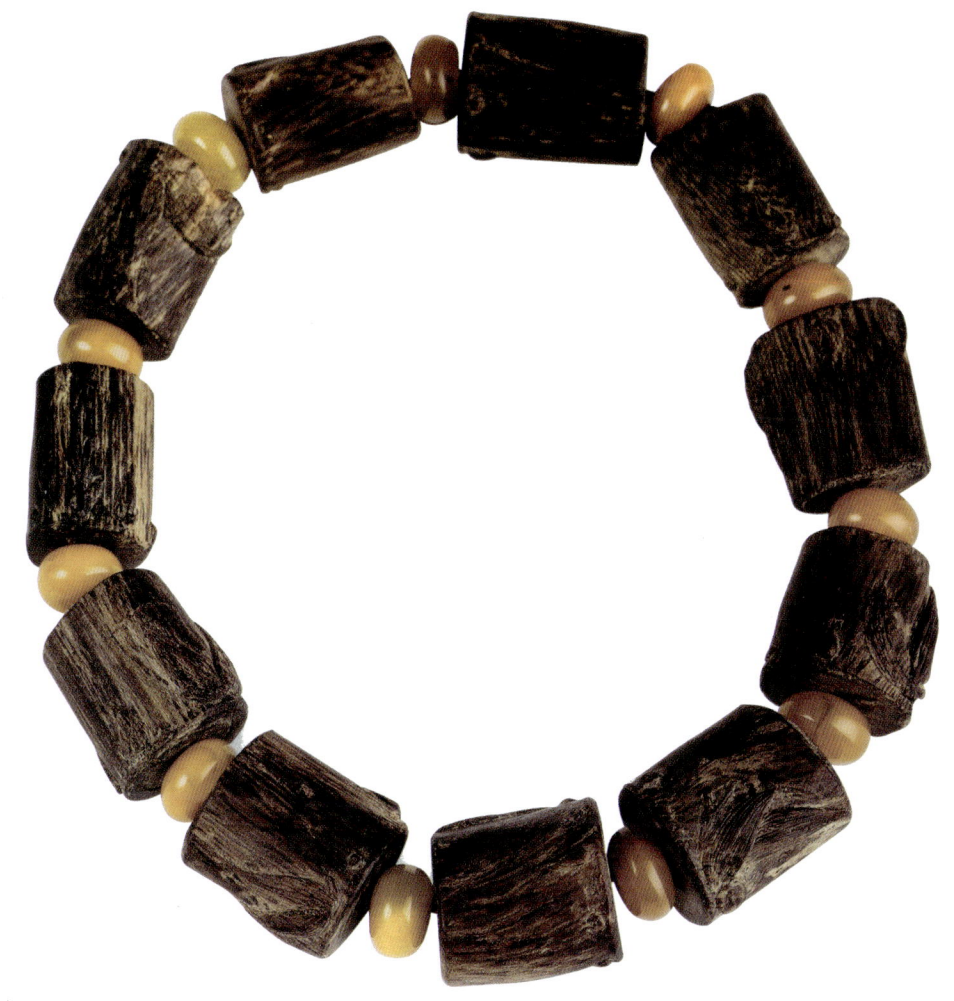

△ **竹节手串**
加里曼丹 沉水
重约26克

3 | 辨真假

因为沉香的产量少、价值高，再加上现在科技很发达，造假手段层出不穷，市场上以次充好、以假乱真的沉香制品大量存在。所以，收藏爱好者购买沉香手串最重要的一个条件就是要学会辨别真伪。

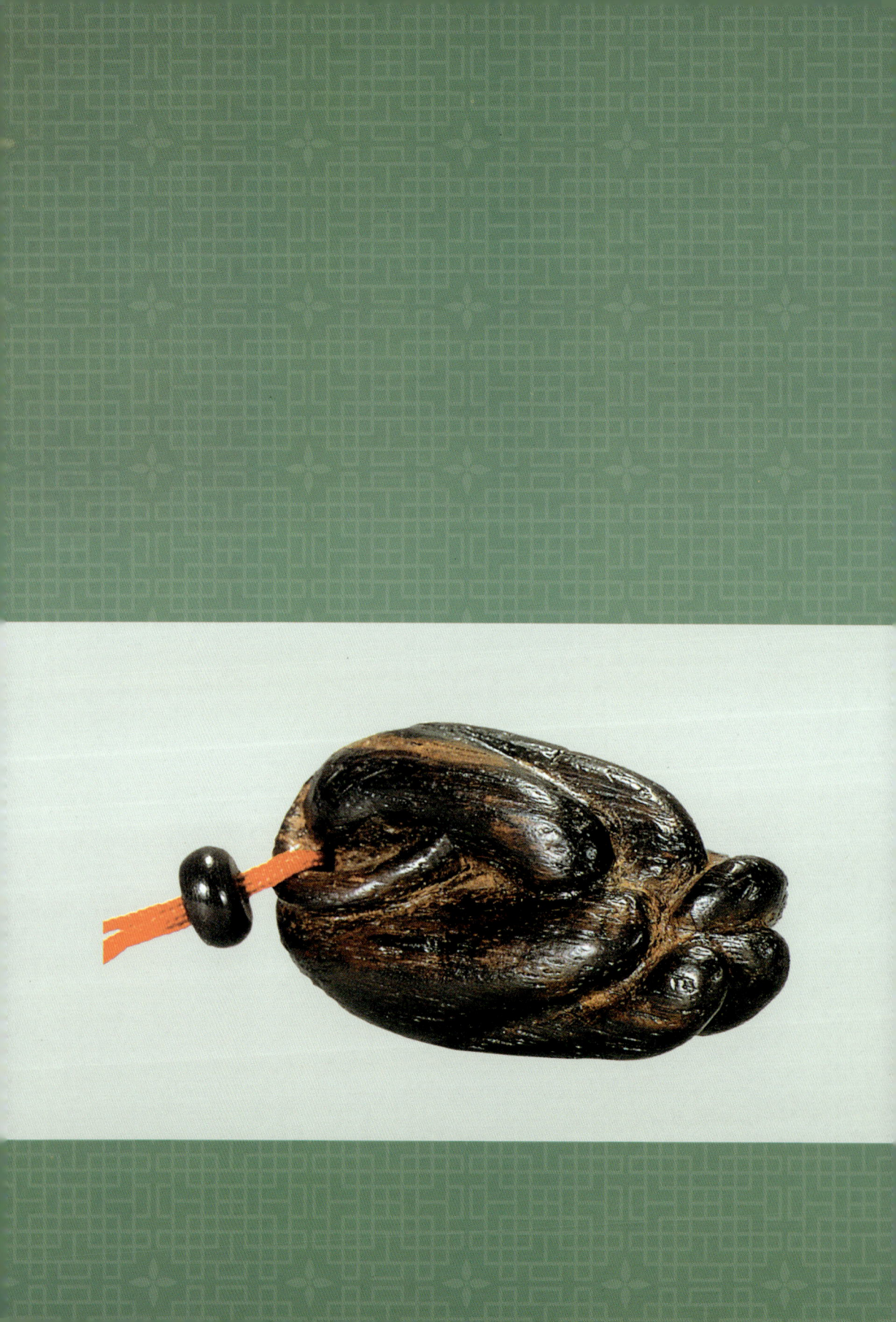

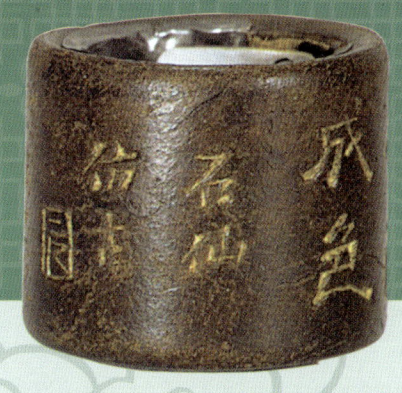

第六章

沉香的保养

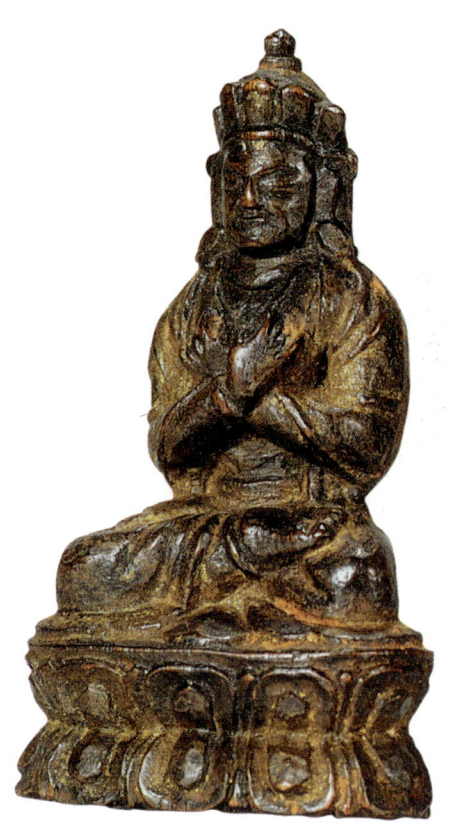

△ **沉香雕随身佛　清中期**
高8厘米

如今，了解和收藏沉香的人越来越多，能够拥有一串沉香的手串或佩件也已经是件轻而易举的事情了，沉香收藏爱好者对沉香的心仪程度远远超过那些金银珠宝。然而，怎样才能更好地保养好沉香物品，却是大多数沉香收藏爱好者所缺乏的。下面，笔者将自己及部分沉香爱好者的保养经验加以归纳进行介绍，以供广大收藏爱好者借鉴。

一
长期佩戴

沉香最好的保养方式就是长期佩戴。因为人体油脂可以使沉香越戴越光亮，形成包浆。长时间佩戴以后，沉香的味道会淡一些，这是很正常的。

平时不佩戴沉香制品的时候，一定要用封口袋把口封住，保存在阴凉处，还可以擦拭少许橄榄油。

如果收藏爱好者非常喜欢浓郁的气味，也可以用细的砂纸轻轻地在沉香制品上打磨一层（一般情况下不建议使用该方法）。

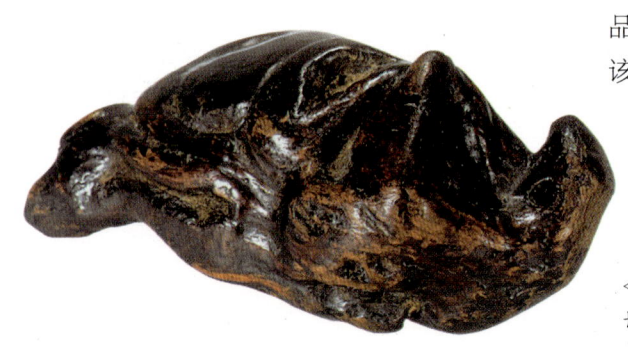

◁ **沉香雕随行挂件　清代**
长5.5厘米

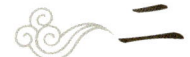

二
保持相对湿度

为了保持更好的沉香韵味，沉香制品在不佩戴的时候，应该使用喷壶在空中洒少许水雾，以沉香制品接之，并快速使用柔软的丝绸擦拭掉，再将其置于一密闭盒中。这样做一是可以大大减缓挥发油的散失，延长沉香制品自身防虫功效的寿命；二是可以使外界环境温度和湿度对器物的影响大大减小，从而避免沉香制品的开裂和变形。

三
不宜多浸水

沉香不适宜多浸水，也应避免太干燥，以免香气流失。一般情况下，沉香不怕雨水、汗水、自来水等自然界的水，但是，它却不能接触混有洗涤用品的水，比如香皂、肥皂、洗衣粉水、洗发水等，特别是洗发水。一旦与这些洗涤用水混合在一起，分布在沉香表面的沉香油就会与之产生化学反应并被其清洗掉，那样沉香味就会很淡。

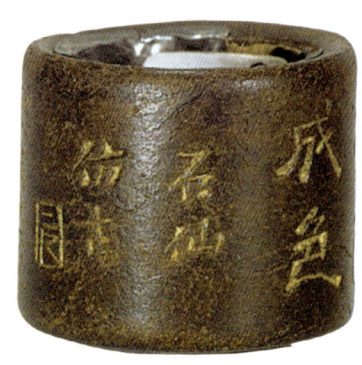

▷ **沉香粉雕扳指　清道光**

直径2.8厘米

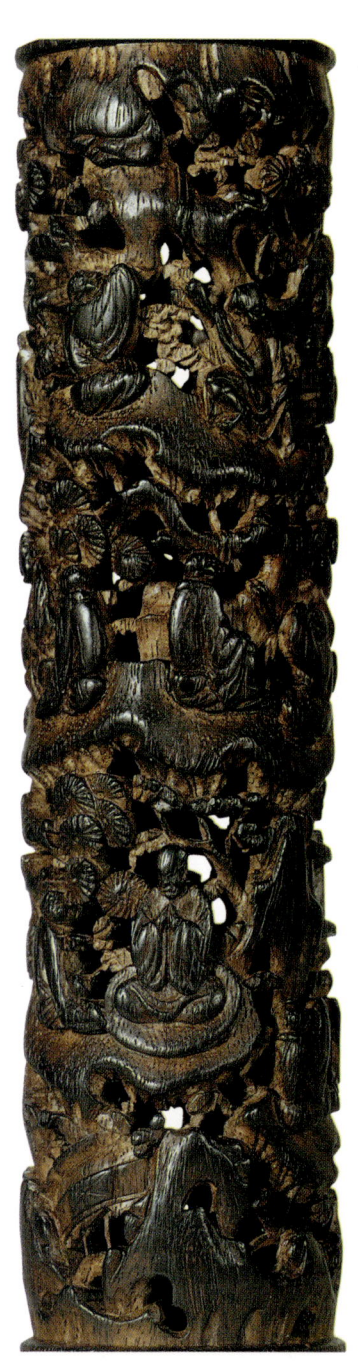

△ **沉香雕十八罗汉香筒　清乾隆**
高26厘米

不要摔打

　　沉香比较软，摔后易破裂，因此存放时要避免撞击其他硬物和摔打。

不要用尖锐
物品划刻

　　收藏者把玩沉香制品时，千万要注意不能让尖锐的东西划伤它。大多数沉香雕件都是依据沉香的天然形状巧雕而成的，佩戴时应切记不要撞伤或压损。

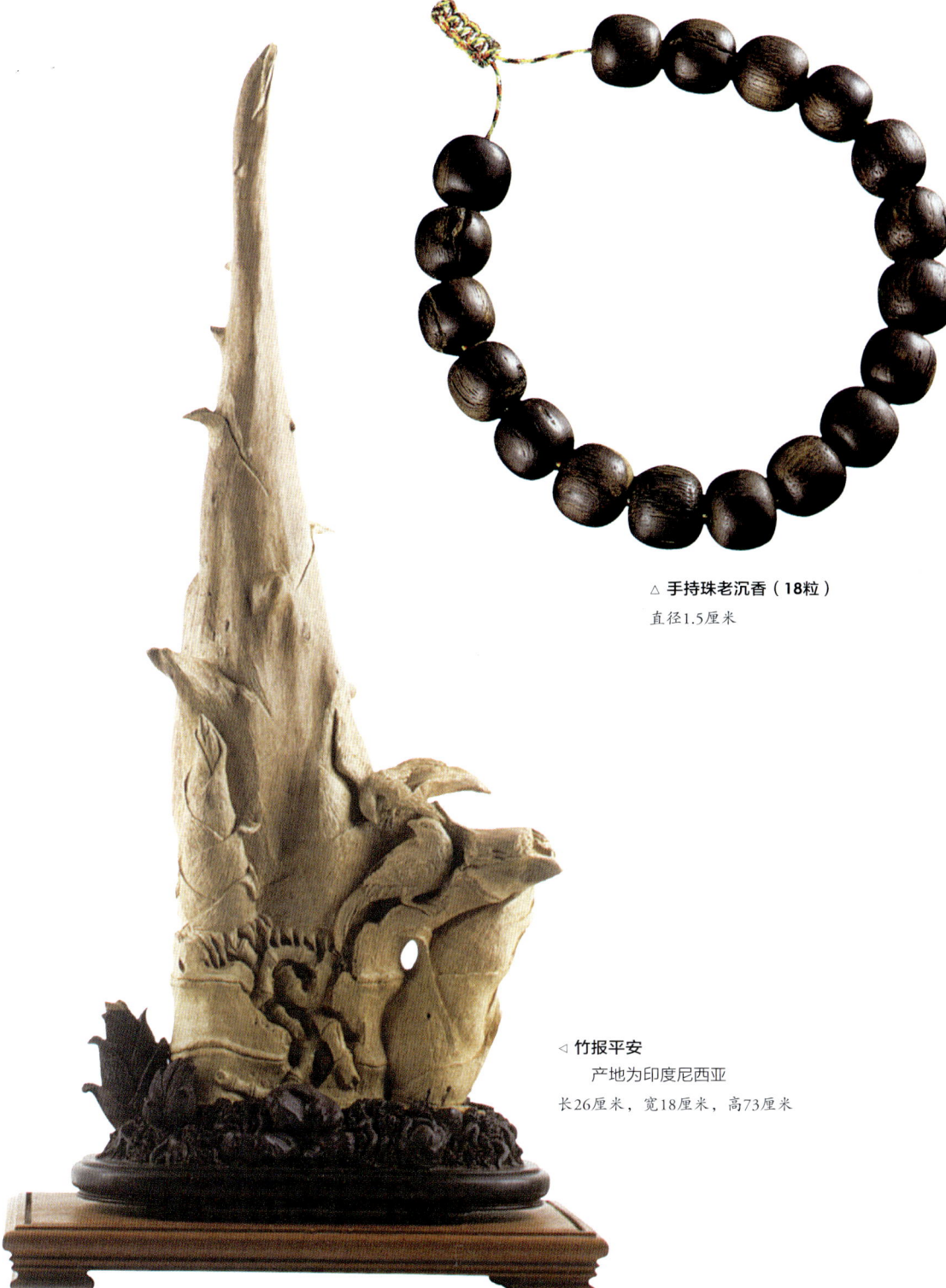

△ **手持珠老沉香（18粒）**
直径1.5厘米

◁ **竹报平安**
产地为印度尼西亚
长26厘米，宽18厘米，高73厘米

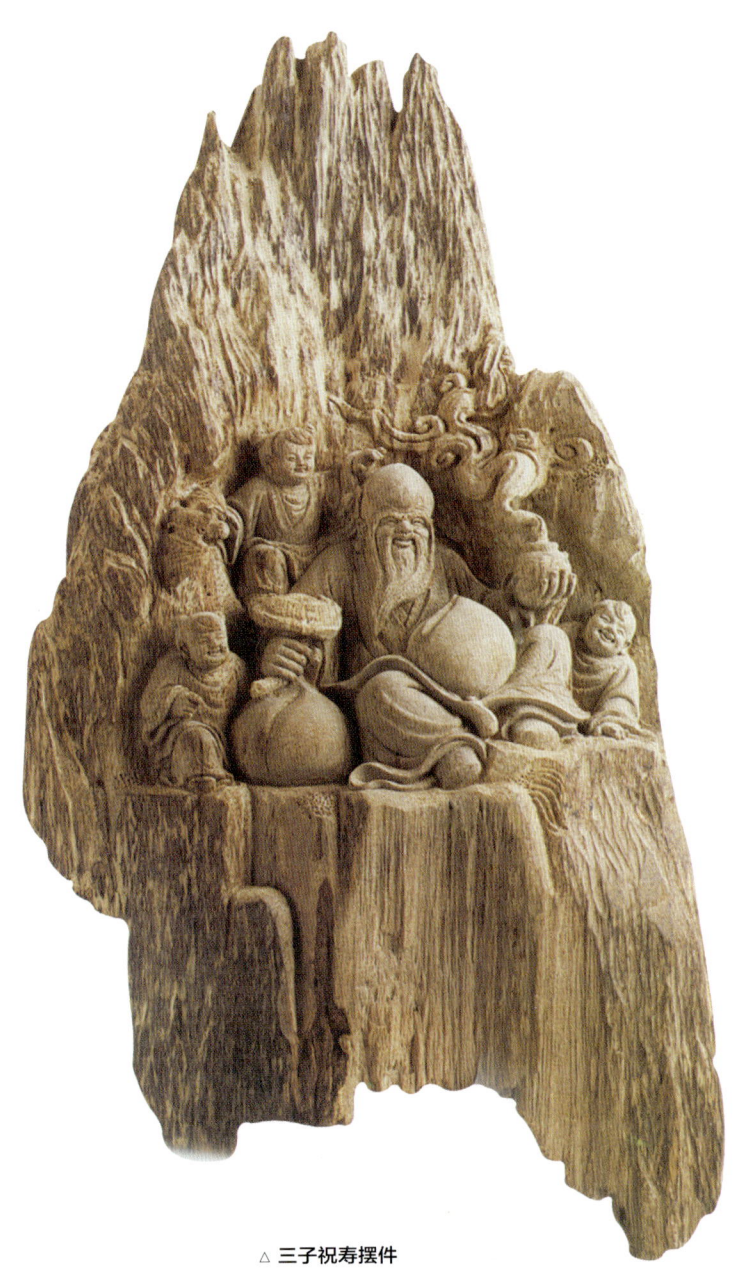

△ 三子祝寿摆件

产地为印度尼西亚

长23厘米，宽6厘米，高40厘米

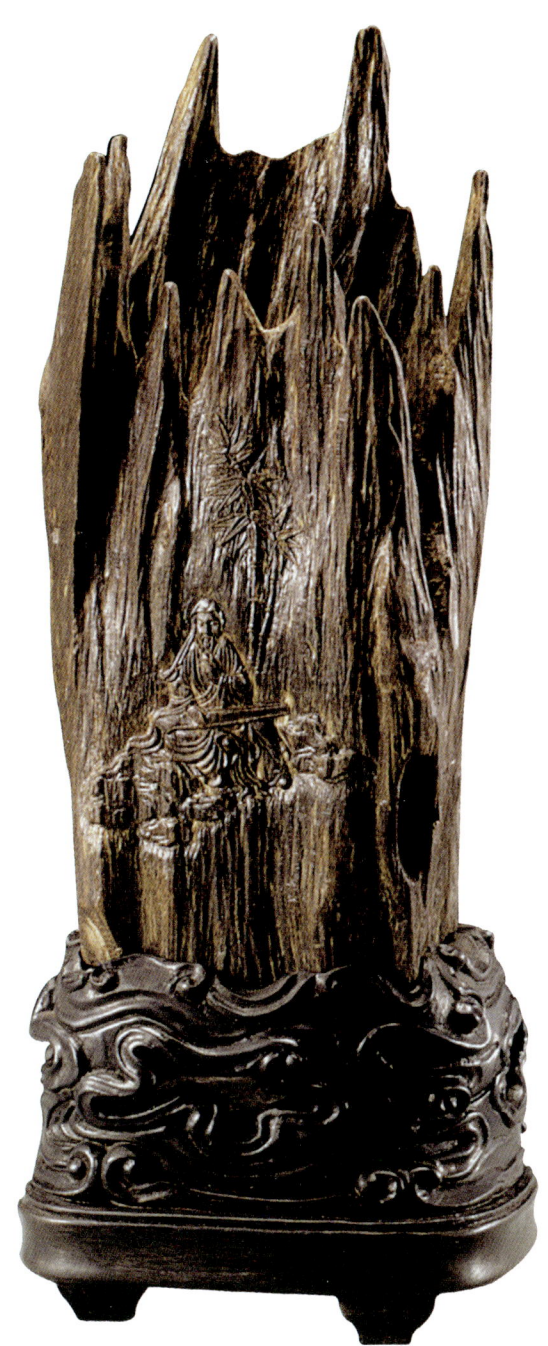

△ **幽篁竺啸笔筒**

　　产地为印度尼西亚的马尼脑

高22厘米，重112克

　　此件笔筒以马尼脑沉水沉香雕成。高士坐于翠竹之旁、岩石之上，左手抚须，右手抚琴，似和曲于林间清风。高士衣饰刻画细腻，体态安闲，意境清幽。

六
不要接触香水等香品

有些沉香爱好者身上带着沉香的佩件，同时又喷了香水，殊不知，就算是再好的香水又怎能和沉香之味相比，香水的俗气还会破坏沉香的高雅之趣，非常可惜。

七
避免暴晒

沉香制品应避免暴晒，否则易出现裂纹。

八
远离火源

沉香燃点比较低，如果把沉香放在火源附近则容易着火，因此一定要注意远离火源。

九
远离高温环境

沉香饰品不宜放在过热烫手的地方，一旦这样，沉香就极易受损。

十
其他保养方法

还有几种方法可以更好地保养沉香及其制品：①可以用沉香油涂抹于沉香制品上；②可以将沉香制品埋藏在级别比较高的沉香粉中；③可以点一些级别比较高的沉香油，将沉香制品放置一旁熏。

总而言之，沉香及其制品还是比较容易保养的，只要不是特别恶劣的环境，一般都能适应。

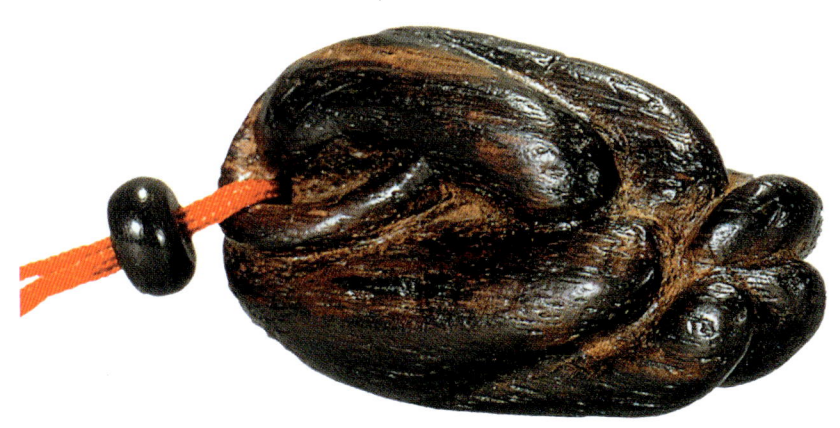

△ **沉香雕佛手　清代**
长5.5厘米

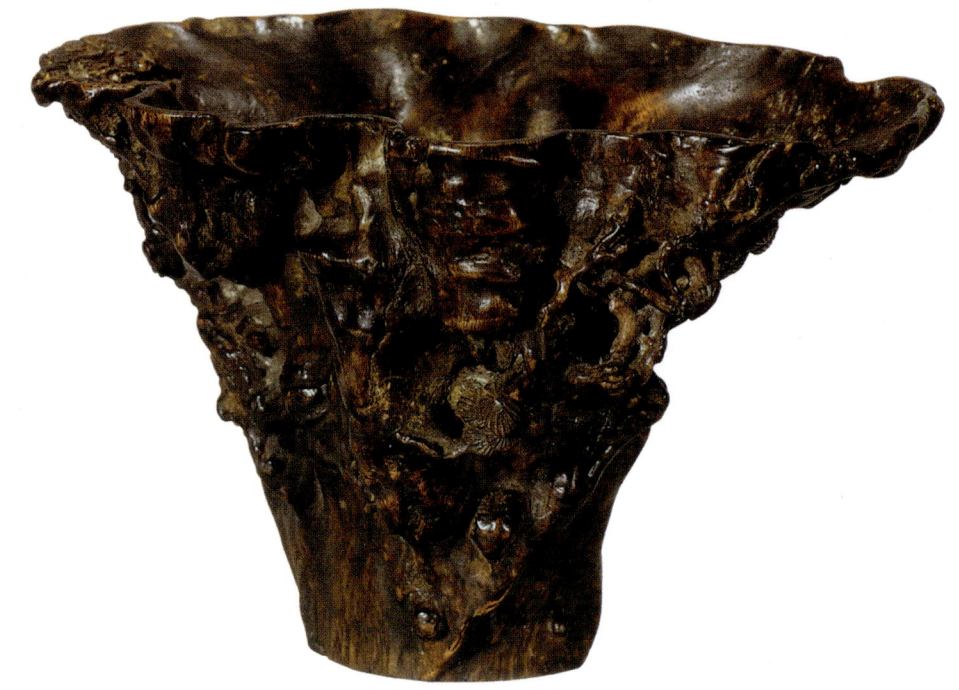

△ 沉香雕山水纹饰杯　清早期

宽17厘米，高11厘米

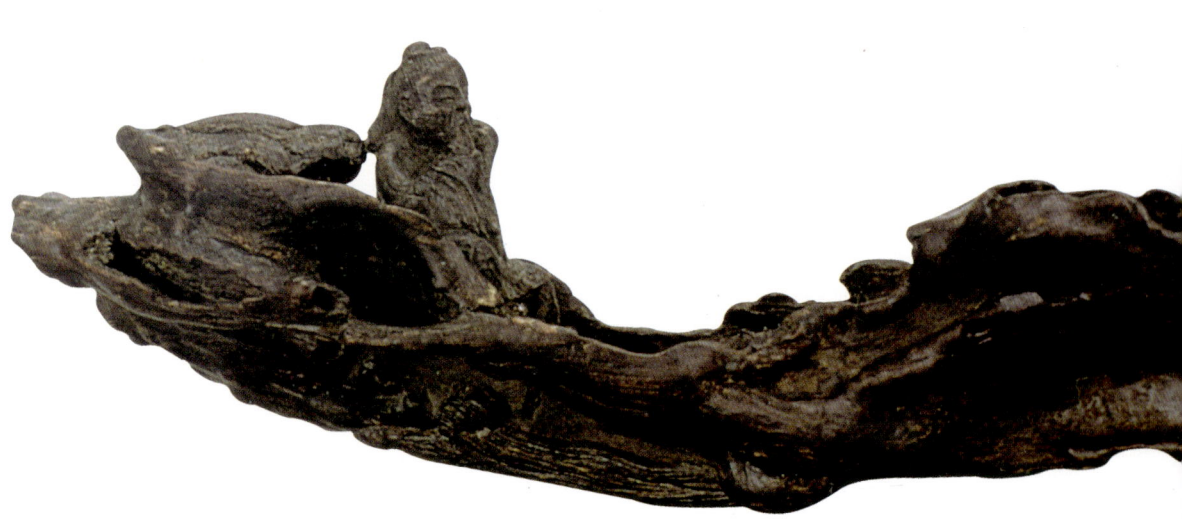

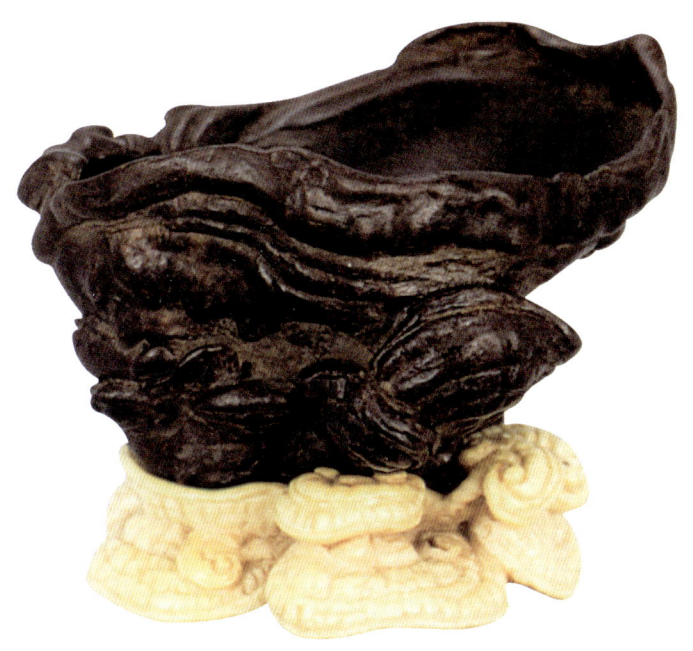

△ 沉香雕灵芝纹笔舔　清中期

长5.9厘米，重27克

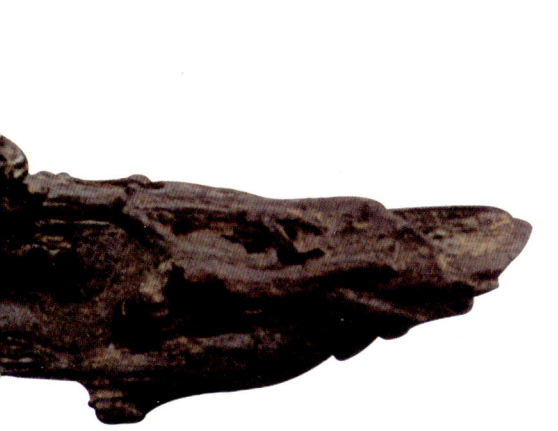

△ 沉香雕仙人乘槎　清中期

长17.2厘米，重29克

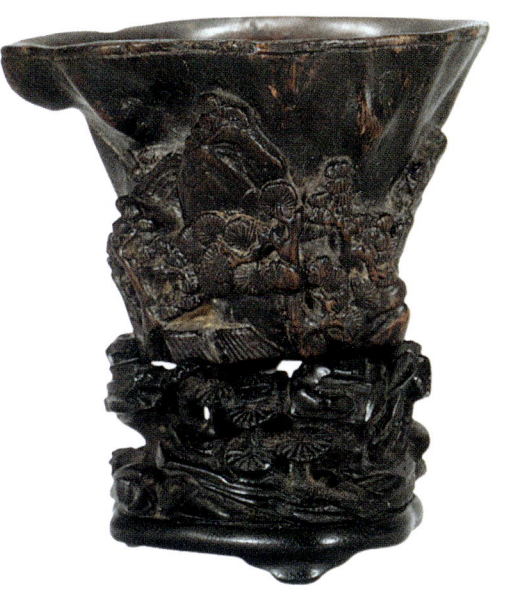

△ 沉香雕山野幽居杯　明代

高4厘米，口径6.5厘米

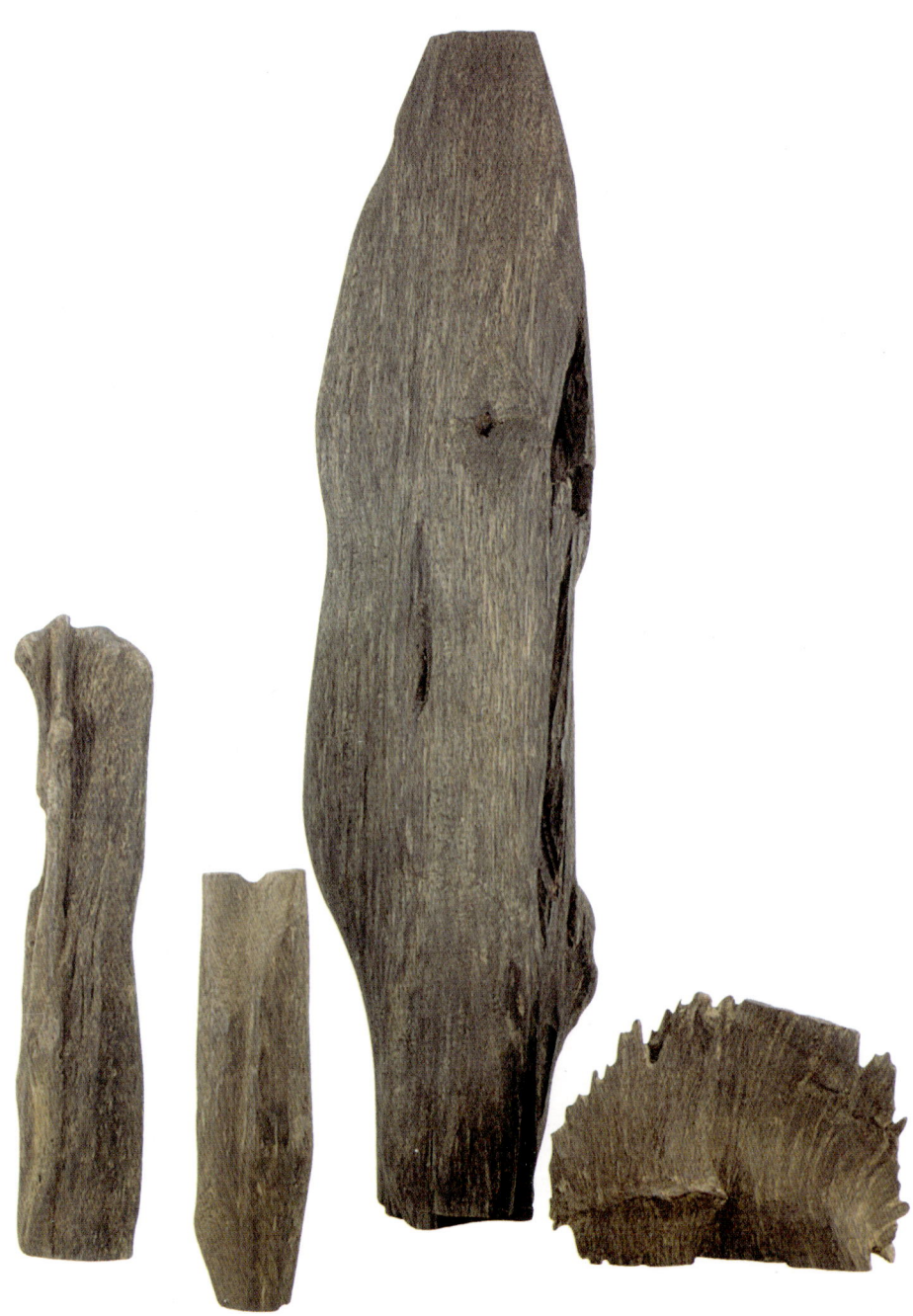

△ 沉香四件　清代

尺寸不一，分别重279克、136克、1367克、152克（从左至右）

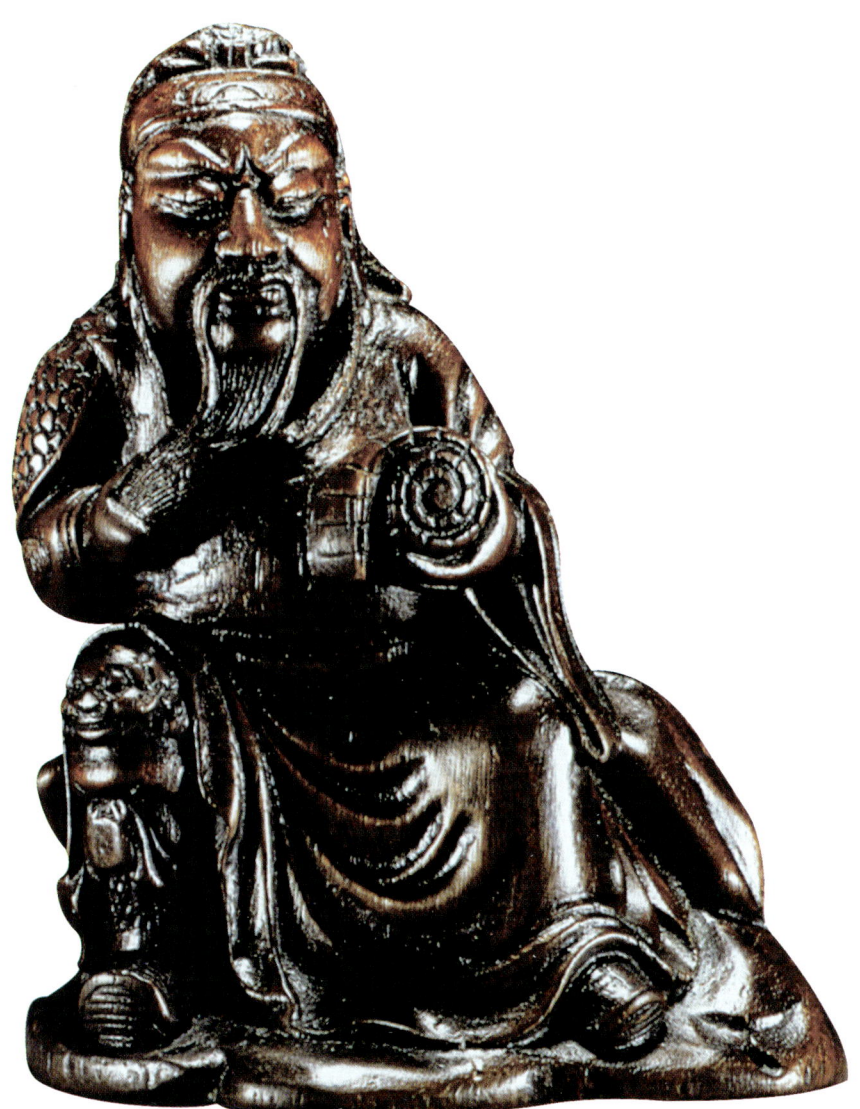

△ **沉香木雕关公立像　清代**

高15厘米

　　关公像系沉香木雕而成。关公头戴绾巾，身穿宽袍，右手抚长须，左手持书卷。面相庄严，浓眉竖立，表情威严，衣褶婉转流畅，成功地塑造出一位刚正不阿、堂堂正正的"武圣"形象。关公立像身体比例均衡，雕刻工艺烟火纯青，战袍的质感与关公的威严呼之欲出。

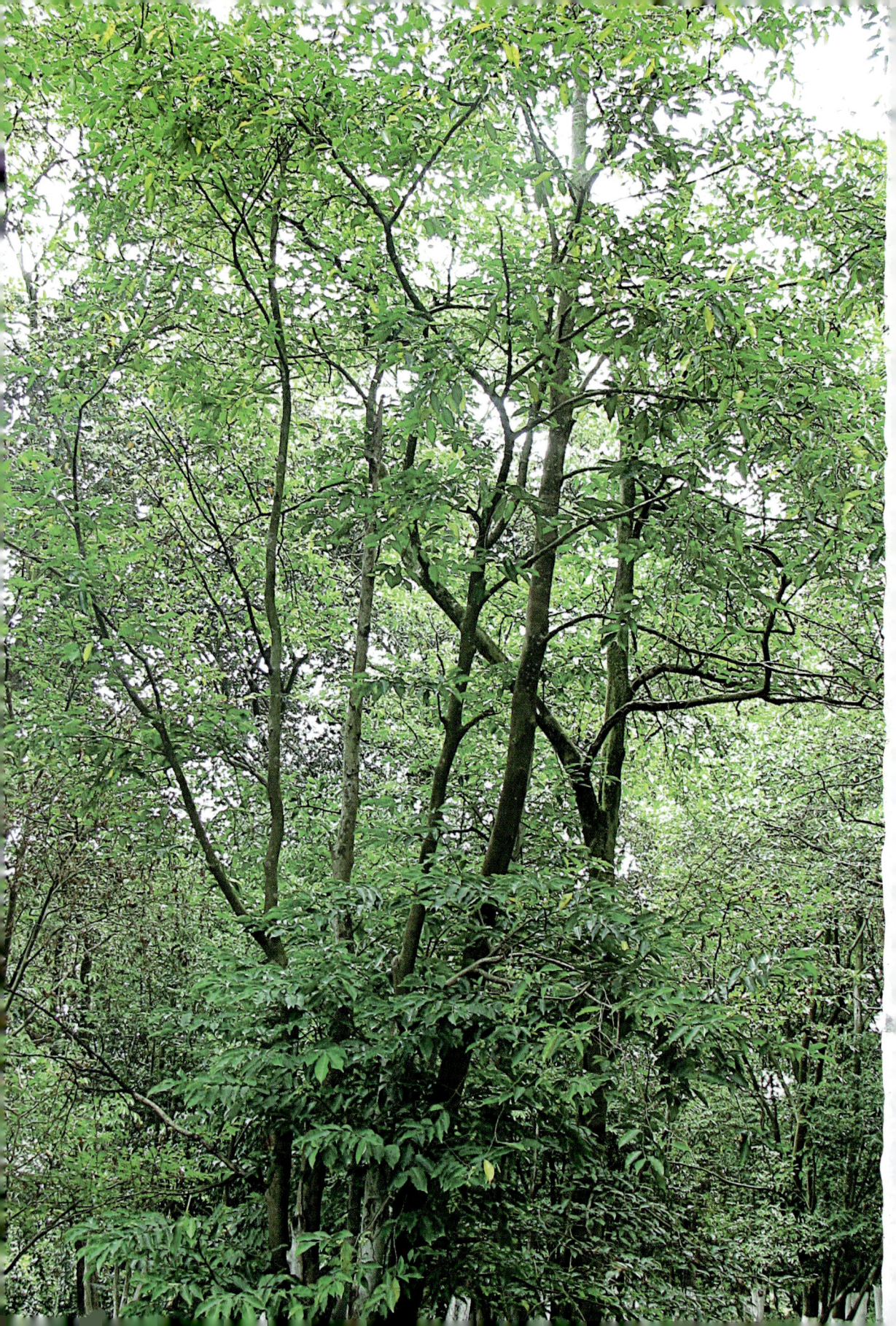